北京名医世纪传媒　　　　　　　中药教学参考书

绘图版

何本立

中药歌诀500首

HEBENLI ZHONGYAO GEJUE 500 SHOU

〔清〕何本立　原著

李成文　主编

河南科学技术出版社

·郑州·

内容提要

本草是中医治疗疾病最重要的手段之一，熟记本草是学习中医的必备基础，将本草编成诗歌背诵是掌握本草最常见的方法，今将清代著名医家何本立编纂的《务中药性》中本草诗歌析出，择录临床常用本草及药食两用药，重新整理，编排成册，择优选精 500 余味，按本草正名排序，本草后附原书出处，便于查找。书中常用中药配有绘图，便于学者阅读理解。

图书在版编目（CIP）数据

何本立中药歌诀 500 首：绘图版 /（清）何本立原著；李成文主编 . —郑州：河南科学技术出版社，2018.12
ISBN 978-7-5349-9338-1

Ⅰ.①何… Ⅱ.①何… ②李… Ⅲ.①中药材—基本知识 Ⅳ.① R 282

中国版本图书馆 CIP 数据核字（2018）第 192358 号

出版发行：河南科学技术出版社
北京名医世纪文化传媒有限公司
地址：北京市丰台区丰台北路18号院3号楼511室　　邮编：100073
电话：010–53556511　010–53556508
策划编辑：邓　为
文字编辑：邓　为
责任校对：王俪燕
封面设计：中文天地
版式设计：中文天地
责任印制：陈震财
印　　刷：河南文华印务有限公司
经　　销：全国新华书店、医学书店、网店
开　　本：720 mm × 1020 mm　1/16　　　**印张：**22.25　　**字数：**300千字
版　　次：2018年12月第1版　　　2018年12月第1次印刷
定　　价：68.00元

如发现印、装质量问题，影响阅读，请与出版社联系并调换。

编写人员名单

主　编　李成文

副主编　刘晓芳　李　丽　谷建军　张淑君　申旭辉

编　委　郭珂珂　王君毅　张　宇　吴瑞娜　林　淼

前　言

诗词歌赋是中国传统文学的精髓之一，也是中国文化的重要组成部分；有着严格的格律、对仗规则和平仄要求。古今圣贤、学者与文人骚客为后世留下了大量的诗词歌赋，成为我们的国粹。历代中医学家为了教授弟子与普及中医，并打好基本功，编纂了大量脍炙人口的诗词歌赋，涵盖本草、方剂、四诊、病证、针灸经络等领域，涉及内、外、妇、儿、五官各科。诗词歌赋读起来朗朗上口，便于背诵，易记难忘，终身受益，对学习中医、传播中医、研究中医产生了重要的影响，由此也成为中医文化的重要组成部分。

本草是中医治疗疾病最重要的手段之一，熟记本草是学习中医的必备基础，将本草编成诗歌背诵是掌握本草最重要的方法，众人皆知的《药性赋》《药性歌括四百味》曾反复再版，影响了一代又一代中医人。然而除上述两本本草诗歌外，还有大量鲜为人知的本草歌赋仍待在深闺之中，至少还有四十多种等待我们挖掘与开发。今将清代著名医家何本立编纂的《务中药性》中本草诗歌析出，择录临床常用木草及药食两用药，重新整理，编排成册，为教学与临床服务，为中医药文化建设服务。

何本立（1779—1852），字道生，号务中，江西清江人。少好文学，中年从医，开设怀仁堂药店。赞李时珍《本草纲目》集诸家大成，纲涵一十六部，目为六十大类，诚为济世要编。但卷篇繁赜，浩浩茫茫，无从而入，未易领会，人多苦之。乃择其要编为歌诀，七言八句，先歌后注，引经据典，考核详明，条理清楚，通俗易懂，突出实用，朗朗上口，易记易诵，深受好评。然后世少有重视，故将卷一至卷十八本草歌诀择优选精 500 余味，按本草正名排序，本草后附原书出处，便于查找。

本书依据河南省教改项目"双一流背景下中医学课程建设研究"、河南中医药大学中医药与经济社会发展研究中心项目"中医诗词歌赋挖掘整理研究"完成，由李成文主编，其中李成文编写 5 万字，刘晓芳编写 5 万字，李丽编写 5 万字，谷建军编写 3 万字，张淑君、申旭辉编写 5 万字，郭珂珂、王君毅、张宇、吴瑞娜、林森编写 7 万字，最后由李成文统稿。

由于编者水平有限，书中不当之处敬请斧正。

李成文　于戊戌孟春

凡　例

本草均用正名，不规范者放在正名之后括号内。

歌诀按本草名首字音序排列。

不常用本草暂且不录，突出实用。

涉及国家禁猎和保护动物中药不录。

个别没有歌诀的常用中药一并保留。

自　序

　　太古民无粒食，茹毛饮血，结绳而治。伏羲氏出，因图画卦，制字代绳，文明始振；神农氏出，尝草别药，教为耕艺，民人乃育；轩辕氏出，立方调剂，训以烹饪，卫生有经，而治道渐完备矣。既而绎思，三皇之王天下也，画八卦以通鬼神之情，造耕种以省杀生之弊，宣药疗疾以拯夭伤之命，此三道者，历众圣而滋彰。文王、孔子象象系辞，幽赞人天；后稷、伊尹播厥百谷，惠被群生；岐、黄、彭、扁振扬辅导，恩流含气。民到于今，赖之雨粟。以后人多著述，而《本草》一书，撰自轩皇，药分三品，凡三百六十五种，法周天三百六十五度，与《内经》诸书并为世宝。梁·陶通明增药一倍，唐、宋重修，各有增附，此历季之旧本也。其编辑为纲目者，于明万历年初，楚黄李东璧集诸家为大成，自金石、草木、禽兽、虫鳞、器物、菜果以及人身肤发垢腻，通列一十六部为纲，六十类为目，使温凉、燥湿、宜忌，无微不录，诚为济世要编。但卷篇繁赜，未易领会，人多苦之。鄙欲就简，浩浩茫茫，无从而入，且夕翻阅，何法贯之？久思乃悟《本草纲目》五十二卷，一千八百九十二种，有有名而无用者，或有功用而人卒未识者，置之后续，兹以最要者编为歌诀，俾学者便于诵读，默记胸中，由是再玩全书，则易读易解，有会心之乐，而无望洋之叹矣。然鄙年近七秩，忘其固陋，恭逢盛世，光天化日之下，草创成稿，不敢自是，而必就有道以正之，庶几匡我所不逮欤！

大清道光甲辰岁清江何本立书于怀仁堂

目录 CONTENTS

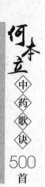

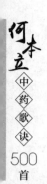

阿胶

阿胶甘平清润肺，养肝滋肾益血气，
补阴除风化痰涎，虚劳咳嗽定喘悸，
通利小便滑大肠，伤暑伏热而成痢，
肺痿吐衄一切血，安胎崩带痈肿痔。

【何氏自注】藏器曰：诸胶皆上风，止泄、补虚，而驴皮主风为最。宗奭曰：驴皮煎胶，取其发散皮肤之外也，用乌者，取其黑属水，以制热则生风之义，如乌蛇、乌鸡之类皆然，时珍曰：阿胶大要只是补血与液，故能清肺益阴而治诸证。按：陈自明云：补虚用牛皮胶，去风用驴皮胶。成无己云：阴不足者，补之以味，阿胶之甘以补阴血。杨士瀛云：凡治喘嗽，不论肺虚肺实，可下可温，须用阿胶以安肺润肺。其性和平，为肺经要药。小儿惊风后瞳仁不止者，以阿胶倍人参煎服最良。阿胶育神，人参益气也。又痢疾多因伤暑伏热而成，阿胶乃大肠之要药，有热毒留滞者，则能疏导，无热毒留滞者，则能平安。数说足以发明阿胶之蕴矣。阿胶得火良，山药为之使，畏大黄。（清·何本立《务中药性·卷十五·禽兽部》）

阿魏

阿魏性平微辛味，能杀细虫去臭气，
专解蕈菜一切毒，自死牛马肉毒滞，
传尸疳劳鬼疰蛊，心腹冷痛积疟痢，
辟瘟消胀破癥结，膈食因气不如意。

【何氏自注】阿魏气味温平，无毒，主治杀诸小虫。去臭气，破癥积，下恶气，除邪鬼蛊毒，治风邪鬼疰，心腹中冷，及传尸冷气，辟瘟治疟，主霍乱，心腹中痛，肾气瘟痹，御一切蕈菜毒，解自死牛羊马肉诸毒，消肉积，疗五噎脯食，因气郁而成者。时珍曰：阿魏消肉积，杀小虫，故能解毒辟邪，

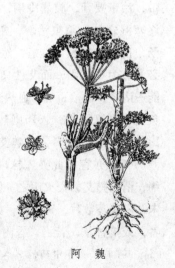

阿　魏

治疟、痢、疳、劳、尸疰冷痛诸证。按：王廖《百一选方》云：夔州潭远病疟半年，故人窦藏叟授方，用阿魏、丹砂各一两，研末，米糊为丸，皂角子大，每空心人参汤化服一丸，即愈。世人治疟，惟用常山、砒霜毒物，多有所损，此方平易，人所不知，草窗周蜜云：此方治疟，以无根水下；治痢，以黄连木香汤下。疟、痢亦多起于积滞故尔。时珍曰：阿魏有草木二种，取其汁煎熬而成者，有云系"羊射脂"之说，俗亦相传，但无实据。谚云：黄芩无假，阿魏无真，以其多伪也。刘纯诗云：阿魏无真却有真，臭而止臭乃为珍。炳云：人多言煎蒜白为假者。曰：验真伪法，以半株安熟铜器一宿，至明旦，沾阿魏处白如银，永无赤色，便是真者。（清·何本立《务中药性·卷九·木部》）

艾叶

艾叶纯阳妇调经，暖宫安胎开郁伸，
理气理血逐寒湿，十二经中走三阴，
元阳重绝能回转，冷痢腹痛霍转筋，
吐衄崩带止诸血，外科杀虫灸洗蒸。

【何氏自注】艾叶苦、辛，生温熟热，纯阳之性，能回垂绝之元阳，通十二经，走三阴太阴、少阴、厥阴。理气血，逐寒湿，暖子宫，止诸血。温中开郁，调经安胎。胎动腰痛下血，胶艾汤良，阿胶，艾叶煎服。亦治虚痢，治吐衄崩带，治带要药，腹痛冷痢，霍乱转筋。皆理气血、逐寒湿之功。杀虫治癣，醋煎。外科有用干艾作汤，投白矾二三钱洗疮，然后敷者。盖人血气冷，必假艾力以佐阳，而艾性又能杀虫也。以之灸火，能透诸经，而治百病。血热为病者禁用，须知用以灸火，则气下行，入药则热上冲，不可过剂。丹田气弱，脐腹冷者，以熟艾装袋兜脐腹甚妙，寒湿脚气，亦宜以此夹入袜内，陈久者良。揉捣如绵，谓之熟艾，灸火用之。妇人丸散，醋煮焙于为末，入茯苓数片，则易细，亦一异也。煎服即用鲜者，或捣汁饮。苦酒、香附为之使，苦酒即醋也。
（清·何本立《务中药性·卷三·草部》）

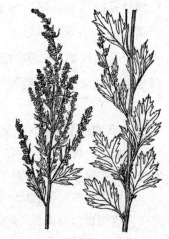

艾

安息香

安息香性味苦平，卒然心痛鬼邪淫，
小儿曲脚啼腹痛，劳瘵杀虫免传入，
男子遗精暖肾气，妇人产后血昏沉，
梦交鬼胎魍魉鬼，焚之逐鬼神降临。

【何氏自注】安息香气味辛苦，性平，主治心腹恶气，鬼疰邪气，魍魉鬼胎血邪，辟蛊毒，霍乱风痛，男子遗精暖肾气，妇人血噤并产后血运；制妇人夜梦鬼交，同臭黄烧熏丹田穴永断，焚之去鬼来神，治中恶魇寐，劳瘵传尸，治卒然心痛或经年频发：安息香研末，沸汤调服。小儿肚痛，曲脚而喘，安息香丸。用安息香酒蒸成膏，沉香、木香、丁香、藿香、八角茴香各三钱，香附子、缩砂仁、炙甘草各五钱，为末，以膏和炼蜜为丸，芡实子大，每服一钱，紫苏汤化下。（清·何本立《务中药性·卷九·木部》）

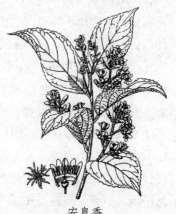

安息香

巴豆

巴豆大热大辛味，开关通窍急证备，
生冷硬物食所伤，脏腑沉寒久积滞，
血瘕气痞破痰饮，大腹肿胀冷泻痢，
惊痫口喎心腹疼，耳聋牙痛急喉痹。

【何氏自注】巴豆辛热有大毒，生猛而熟少缓，可升可降。能止能行，能开窍宣滞，去脏腑沉寒，为斩关夺门之将。破痰癖血瘕，气痞食积，生冷硬物所伤。大腹水肿，泻痢惊痫，口喎耳聋，牙痛喉痹，缠喉急证，缓治则死，故用解毒

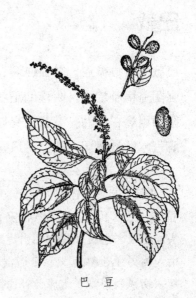

巴 豆

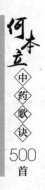

丸。雄黄一两，郁金一钱，巴豆十四位（去皮油），为丸，每服五分，以津咽下。雄黄破结气，郁金破恶血，巴豆下稠涎。然系厉剂，非对证不可轻用。如缠喉痹水浆不入，或用纸捻蘸巴豆油燃火刺喉，或捣巴豆绵裹，随左右纳鼻中，吐出恶涎即宽。鼻内或少生疮无碍。其毒性，又能解毒，能杀虫疗疮疡、蛇蝎诸毒。峻用大可劫病，微用亦可和中。能通经烂胎，巴豆禀火烈之气，能烂人肌肉，试以少许擦皮肤上，即发一泡，况肠胃耶？故不可轻用。王好古曰：去心膜油，生用，为急治水谷道路之剂；炒去烟令紫黑用，为缓治消坚瘕积之剂。可以通畅，可以止泻，世所不知也，时珍曰：一妇年六十余，溏泻五载，犯生冷油腻肉食即作痛，服升涩药泻反甚，脉沉细而滑，此乃脾胃久伤积冷凝滞，法当以热药下之：用《金匮》巴豆丸五十粒，服二日不利而愈。自是每用治泻痢，愈者极多，一名刚子。雷敩曰：紧小色黄者为刚子，刚子杀虫。时珍曰：此说殊乖，盖紧小者为雌，有棱及两头尖者是雄，雄者更峻耳。用之得宜，大有功力。不去膜则伤胃，不去心则作呕。或用壳、用仁、用油，生用、炒用、荆煮、烧存性用。研去油名巴豆霜，芫花为之使，畏大黄、黄连、凉水。中其毒者，以此解之。或黑豆、绿豆汁亦佳。得火良。油作纸捻，然火吹息，或熏鼻，或刺喉，能出恶涎、恶血，治中风、中恶、痰厥、气顺、喉痹不通，一切恶证。大黄、巴豆皆峻下之剂，但大黄性寒，腑病多热者宜之；巴豆性热，脏病多寒者宜之。故仲景治伤寒传里多用大黄，东垣治五积属脏者多用巴豆。与大黄同服，反不泻也。（清·何本立《务中药性·卷八·木部》）

巴戟

巴戟辛甘性微温，补益血海补肾阴，
强阴益精补虚损，阴痿助阳壮骨筋，
阴中引痛白带浊，夜梦鬼交自泄精，
脚气水肿散风湿，头面游风癫满身。

【何氏自注】巴戟天味辛、甘。性微温，治大风邪气、阴痿不起。强筋骨，安五脏，补中益气。疗头面游风，小腹及阴中相引疼痛，补五劳，强阴益精，治男子夜梦鬼交、自遗泄精、女人浊带等病。疗一切风及风癫、水胀，补血海，治脚气风疾。王

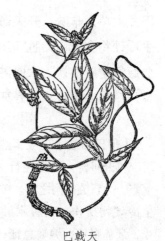

巴戟天

好古曰：巴戟入肾经，血分药也。权曰：病入虚损加而用之。宗奭曰：有人嗜酒，日须五七杯，后患脚气，甚危。或教以巴戟半两，糯米同炒米黄，去米不用，大黄一两，炒为末，蜜丸梧桐子大，温水送下五七十丸，仍禁酒，遂愈。（清·何本立《务中药性·卷五·草部》）

芭蕉根

芭蕉根甘性又凉，能治时疾热发狂，
解酒止渴除烦热，风热头痛退疸黄，
产后血胀血淋痛，蕉油梳发黑且长，
叶和姜汁涂肿毒，花医心腹痛非常。

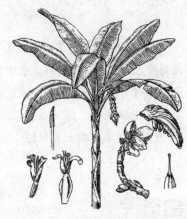

芭蕉

【何氏自注】芭蕉根味甘性寒，能治天行大热发狂，消渴烦闷。产后血胀，并捣汁服；涂痈肿，为末油调，霜后者佳。捣汁饮能解酒止渴，止风热头痛。治疸黄及血淋涩痛。

取焦油以竹筒插入皮中、取出，用瓶盛之，女人梳头涂发，令长而黑。

蕉叶治肿毒初起，和生姜汁涂之即消。

蕉花治心痹痛，烧存性研末盐汤调服二钱即止。（清·何本立《务中药性·卷四·草部》）

白扁豆（白豆）

白豆入肾脾与肺，补益五脏暖肠胃，
气味甘平能调中，肺虚喘促能下气，
色白补肺肾之谷，肺金肾水相生义，
补脾益气助血脉，不惟无滞且导滞。

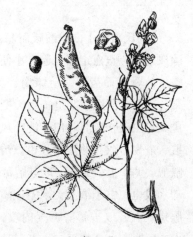

扁豆

【何氏自注】白豆，一名饭豆，有益而无损。不必释也。（清·何本立《务中药性·卷十三·谷部》）

白菜

白菜味甘性微凉，和中通利大小肠，
胸中烦闷解酒渴，消食治瘴清热强，
小儿赤游捣汁擦，胃寒之人不宜尝，
子油涂剑则不锈，涂发不落且不黄。

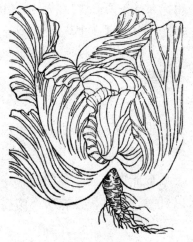

白　菜

【何氏自注】白菜，古名菘，其性凉，气虚胃冷人不宜食。仲景言：药中有甘草，食菘，则病绵缠不愈，有足疾者不宜食，夏季不宜食，多食则皮肤瘙痒，以生姜解之。（清·何本立《务中药性·卷十四·菜部》）

白矾

白矾性寒酸咸涩，燥湿追涎化痰结，
崩带脱肛阴蚀挺，风眼喉痹暑热泄，
祛风杀虫辟蛊毒，一切痈疽解毒捷，
虎犬蛇蝎百虫咬，止血去腐除痼热。

【何氏自注】白矾酸咸而寒，性涩而收，能燥湿追涎，化痰坠浊，解毒生津，除风杀虫，止血定痛，通大小便，蚀恶肉，生好肉，除痼热。在骨髓为热所癃则空，故骨痿而齿浮，治惊痫、黄疸、血痛、喉痹、齿痛、风眼、鼻中癃肉、崩带、脱肛、阴蚀、阴挺（阴肉挺出），乃肝经之火也，疗肿、痈疽、瘰疬、疥癣、虎犬蛇虫咬伤。时珍曰：能吐风热痰涎，取其酸苦涌泄也。治诸血痛、阴挺、脱肛、疮疡，取其酸涩而收也。治风眼、痰饮、泻痢、崩带，取其收而燥湿也。治喉痹、痈、蛊、蛇伤，取其解毒也。不宜多服，过食则损心肺而伤胃也。宗奭曰：却水故也，书于纸上，水不能濡，故知其性却水也。李迅曰：凡病痈疽发背，宜服蜡矾丸，以护膜防毒气内攻，用生白矾一两，黄蜡七钱，溶化和丸，梧桐子大，每服十丸，加至二十丸，日服百丸则有力，此药护膜托里，解毒化脓之功甚大，以白矾、茶叶捣末，冷水冲服，解一切毒。取洁白光莹者煅用。又法以火煅地，洒水于上，取矾布地，以盘复之，四面灰堆，一日夜矾飞盘上，扫收之，为矾精，未尽者更加前法，再以陈醋化之，名矾华，七日可用，百日弥佳。甘草为之使，畏麻黄，恶牡蛎。生用解毒，煅用生肌，生用煅用，笔难尽言，以理度之可也。（清·何本立《务中药性·卷十二·卤石水土部》）

白附

白附性热味甘辛，引药上行阳明经，
面上百病口㖞斜，中风冷气喉失音，
祛风化痰兼燥湿，血痹喉痹痛攻心，
阴下湿痒面上䵟，痰厥头疼头目昏。

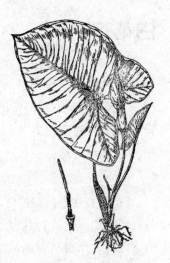

独角莲（白附子）

　【何氏自注】白附子辛、甘，有毒，大热纯阳，阳明经药，能引药势上行，治面上百病。阳明之脉荣于面，白附能去头面游风，作面脂消斑疵。补肝虚、祛风痰，治心痛血痹、诸风冷气、中风失音、阴下湿痒。似草乌皱纹，有节，西蜀者无节性同。（清·何本立《务中药性·卷五·草部》）

白果

白果性涩甘苦味，生性熟性分两义，
熟缩小便止带浊，哮喘痰嗽温敛肺，
生嚼浆涂鼻面手，皶皰皯䵟皴皱治，
疥癣阴虱杀诸虫，过余多食反闭气。

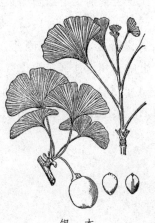

银　杏

　【何氏自注】白果，一名银杏，甘苦而温，性涩而收，熟食温肺益气，色白属金，故入肺，能定痰哮，敛喘嗽，缩小便，止带浊。生食降痰解酒，消食杀虫，其花夜开，人不得见，性阴有小毒，故能消毒杀虫，多食则收令太过，令人壅气腹胀，小儿发惊动疳。《相感志》言：银杏能醉人。而《三元延寿书》言：白果食满千个者死。又云：昔有饥者，同以自果代饭食饱，次日皆死。此乃多食闭气之故耳。生用捣浆涂鼻手足，能去皶皰、黔黯、皱皱及疥癣、疳虫、阴虱。又能浣油腻。时珍曰：则其去痰浊之功可类推矣。（清·何本立《务中药性·卷十·果部》）

白花蛇

> 白花蛇性善搜风，外彻皮肤内骨中，
> 风湿口㖞瘫痪病，大风疥癞以为宗，
> 骨节疼痛风瘙痒，九漏瘰疬可见功，
> 小儿急慢惊风搐，风病大小无不通。

【何氏自注】白花蛇甘咸而温，蛇善行数脱，如风之善行数变。花蛇喜食石南藤花叶，南藤辛苦治风，故能内走脏腑，外透皮肤，透骨搜风，截惊定搐，治风湿瘫痪，大风疥癞。《开宝本草》云：治中风口眼㖞斜，半身不遂。《经疏》云：前证定缘阴虚血少，内热而发，与得之风湿者殊。科曰：花蛇非所宜也，宜详辨之。凡服蛇酒药，切不可见风。

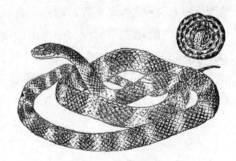

银环蛇（金钱白花蛇）

此蛇蕲州者佳，龙头虎口黑质自花，胁有二十四纹，腹有念珠斑，尾有佛指甲，虽死而眼光不枯。他产则否。头尾有毒，各去艺寸，亦有单用头尾者。酒浸三日，去尽皮骨，取净肉用。（清·何本立《务中药性·卷十六·鳞介部》）

白及

白及补肺治肺伤，兼治吐血出心肝，
痈肿败疽逐瘀腐，手足皲裂面生疮，
痱缓不收虫疥癣，邪气贼风鬼击安，
跌打折骨汤火灼，鼻衄不止山根圈。

【何氏自注】白及味苦微辛，性涩而收，得秋金之令，入肺治肺伤，人之五脏惟肺叶损坏者，可以复生。按：洪迈《夷坚志》云：台州狱史悯一重囚，囚感之，云：吾七犯死罪，遭刑拷，肺皆损伤，得一方，用白及末，米饮日服，其效如神。后其囚凌迟，刽者剖其胸，见肺间窍穴数十处，皆白及填补，色犹不变也。洪贯之闻其说，赴任洋州，一卒忽苦咯血甚危，用此救之，一日即止也。吐血出心肝者，摘玄云：试血法，吐在水内，浮者，肺血也；沉者，肝血也；半沉半浮者、心血也。各随所见。以羊肺、羊肝、羊心煮熟，蘸白及末，日日食之效。痈肿败疽用之，去腐以生新也。皲，皮细起也。痱，风瘫病也，击，打也。灼，烧也。山根，鼻梁也。

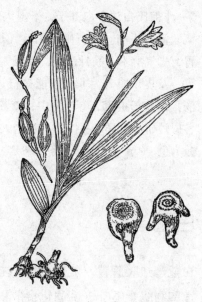

白 及

之才曰：紫石英为之使，畏李核、杏仁，反乌头。（清·何本立《务中药性·卷一·草部》）

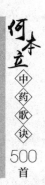

白芥子

白芥子性能开胃，温散寒邪辛入肺，
通行经络消肿毒，豁痰止痛利诸气，
皮里膜外胁下痰，非此祛散不能治，
筋骨腰脚痰气阻，烧烟及服辟邪魅。

【何氏自注】白芥子，辛温入肺，能行经络，温中开胃，发汗散寒，利气豁痰，消肿止痛。痰行则肿消，气行则痛止。为末醋调敷，消痈肿。治咳嗽，反胃，脚气痹木，筋骨诸痛，痰阻气滞之证。惟久嗽肺虚人禁用。丹溪曰：痰在胁下，及皮里膜外，非此不能达行，古方控涎丹用之，正此义也。韩悉三子养亲汤，白芥子主痰，下气宽中；紫苏子主气，定喘止嗽；莱菔子主食，开痞降气，各微炒研。看病所主为君，治老人痰嗽、喘嗽、懒食。煎汤时不可过熟，过熟则减力也。（清·何本立《务中药性·卷十四·菜部》）

白蔻

白蔻辛热暖脾胃，流行三焦专主肺，
宽胸利膈止呕吐，消酒化食散积滞，
祛寒燥湿疗虚疟，感寒腹痛诸冷气，
目内大眦散红筋，白膜遮睛退云翳。

【何氏自注】白豆蔻味辛，性热，流行三焦。温暖脾胃。三焦利，脾胃转，诸证自平，而为肺家主药，肺主气也。散滞气，消酒积，除寒燥湿，化食宽膨。治脾虚疟疾，感寒腹痛，吐逆反胃。若肺胃火盛及气虚者禁用。连壳又能退白睛翳膜，白睛属肺，能散肺滞，能散太阳经目眦红筋，太阳经起目内眦。（清·何本立《务中药性·卷五·草部》）

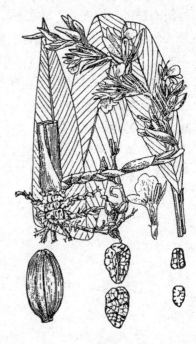

白豆蔻

白蜡

白蜡甘平所主治，肺痿咳嗽滋润肺，
补虚接骨续断筋，察虫秃疮皆可制，
童子常患尿血出，加入凉血滋阴配，
外科熬膏药用之，生肌定痛止血是。

【何氏自注】虫白蜡，甘温属金，生肌止痛，郑赞寰曰：注御章年十六，常患尿血，屡医不效，予以白蜡加入凉血滋肾药中，遂愈。能定痛，补虚，续筋接骨，外科要药。（清·何本立《务中药性·卷十七·虫部》）

白蔹

白蔹性寒辛苦味，除热去湿散结气，
能杀火毒消痈肿，女子阴肿风湿痹，
面上疱疮鼻酒齇，带下赤白肠风痔，
金疮扑损敛伤口，惊痫湿疟血热痢。

【何氏自注】白蔹苦能泄，辛能散，甘能缓，寒能除湿，杀火毒，散结气，生肌止痛。治痈疽疮肿，面上疱疮，金疮，扑损，箭镞不出者，同丹皮或半夏为末，酒服，敛疮多用之，故名。每用与白及相须。搽冻耳，用黄柏末酒调；女子阴肿，研末敷消。郑奠一曰：能治温疟血痢，肠风痔瘘，赤白带下等证。（清·何本立《务中药性·卷七·草部》）

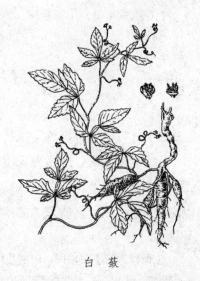

白 蔹

白茅根

白茅根甜补中气，吐衄客热在肠胃，
喘急水肿并黄疸，解酒止渴小便利，
崩中淋沥经不匀，扑损瘀血寒热闭，
伤寒哕逆因伏热，茅针煮酒疮疖溃。

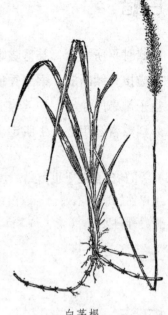

白茅根

【何氏自注】白茅根甘寒，入手少阴心、足太阴脾、足阳明胃。补中益气，除伏热，消瘀血，利小便，解酒毒，治吐衄诸血，盖心肝火旺，逼血上行则吐血，肺火盛则衄血。茅根味甘和血，性寒凉血，能引火下降，故治之。扑损瘀血，捣汁服，名茅花汤。亦治鼻衄、产淋，血闭寒热。血瘀则闭，闭则寒热作矣。淋沥崩中，血热则崩，又能止伤寒证之哕逆，哕逆即呃逆。《说文》曰：哕，气啎也。东垣作干呕之甚者，未是。又治肺热喘急，内热烦渴。黄疸水肿，乃清火行水之功，时珍曰：良药也，世人以微物而忽之，惟事苦寒之剂，伤中和之气，乌足知此哉？

茅针溃痈疖，用酒煮服，一针溃一孔，二针溃二孔。（清·何本立《务中药性·卷四·草部》）

白前

白前辛甘性微凉，降气下痰技艺长，
久患咳嗽气上逆，肺气壅实下气忙，
胸膈逆满能推荡，胁肋逆气藉此扬，
喉中作声不能卧，研末调酒饮如常。

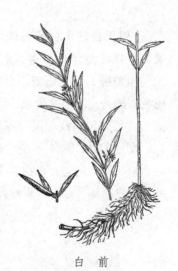

白　前

【何氏自注】时珍曰：白前色白而味辛、甘，手太阴药也。长于降气，肺气壅实而有痰者宜之。若虚而哽气者，不可用也。喉中作声不能卧者，喉中暇喈似拖锯也。（清·何本立《务中药性·卷一·草部》）

白芍药

白芍泻肝安脾肺，收敛阴气和血气，
缓中止痛固安胎，心胁痞胀腹痛痢，
除烦退热收敛汗，鼻衄痈肿散瘕聚，
妇人胎产一切血，产后中寒又当避。

（清·何本立《务中药性·卷三·草部》）

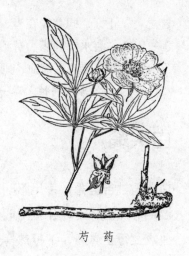
芍　药

白石英

白石英性所主治，入手阳明太阴肺，
能利小便实大肠，肺痈吐脓咳上气，
胸膈久寒腹胀满，石水黄疸风湿痹，
消渴阴痿补不足，化痰安神定惊悸。

【何氏自注】白石英甘辛微温，肺与大肠气分之药，润以去燥，利小便，实大肠，治肺痿吐脓，咳逆上气。但是石类，只可暂用，非久服之药也。其形有六棱，似水晶。（清·何本立《务中药性·卷十一·金石部》）

白术

白术燥湿能补脾，补气补血药同时，
无汗发汗加辛散，有汗止汗同芪芪，
泄泻呕吐并痰水，肿满黄疸湿痹宜，
血燥无湿者禁用，安胎黄芩不可离。

【何氏自注】白术燥湿补脾者，脾恶湿，湿去则脾安。补气补血同时者，同黄芪人参合剂则补气，同归地则补血。无汗，加辛散羌、防、麻、

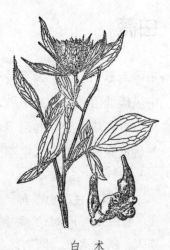
白　术

桂之类。止汗，同芍、芪者，白芍能敛汗，黄芪护阳固表以防汗多亡阳也。泄泻、呕吐、痰水、肿满、黄疸，皆湿胜也。血燥无湿者，大便结也。安胎黄芩不离也，黄芩能清热凉血，则血不妄行而胎安也。之才曰：防风、地榆为之使。（清·何本立《务中药性·卷一·草部》）

白头翁

白头翁性苦坚肾，手足阳明凉血分，
温疟寒热齿骨疼，牙龈阳明骨肾应，
血热上行止鼻衄，下行热痔热痢证，
秃疮瘰疬癥疝瘕，一切血热毒热病。

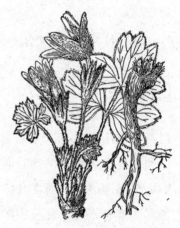

白头翁

　　白头翁苦坚肾，寒凉血，入手足阳明血分。治热毒血痢。仲景治热痢有白头翁汤，合黄连、黄柏、秦皮。东垣曰：肾欲坚，急食苦以坚之。痢则下焦虚，故以纯苦之剂坚之。治温疟寒热，齿痛骨痛。肾主齿骨，齿眼属阳明，鼻衄秃疮、瘰疬疝瘕、血痔偏坠，捣敷患处，明目消疲，有风反静，无风自摇。根头出土生苗处有白茸状，似白头老翁，故以为名，得酒良。

白薇

白薇苦寒入阳明，调经种子冲任承，
中风痰涌阴虚火，身热肢满不知人，
汗出过多成血厥，利阴下水治热淋，
产后遗尿虚烦呕，温疟寒热酸痛停。

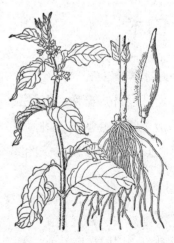

白　薇

　　【何氏自注】白薇苦、咸而寒，阳明冲任之药。利阴气，下水气，主中风身热、肢满忽忽不知人。阴虚火旺，则内热生风，火气焚灼，故身热肢满；痰随火涌，故不知人。血厥证者，人平居无疾苦，忽如死人，身不动摇，目闭口噤或微知人，眩冒移时方寤，此名血厥，亦名郁冒。出汗过多血少，阳气独上，气塞不行，故身如死；气过血还，阴阳复通，故移时方寤，妇人尤多此证，宜服白薇汤，用白薇、当归各一两，人参半两，甘草一钱半。每服五钱，水二盏，煎一盏，温服。治热淋，温疟，洒洒寒热酸痛。寒热作，则营气不能内荣，故酸痛。妇人伤中淋露，乃血热也。《千金》白薇散，治胎前产后遗尿不知。白薇、芍药等分，酒调服。丹溪曰：此即河间所谓热甚，廷孔郁结，神无所依，不能收禁之意也。廷孔，女人溺孔也。产虚烦呕，仲景安中益气竹皮丸用之。《经疏》曰：古方调经种子往往用之，盖不孕，缘于血热血少，而其源起于真阴不足，阳胜而内热，故营血日枯也。益阴清热，则血自生旺而有子矣。须佐以归、地、芍药、杜仲、苁蓉等药。白薇、白前辨正：白薇、白前二者形色虽相似，而白薇柔软能弯，其味苦微咸。若白前坚直易断，其味不苦微甘，以此别之，不致差误。之才曰：恶黄芪、大黄、大戟、干漆、大枣、干姜、山茱萸。

（清·何本立《务中药性·卷一·草部》）

白鲜皮

鲜皮性寒皮色白，能除脾胃中湿热，
膀胱小肠行水道，善行利窍通血脉，
湿痹诸黄产后风，四肢麻木利关节，
眉发脱脆疮疥癣，女子阴中肿庸掣。

【何氏自注】白鲜皮气寒善行，味苦，性燥，行水故燥。入脾胃，除湿热，兼入膀胱小肠。行水道，通关节，利九窍，为诸黄风痹之要药：一味白鲜皮汤，治产后风。时珍曰：世医止施之疮科，浅矣，兼治风疮疥癣，女子阴中肿痛，湿热乘虚客肾与膀胱所致。根黄自而心实，取皮用。恶螵蛸、桔梗、茯苓、萆薢。（清·何本立《务中药性·卷七·草部》）

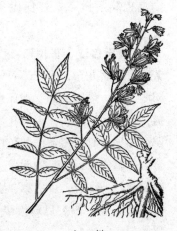

白 鲜

白药子

白药子性温辛味，散热降火清热气，
止嗽止渴止吐衄，风痰上壅喉不利，
刀斧折伤研末涂，咽中常痛热肿闭，
痈毒不散敷消肿，一切热证皆可治。

【何氏自注】白药子根气味辛温，权曰：苦
冷，主治金疮，生肌消肿，治喉痹，消痰止嗽，
止渴止吐衄。治喉中热塞不通，咽中常肿痛。
解野葛、生银、巴豆药毒。刀斧折伤，干末渗
之。能止血痛，能散血降火，消痰解毒，一切
热证，皆可治也。（清·何本立《务中药性·卷
七·草部》）

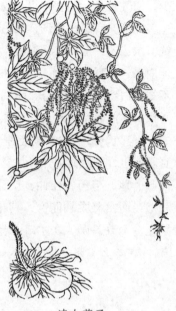

滇白药子

白芷

白芷表汗散风湿，阳明二经太阴一，
头目昏疼眉骨痛，面皯牙疼鼻渊瘜，
目泪目痒皮肤痒，肠风血闭血崩沥，
痔漏止痛疮排脓，蛇伤砒毒解毒的。

【何氏自注】东垣曰：白芷疗风通用，其气
芳香，能通九窍，表汗不可缺也。完素曰：治正
阳明头痛，热厥头痛，加而用之。好古曰：同辛
夷、细辛用治鼻病，入内托散用长肌肉，则入阳
明可知矣。时珍曰：白芷色白味辛，行手阳明庚
金，性温气厚，行足阳明戊土，芳香上达，入手
太阴肺经。肺者，庚之弟，戊之子也。故所主之
病不离三经，如头目眉齿诸病，三经之风热也。
如漏带痈疽诸病，三经之湿热也。风热者，辛以

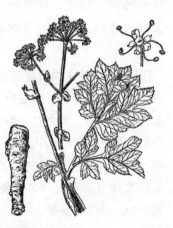

白　芷

散之；湿热者，温以除之，为阳明主药，故又能治血病胎病，而排脓生肌止痛。

按：王缪《百一选方》云：王定国病风头痛，至都梁求名医杨介治之，连进三丸，即时病失。恳求其方，则用香白芷一味，洗晒为末，炼蜜丸，弹子大，每嚼一丸，以茶清或荆芥水化下，遂命名都梁丸。其药治头风眩运，女人胎前产后，伤风头痛，血风头痛，皆效。原礼《要诀》亦云：头痛挟热，项生磊块者，服之甚宜。又《臞仙神隐书》言：种白芷能辟蛇，则《夷坚志》所载治蝮蛇伤之方，亦制以所畏也，而本草不曾言及。宗奭曰：《药性论》言白芷能蚀脓，今人用治带下，肠有败脓，淋露不已，腥秽殊甚，遂致脐腹冷痛，皆由败脓血所致，须此排脓，白芷一两，单叶红蜀葵根二两，白芍药、白枯矾各半两，为末，以蜡化丸，梧桐子大，每空心及食前米饮下十五丸，候脓尽，乃以他药补之。

附释：面奸者，面上黑气也，用白芷作而脂擦之则去也。牙疼者，有上下之分，上牙龈属足阳明，下牙龈属手阳明，牙龈痛者，乃二经之风热也。鼻渊者，鼻出浊涕也，肺主鼻，风热乘肺上灼，故鼻多涕如渊。《经》曰：脑渗为涕，宜用细辛、辛夷以治之。瘜者，鼻内生瘜肉也。又治产后伤风，血虚头痛者，自鱼尾上攻者是也。鱼尾，即耳前发际之名，血虚者多在日晚，宜四物汤加辛、芷。如气虚多在清晨，宜芎、芷、藁本，倍用参、芪。然白芷其性升散，若血热有虚火者禁用也。之才曰：当归为之使，恶旋覆花。（清·何本立《务中药性·卷二·草部》）

百部

百部甘苦微温性，肺热润肺咳嗽定，
疳积传尸骨蒸热，劳虫疥癣蛲蛔尽，
六畜生虮煎水洗，虫蛀树木烟触命，
一切蝇虱皆畏彼，寒嗽焙用以酒浸。

【何氏自注】定，止也。时珍曰：百部亦天冬之类，故皆治肺病，杀虫蛀，天冬性寒，热嗽宜之；百部性温，寒嗽宜之。传尸者，劳虫病也，死后传与傍人也。蛲，腹内短虫也。蛔，腹内长虫也。（清·何本立《务中药性·卷一·草部》）

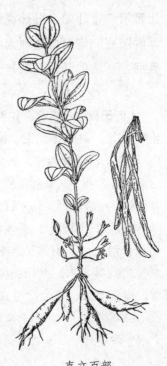

直立百部

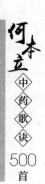
百草霜

百草霜性辛温味，消化酒食诸积滞，
吐衄崩带肠风血，胎前产后俱无忌，
伤寒阳毒热发狂，噎膈黄疸疟痢，
咽喉口舌一切疮，上下诸血皆可配。

【何氏自注】百草霜，即居山烧茅草，灶额之烟墨也。（清·何本立《务中药性·卷十二·卤石水土部》）

百合

百合甘平清润肺，安心定胆益人智，
止嗽清热止吐衄，肝热流泪肺热涕，
浮肿腹胀胸痞满，通利大小二便闭，
乳痈发背诸疮肿，伤寒百合证四治。

【何氏自注】百合，甘平润肺，定心清热，止嗽益气，调中止涕泪，涕、泪乃肺、肝热也。《经》曰：肺为涕，肝为泪，心为汗，脾为涎，肾为唾，又能利二便，治浮肿腹胀，痞满寒热，疮肿乳痈。伤寒百合病，其病行住坐卧不安，如有鬼神状。苏颂曰：病名百合，而用百合治之，不识其义。李士材曰：亦清心安神之效耳。朱二允曰：久嗽之人，肺气必虚，虚则宜敛，百合之甘敛，胜于五味之酸收。白花者良。（清·何本立《务中药性·卷十四·菜部》）

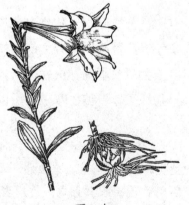

百　合

柏子仁

柏子仁育清香气，养心益肾悦脾胃，
舒脾滋肝润肾燥，助神益智定心悸，
益气止汗泽皮肤，聪耳通窍明目视，
历节腰痛祛风湿，安魂定魄辟鬼魅。

【何氏自注】柏子仁辛甘而润，其气清香，能透心肾而悦脾。汪切庵曰：凡补肾药多燥，此润药而香，能舒脾燥，脾药中兼用最良。养心气，润肾燥，助脾滋肝，好古曰：上肝经气分药也，养心、益智、助神、聪耳、明目。甘益血，香通窍，益血止汗，心生血，汗为心液。除风湿，愈惊痫，泽皮肤，辟鬼魅。炒，研，去油用。畏菊花。（清·何本立《务中药性·卷八·木部》）

斑蝥

斑蝥有毒性辛凉，外敷死肌诸疮疡，
疗疽拔脓拔根出，积年癣疥杀虫强，
内服去头去足翅，糯米水渍同炒黄，
血疝石淋消瘰疬，疯狗咬伤调酒尝。

【何氏自注】斑蝥辛寒，有毒，寇曰：妊娠妇人不可服，为溃人肉。时珍曰：斑蝥人获得之，尾后恶气射出，臭不可闻，故其入药主走下窍，直至精溺之处，摧下败物，痛不可当。葛氏云：斑蝥取其利小便，引药行气，以毒攻毒是矣。杨登甫云：瘰疬之毒，莫不有根，以斑蝥为主，如斑蝥制度如法，能使其根从小便中出，或如粉片，或如血块，或如烂肉，皆其验也。但毒之行，小便必涩痛不可当，则用木通、滑石、灯心辈导之，又葛洪《肘后方》云：席辩刺史传云，凡中蛊毒，用斑蝥四枚（去翅足，炙熟），五月五日采取桃

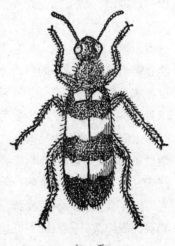

斑 蝥

树皮（去外黑浮皮，阴干），大戟（去骨，为末，如斑蝥一分），二味各二分，合和枣核大，以米清服之，必吐出蛊，一服不瘥，十日更服。此蛊古时洪州最多，有一老妪解疗之，一人获缣二十匹，秘方不传。后有子孙犯法，黄华公鞫狱因得此方。又猘疯狗咬伤，《卫生易简方》云，此乃九死一生之病，急用斑蝥七枚，同糯米炒末，酒一盏煎半盏，空心温服，取下小肉狗三四十枚为尽，如数少，数日再服。七次无狗形，永不再发也。愈后忌闻钟鼓之声，倘服后肚痛急者，以靛汁或黄连水解之。畏巴豆、丹参。恶甘草、豆花。（清·何本立《务中药性·卷十七·虫部》）

半夏

半夏除湿化痰涎，和胃健脾肾肝连，
发表开郁咳上气，胸胀烦呕利水能，
伤寒寒热反胃吐，咽痛声闭疟不眠，
痈肿瘿疬眉骨痛，痰厥头眩及头疼。

【何氏自注】 元素曰：半夏味辛、苦，性温，气味俱薄，沉而降，阴中阳也。好古曰：辛厚苦轻，阳中阴也。入足阳明、太阴、少阴三经，成无己曰：辛者散也，润也。半夏之辛，以散逆气、结气，除烦呕，发音声，行水气，而润肾燥；好古曰：经云肾主五液，化为五湿，入肾为唾，入肝为泣，入心为汗，入脾为痰，入肺为涕。有痰曰嗽，无痰曰咳。痰者，因咳而动脾之湿也。半夏能泄痰之源，不能泄痰之本。泄本者，泄肾也。咳无形，痰有形。无形则润，有形则燥，所以为流湿润燥也。欲以半夏为肺药，非也，止呕吐为足阳明，除痰为足太阴。柴胡为之使，故今柴胡汤中用之，虽为止呕，亦助柴胡、黄芩，主往来寒热，是又为足少阴、阳明也。宗奭曰：今人惟知半夏去痰，不言益脾，盖能分水故也。脾恶湿，湿则濡，因困则不能治水。经云：水胜则泻。一男子夜数如厕，或教以生姜一两，半夏、

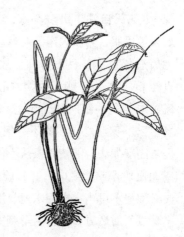

半　夏

大枣各三十枚，水一升，瓷瓶中慢火烧为熟水，时呷之，便已也。赵继宗曰：丹溪言二陈汤治一身之痰，世医执之，凡有痰者皆用。夫二陈汤内有半夏，其性燥烈，若风痰、寒痰、湿痰、食痰则相宜，至于劳痰、失血诸痰，用之反能燥血液而加病，不可不知。机曰：俗以半夏性燥有毒，多以贝母代之，贝母乃太阴肺经之药，半夏乃太阴脾经、阳明胃经之药，何可代也？夫咳嗽吐痰，虚劳吐血，或痰中见血，诸郁，咽痛喉痹，肺痈肺痿，痈疽，妇人乳难，此皆贝母为向导，半夏乃禁用之药。若涎者脾之液，美味膏粱炙煿，皆能生脾胃湿热，故涎化为痰，久则痰火上攻，令人昏愦，口噤，偏废僵仆，蹇涩不语，生死旦夕，自非半夏、南星，曷可治乎？若以贝母代之，则翘首待毙矣。时珍曰：脾无留湿不生痰，故脾为生痰之源，肺为贮痰之器。半夏能主痰饮及腹胀者，为其体滑而味辛性温也。涎滑能润，辛温能散，亦能润，故行湿而通大便，利窍而泄小便。所谓辛走气，能化液，辛以润之是矣。洁古云：半夏、南星治其痰，而咳嗽自愈。丹溪云：二陈汤能使大便润而小便长。聊摄成氏云，半夏辛而散，行水气而润肾燥。又《和剂局方》用半硫丸治老人虚闭，皆取其滑润也。世俗皆以南星、半夏为性燥，误矣。湿去则土燥，痰涎不生，非二陈性嫌也，古方治咽痛喉痹，吐血下血，多用二物，非禁剂也。二物亦能散血，故破伤打扑皆主之。惟阴虚劳损，则非湿热之邪，而用利窍行湿之药，乃是重竭其精液，医之罪也，岂药之咎哉?《甲乙经》用治夜不眠，是果性燥者乎？岐伯云：卫气行于阳，阳气满，不得入于阴，阴气虚，故目不得瞑。治法：饮以半夏汤一剂，阴阳即通，其卧立至。方用流水千里者八升，扬之万遍，取清五升，煮之，炊以苇薪，大沸，入秫米一升，半夏五合，煮一升半，饮汁一杯，日三，以知为度。病新发者，覆杯则卧，汗出则已。久则三饮而已。又有喘嗽不得眠者，不同此属。左不得眠者，属肝胀，宜清肝。右不得眠，属肺胀，宜清肺。总之，半夏治痰，合陈皮、茯苓、甘草名二陈汤，为治痰之总剂。寒痰，佐以干姜、芥子；热痰，佐以黄芩、瓜蒌；湿痰，佐以苍术、茯苓；风痰，佐以南星、前胡；痞痰，佐以枳实、白术。更看痰之所在，加引导之药，惟燥痰，非半夏所司也。之才曰：射干为之使，恶皂荚，畏雄黄、生姜、干姜、秦皮、龟甲，反乌头。权曰：柴胡为之使，忌羊血、海藻、饴糖。元素曰：诸血证及日渴者禁用，为其燥津液也。孕妇忌之，用生姜则无害。

附释：瘿，颈瘤也。痞，心下满硬痛者为结胸，硬而不痛者为痞气。眩，悬也，目视动乱，如悬物遥遥然不定也。（清·何本立《务中药性·卷一·草部》）

薄荷

薄荷辛散搜肝气，升浮发散而抑肺，
消散风热清头目，头痛中风声音闭，
骨蒸痰嗽口舌胎，眼耳喉齿风热致，
皮肤瘾疹瘰疬疮，惊风风涎及血痢。

【何氏自注】薄荷味辛，体温而用凉也，辛能散，凉能清，升浮能发汗，搜肝气而抑肺盛。消散风热，清利头目，治头痛头风，中风失音，痰嗽口气，语涩舌胎，眼、耳、咽喉、口齿诸病。辛温通窍而散风热也，及皮肤瘾疹、瘰疬疮疥，小儿惊热。凡小儿治惊药，俱宜薄荷汤调。骨蒸痰嗽，破血止痢，能治血痢。血凝滞者，辛能散，凉能清也。虚人不宜多服，能发汗疏表，夏月多服，泄人元气也。（清·何本立《务中药性·卷二·草部》）

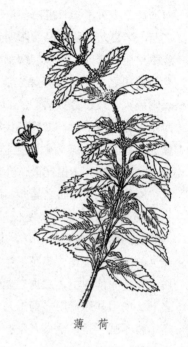

薄 荷

贝母

贝母微寒泻心火，辛散肺郁清痰颗，
虚劳烦热咳上气，吐血咯血肺痿妥，
喉痹目眩便淋沥，瘿瘤乳闭产难颇，
功专散结除痰热，敷疮敛口生肌可。

【何氏自注】承曰：贝母能散心胸郁结之气，故诗云：言采其苗是也，作诗者本以不得志而言。今用治心中气不快、多愁郁者，殊有功，信矣。好古曰：贝母乃肺经气分药也。仲景治寒实结胸、外无热证者，三物小陷胸汤主之，丸散皆

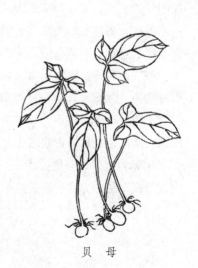

贝 母

可以其内有母也。成无己曰：辛散而苦泄，桔梗、贝母之苦辛，用以下气。机曰：俗以半夏有毒，用贝母代之，夫贝母乃太阴肺经之药，半夏乃太阴脾经、阳明胃经之药，何可以代？若虚劳咳嗽、吐血咯血、肺痿肺痈、妇人乳痈痈疽及诸郁之证，半夏乃禁忌，皆贝母为向导，犹可代也。至于脾胃湿热，涎化为痰，久则生火，痰火上攻，昏愦僵仆，窒涩诸症，生死旦夕，亦岂贝母可代乎？颂曰：唐时有人膝上生疮如人面，能饮酒食物，亦无他苦，遍投诸药悉受之，至贝母，疮乃颦眉，灌之数日成痂而愈；又汪讱庵曰：喉痹者，君相之火发也。贝母能泻心火，心火熄而相火止也。目眩者，亦火热上攻也。便淋沥者，小肠邪热，心与小肠相表里，肺为气化之源也。敛疮口者，火降邪散、疮口自敛，非贝母收敛也。之才曰：厚朴、白薇为之使，恶桃花，畏秦皮，反乌头。

　　附释：咯血者，不嗽而咯出也。咯与唾少异，唾出于气，上无所阻；咯出于痰，气郁于喉咙之下，滞不得出。咯而乃出，求其所属之脏，唾咯同出于肾也。（清·何本立《务中药性·卷一·草部》）

荸荠

荸荠甘寒能清气，祛除心中湿热痹，
善疗五种之噎膈，消坚削积消食滞，
黄疸消渴解蛊毒，血崩下血血热痢，
误吞铜物能化出，荸粉厚肠能开胃。

　　【何氏自注】荸荠味甘，微寒，性滑，能益气安中，开胃消食，能除胸中湿热，治五种膈噎，五膈者：忧膈、志膈、气膈、热膈、寒膈；噎亦五种：气噎、食噎、劳噎、忧噎、思噎。又治消渴、黄疸、血证、蛊毒。又能毁铜，汪机曰：合铜钱食之则钱化。故见为消坚削积之物，故能开五膈、消宿食、治误吞铜也。（清·何本立《务中药性·卷十·果部》）

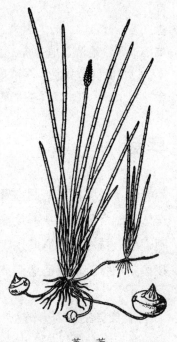

荸　荠

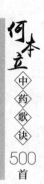

荠苨

荠苨性寒能利肺，止嗽消渴和中气，
明目止痛清肺热，温疾热狂血痔痢，
毒箭蛇伤并虫咬，及诸药毒伊可制，
痈肿疗毒敷疮毒，又治强中也志记。

【何氏自注】时珍曰：荠苨寒而利肺，甘而解毒，乃良品也，而世不知用、惜哉。按：葛洪《肘后方》云：一药而兼解众毒者，惟荠汁浓饮二升，或煮嚼之，亦可作散服，此药在诸药中，毒皆自解也。又张鷟《朝野佥载》云：各医言虎中药箭，食清泥而解；野猪中药箭，豗荠苨而食。物犹知解毒，何况人乎？又孙思邈《千金方》治强中为病，外肾茎长兴，不交精自出，消渴之后，发为痈疽，有荠苨丸、猪肾荠苨方，此皆《本草》所未及者，然亦取其解热解毒之功尔，无他义。

附方：强中消渴、猪肾荠苨汤：治强中之病，肾茎长兴，不交精液自出，消渴之后，即发痈疽，皆由恣意色欲，或饵金石所致，宣此以制肾中热也。用猪肾一具，荠苨、石膏各三两，人参、茯苓、磁石、知母、葛根、黄芩、瓜蒌根、甘草各二两，黑大豆一升，水一斗半，先煮猪肾、大豆，取汁一斗，去滓，下药再煮三升，分三服，后人名为石子荠苨汤。荠苨丸：用荠苨、黑豆、茯神、磁石、瓜蒌根、熟地黄、地骨皮、玄参、石斛、鹿茸各一两，人参、沉香各半两，为末，以猪肚洗净煮烂，杵和丸，梧桐子大。每服七十丸，空心盐汤下；并出《千金方》。（清·何本立《务中药性·卷一·草部》）

荜茇

荜茇辛温暖肠胃，脏腑虚寒温中气，
辛散阳明之风热，头痛齿痛鼻浊涕，
呕逆醋心祛冷痰，肠鸣水泻冷气痢，
疝癖阴疝腰脚冷，心腹满痛冷食致。

【何氏自注】荜茇辛热，除胃冷，温中下气，消食祛痰。治水泻气痢，用牛乳蒸服。治虚冷肠鸣。

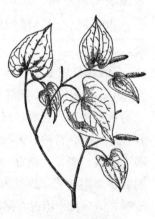

荜 茇

亦入大肠经，又治冷痰恶心，呕吐酸水，疝癖阴疝，辛散阳明之浮热。治头痛、偏头痛者，口含温水，随左右以末吹一字入鼻，效。治牙痛、寒痛宜干姜、荜茇、细辛，热痛宜石膏、牙硝，风痛宜皂角、僵蚕、蜂房、川乌，虫痛宜石灰、雄黄，治鼻渊及一切虚冷之病。病愈则止，不宜多服，多服走泄真气，动脾肺之火，令人目昏。食料尤不宜用。（清·何本立《务中药性·卷五·草部》）

萆薢

萆薢甘苦味性平，入足厥阴足阳明，
祛风去湿固下焦，阴痿遗浊小便勤，
补肝益肾坚筋骨，腰痛久冷水湿凝，
痔漏恶疮因风湿，缓弱瘲痹风湿成。

【何氏自注】萆薢甘、苦，性平，入足阳明、厥阴。祛风去湿，以固下焦。阳明主肉，属湿，厥阴主筋，属风，补肝虚，祛风之功，坚筋骨。风湿去，则筋骨坚。益精明目，治风寒湿痹，腰痛久冷，关节老血，膀胱宿水，阴痿失溺，茎痛遗浊，痔瘻恶疮。诸病皆阳明湿热，流入下焦。萆薢能除浊分清，古方有萆薢分清饮。史国信云：若欲兴阳，先滋筋力。若欲便清，先分肝火。万金《护命方》云：凡人小便频数，便时痛不可忍者，此疾必因六腑闭热不通，水液只就小肠，大腑愈加干竭，甚则身热心燥思水，即重证也。此病本因贪酒色，或过食辛辣荤腻之物、积有热毒、腐物、瘀血，乘虚流入小肠，故便时作痛也。此便数而痛，与淋证涩而痛不同，宜用萆薢一两，盐水炒为末，每服二三钱，使水道转入大肠，仍以葱汤频洗谷道，使气得通则便数，及痛自减也。有黄白二种，黄者长硬，白者虚软，软者良。苡仁为之使，畏大黄、柴胡、前胡，忌茗醋。（清·何本立《务中药性·卷六·草部》）

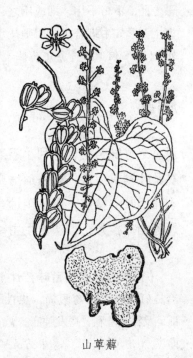

山萆薢

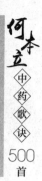
蓖麻子

蓖麻子性有大毒，只可外用不可服，
疮痔内攻拔出外，舌胀出口烟熏缩，
偏头嘴㖞右贴左，眼斜向左贴右目，
盘肠生产贴头顶，胎衣不下贴于足。

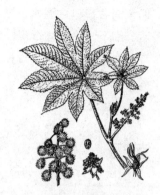

蓖　麻

【何氏自注】蓖麻子辛甘，有大毒，性善收，亦
善走。能开通诸窍经络，治偏风不遂㖞斜，捣饼左贴
右，右贴左，即正。喉痹舌胀，油作纸燃烟熏口。嚏
鼻窒耳聋，捣烂绵裹塞鼻，治针刺入肉，及有形滞物，捣敷伤处，频看刺出即去
药，恐努出好肉。竹木骨哽，用蓖麻子一粒去壳，凝水石二分，研匀，置舌根下
噙咽，自然不见。胞胎不下，蓖麻子二粒，巴豆一粒，麝香一分，贴脐中并足
心，胎下即去之。若子肠挺出者，捣贴顶心即收上矣，已收即去之，又能追脓
拔毒，敷瘰疬恶疮，外用屡奏奇功，鹈鹕油能引药气入肉，蓖麻油能拔病气出
外，故诸膏药多用之。然有毒热，气味颇近巴豆，内服不可轻率，大风癫疾、危
恶之证，不得不用，即或用之，去皮，黄连水浸一宿，每日用水吞一粒、至三粒
为止。形如牛蜱有斑，用则盐水煮去皮，食蓖麻者，一生不得食炒豆，犯之则胀
死。（清·何本立《务中药性·卷七·草部》）

萹蓄

萹蓄之性味苦平，通利小肠治热淋，
霍乱吐利黄疸疾，疥瘙疳痔虫侵淫，
小儿蛔咬心腹痛，女子阴蚀或肛门，
恶疮痂痒捣敷止，湿热生虫杀虫神。

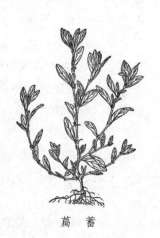

萹　蓄

【何氏自注】萹蓄味苦性平，能杀疥虫，利小便。
治黄疸热淋，蛔咬腹痛，虫蚀下部，一切湿热生虫等
证，及霍乱吐利，痔发肿痛。恶疮痂痒作痛，捣封，痂落
即瘥。（清·何本立《务中药性·卷六·草部》）

扁豆

扁豆甘温暖脾胃，通利三焦降浊气，
清暑除湿止烦渴，霍乱呕吐泄泻痢，
河豚酒毒腹胀满，毒药伤胎口噤闭，
砒霜鸟兽诸肉毒，生嚼擂汁皆可治。

【何氏自注】白扁豆甘温，腥香，色白微黄，脾之谷也。能调脾暖胃，通利三焦，降浊升清，消暑除湿，能消脾胃之暑，止渴止泻，专治中宫之病，湿去土强，正气自旺。又能解酒毒、河豚鱼毒，《备急方》新汲水调末服，能解砒毒，多食则壅气也。（清·何本立《务中药性·卷十三·谷部》）

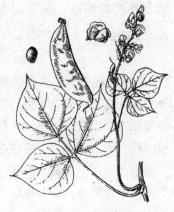

扁 豆

鳖甲

鳖甲色青入肝经，劳瘵骨蒸退热清，
往来寒热温疟母，腰痛胁坚血瘕癥，
痔核肠痈消疮肿，惊痫阴虚梦泄精，
经阻产难诸血证，鳖肉凉血固补阴。

【何氏自注】时珍曰：鳖甲乃厥阴肝经血分之药，肝主血也。试常思之龟鳖之属，各有所主，鳖色青入肝，故所主者，疟劳寒热，痃癖惊痫，经水，痈肿、阴疮，皆厥阴血分之病也。龟色黑，入肾，故所主者，阴虚精弱，腰脚瘦痿，阴疟泄痢，皆少阴血分之病也。介虫，阴类，故并主阴经血分之病也。鳖肉忌苋菜、鸡子。（清·何本立《务中药性·卷十六·鳞介部》）

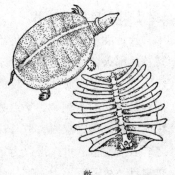

鳖

槟榔

槟榔性温苦涩味，辛散胸中至高气，
行痰逐水杀诸虫，破气醒酒消食滞，
脚气水肿腹胀满，里急后重吐泻痢，
痰癖癥结瘴病疟，大小二便风气闭。

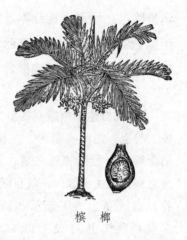

槟　榔

【何氏自注】槟榔苦温破滞，辛温散邪，泻胸中至高之气，使之下行。性如铁石，能坠诸药至于极下，攻坚去胀，消食行痰，下水除风，杀虫醒酒。治痰癖癥结，瘴疠疟痢，水肿脚气，脚气冲心尤须用，童便、姜汁、温酒调服。大小便气闭，里急后重，同木香用，木香利气，不宜过服，过则损气。岭南多瘴，用以代茶，无瘴之地不宜。程星海曰：阴毛生虱，以槟榔煎水洗即除，或用心红擦亦可。（清·何本立《务中药性·卷八·木部》）

冰片

冰片气香味大辛，味虽清凉性实温，
香窜善走散郁火，辛散痰迷风热惊，
透骨通窍通耳目，目赤肤翳点目睛，
产难三虫并五痔，齿痛舌出喉痹音。

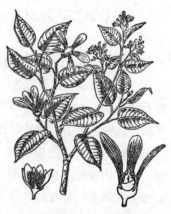

龙脑香（冰片）

【何氏自注】冰片，一名龙脑香，辛温香窜，善走能散。先入肺，传于心脾而透骨，通诸窍，散郁火，治惊痫痰迷。东垣曰：风病在骨髓者宜之，若在血脉肌肉，反能引风入骨，如油入面。目赤肤翳，乳调，日点数次。王节斋曰：冰片大辛热，用之点眼，取其拔出火邪，盖火郁发之，从治法也。世人误以为寒而常用之，遂致积热害目。故云眼不点不瞎，此也。耳聋鼻瘜，鼻中息肉，点之自入，皆通窍之功。疗喉痹，骨痛齿痛，伤寒舌出。治痰陷，用猪心血酒引，或紫草汤兑服，引入心经发之，妇人产难，研末少许，新汲水服，立下。能治三曳虫痔，王纶曰：世人误以为寒，不知辛散性甚，似乎凉耳。诸香皆属阳，岂有香之致者而反寒乎？汪讱庵曰：昂幼时曾问叔父姜性何如？叔曰：体热而用凉。盖味辛者多热，然风热必籍辛以散之。风热散则凉矣，此即本草所云冰片性寒之义也。出南番，云系杉木脂也，市人以樟脑、艾纳香升炼，乱之。（清·何本立《务中药性·卷九·木部》）

艾纳香，即今市肆伪作冰片者是也。味甘，性温，气香，主治：辟恶杀虫，主腹冷泄痢，治伤寒五泄，心腹注气，止肠鸣，下寸白虫。烧之辟瘟疫，合蜂窠浴脚气，良。治癣辟蛇。（清·何本立《务中药性·卷五·草部》）

菠菜

菠菜不分根与叶，其性甘冷清胃热，
通利五脏滑利肠，解酒除烦开胸膈，
大便涩滞常不通，调中止渴润燥结，
痔漏之人正相宜，腹冷身寒不相德。

【何氏自注】菠菜，甘冷，性滑。食可而止，过食令人脚弱腰痛。泄泻者，不可食也。（清·何本立《务中药性·卷十四·菜部》）

故纸

故纸大热味苦辛，燥性盐炒酒浸蒸，
心包命门补相火，温暖丹田壮阳兴，
男子肾泄女血气，肾冷精寒能使温，
肾虚泄泻因无火，火旺助火反伤精。

【何氏自注】破故纸辛、苦，性热，入心包命门，补相火以通君火，暖丹母，壮元阳，缩小

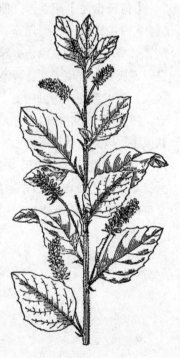

补骨脂（故纸）

便，止遗精。治五劳七伤、腰膝冷痛、肾冷精流、肾虚泄泻。肾虚则命门火衰，不能熏脾胃，脾胃虚寒不能运化，致饮食减少，腹胀肠鸣，呕涎泄泻，如鼎釜之无火，物终不熟。故补命门相火，即所以补脾。破故纸四两，五味子三两，肉豆蔻二两，吴茱萸一两，姜煮枣为丸，名四神丸，治五更肾泄，疗妇人血气，妇人之血脱气陷，亦犹男子之肾冷精流。孕妇勿服。忌芸苔、羊血。（清·何本立《务中药性·卷五·草部》）

蚕砂

蚕砂属火甘辛温，性燥能去风湿侵，
肢节不随风顽痹，腰疼脚痛冷阴阴，
酒拌妙热熨患处，瘀血癥疹散结瘕，
烂弦风眼跌扑损，妇人血崩通闭经。

【何氏自注】原蚕砂，即晚蚕屎也。蚕食而不饮，属火性燥，能去风胜湿，《经》曰：燥胜风，燥属金，风属木也。其砂辛甘而温，炒黄浸酒，治风湿为病，肢节不随，皮肤顽痹，腰脚冷痛，冷血瘀血，史国公药酒用之炒热熨患处亦良。寇氏曰：蚕屎五斗，醇酒三升，拌蒸于暖室中铺开，令患风冷气痹及近感瘫风人，就以患处一边卧砂上，厚盖取汗，若虚人须防大汗昏闷，令露头面，若未愈，间日再作，时珍曰：有人病风痹，用此得效。按：《陈氏经验》一抹膏，治烂弦风眼，以真麻油浸蚕砂二三宿，研细以篦子涂患处，不问新旧，隔宿即愈。又按：有人食蛇，浑身变黑，渐生鳞甲，见者惊缩，郑莫一令服晚蚕砂五钱。尽一二斗，久之乃愈，又同桑柴灰淋汁煮鳖作丸，治腹中癥结。（清·何本立《务中药性·卷十七·虫部》）

苍耳

苍耳发汗散风湿，上通脑项下足膝，
外达皮肤止瘙痒，骨髓内毒疼痛极，
瘟毒头肿并头疼，目暗齿痛鼻渊瘜，
四肢拘挛周痹痛，痈毒疮疥及瘰疬。

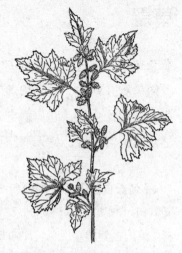

苍 耳

【何氏自注】苍耳，一名菜耳，即诗云卷耳
是也。甘苦性温，善能发汗散风湿，上通脑顶，
下行足膝，外达皮肤。治头痛目暗，齿痛鼻渊，
肢挛痹痛，瘰疬疮疥。采根叶熬膏，名万应膏。
遍身瘙痒，作浴汤佳，《圣惠方》云：治产后痢。
忌猪、马肉、米泔。（清·何本立《务中药性·卷二·草部》）

苍术

苍术除湿散风寒，甘温辛烈燥脾强，
脾湿生痰及水饮，止吐止泻升胃阳，
痰火气血食湿郁，肠风带浊治痿良，
消肿辟恶逐邪气，燥结多汗者勿尝。

【何氏自注】苍术甘温辛烈，故能除湿散风寒
也。升胃阳者，《经》曰：胃阳弱则百病生，脾阴足
而万邪息，痰饮吐泻，肠风带浊，皆脾湿下溜，胃
阳不升所致也。苍术能燥湿强脾，而升胃阳也，又
能总解痰火气血食湿六郁，痿，脚痿也。消肿者，
腹肿、脚肿、脚气、湿肿也。辟恶逐邪者，辟一切
岚瘴邪恶鬼疰之气也。燥结者，大便燥结也。多汗
者，自汗多也。苍术能发汗，汗多亡津液，大便愈
燥也。故燥结、多汗二者，皆勿饵也，使同白术。
（清·何本立《务中药性·卷一·草部》）

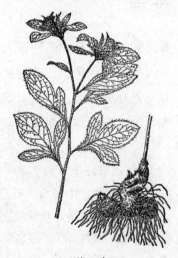

苍 术

草蔻

草蔻草果不同地，二物性同免分义，
暖胃健脾开郁结，祛寒燥湿利痰气，
痞满吐酸饮食积，寒疟截疟消瘴疠，
霍乱泻痢胃脘疼，妇人恶阻男反胃。

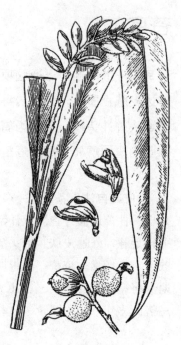

草豆蔻

【何氏自注】草蔻闽省所产，如龙眼而微长，皮黄白，薄丽稜峭，仁如砂仁，而辛香气和。草果产滇广，如诃子皮黑，厚而稜密，子粗而辛臭，是一物耳，二物之性，皆辛热香散，能暖胃健脾，破气开郁，燥湿祛寒，除痰化食，治瘴疠寒疟。草果佐常山能截疟，或与知母同用，取其一阴一阳，治寒热瘴疟。盖草果治太阴独胜之寒，知母治阳明独胜之火，治寒客胃痛，散滞气，利膈痰，因滞因寒者多效。疗霍乱泻痢，噎膈反胃，痞满吐酸，痰饮积聚。解口中臭气，酒毒、鱼肉毒，故食料用之，过剂助脾热，耗气损目，用则面裹煨熟取仁，忌铁。（清·何本立《务中药性·卷五·草部》）

草乌

草乌初生龙安府，彰明取来种附子，
生过附后名川乌，二味皆是附子母，
草乌处处皆有之，川乌彰明一县上，
搜风胜湿开痰结，涂箭射兽见血死。

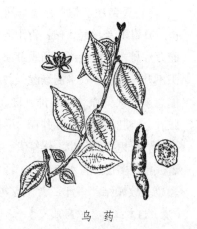

乌 药

【何氏自注】草乌头辛、苦，大热，能搜风胜湿，开顽痰，治顽疮，以毒攻毒，颇胜川乌。然至毒，无所酿制，非风顽急疾，不可轻投。乃野生之物，状类川乌，亦名乌喙。姜汁炒或豆腐煮过用，熬膏名射罔，涂箭射兽，见血立死。人受其毒者，多饮人尿以解之，或黑豆煎水冷服解之。

川乌即今之货者，名淡乌便是。（清·何本立《务中药性·卷五·草部》）

侧柏叶

侧柏叶性苦而涩，性寒最清血分热，
补阴益脾滋养肺，湿痹冷风成历节，
崩痢肠风尿血淋，止吐止衄加京墨，
大风癫疾眉不生，捣汁涂发黄成黑。

【何氏自注】侧柏叶苦涩微寒，能养阴滋肺而燥土，最清血分。为补阴要药。止吐衄、崩淋、肠风、尿血、血痢，一切血证。去冷风湿痹、历节风痛、肢节大痛。昼静夜剧，名曰白虎历节风，亦风寒湿所致也。捣烂永调，涂汤火伤。炙，窨冻疮。烧取针，涂头，黑润鬓发。丹溪曰：多得月令之气，随月建方取。或炒或生，肉桂牡蛎为使，恶菊花。宜酒。万木皆向阳，柏独西指，受金之正气，坚劲不凋，多寿之木，所以可人服食，道家以之点汤常饮，元旦饮椒柏酒辟邪，皆取于此。（清·何本立《务中药性·卷八·木部》）

茶叶

茶性微寒苦甘味，清热下行小便利，
除烦止渴清头目，解酒消腻消食滞，
能解煎炒炙煿毒，消痰下气醒昏寐，
胃寒之人宜少饮，过饮伤脾耗散气。

【何氏自注】茶叶微苦微甘，性微寒，能下气消食，去痰热，除烦渴，清头目，得春初生发之气，故多肃清上膈之功。《汤液》曰：茶苦寒下行，如何是清头目？《蒙筌》曰：热下降则土自清矣。又能清神止昏睡，解酒食油腻烧炙之热，利大小便。多饮消腻，最能去油，性极寒胃，故浓茶能引吐。《千金》疗卒头痛

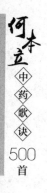

如破，非中冷中风，由痰厥气上冲所致，名厥头痛。单煮茶恣饮取吐，直吐出胆对乃已，渴而即瘥。酒后饮茶，引入膀胱、肾经，患瘕疝水肿。空心亦忌之。与生姜等分浓煎，名姜茶饮，治赤白痢。茶助阴，姜助阳，使寒热平调则愈。陈者良。（清·何本立《务中药性·卷九·木部》）

柴胡

柴胡达表足少阳，厥阴心包相火狂，
伤寒寒热往来热，头眩目赤痞胸膛，
耳聋胁痛并口苦，呕吐心烦治疟良，
胎产诸热入血室，阳气下陷引上昂。

【何氏自注】柴胡苦平微寒，味薄气升，为阳。主阳气下陷，能引清气上行，而平少阳、厥阴之邪热，肝胆、心包、三焦相火。时珍曰：行少阳，黄芩为佐；行厥阴，黄连为佐。又能宣畅气血，散结调经。㘽庵曰：人第知柴胡能发表，不知柴胡最能和里，故劳药血药往往用之。为足少阳表药，胆为清净之府，无出无入。其经在半表半里，法当和解，小柴胡汤之属是也。若病在太阳，服之太早，则引贼入门；若病入阴经，复服柴胡，则重虚其表，故宜详慎。治伤寒邪热，仲景有大小柴胡等汤。又能治痰热结实，虚劳肌热。宗奭曰：袭胡《本经》并无一字治劳。《药性论》《日华子》皆言补劳伤，

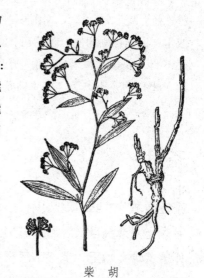

柴胡

医家执而用之，贻误无穷。时珍曰：劳有五劳，病在五脏。若劳在肝、胆、心及包络有热，或少阳经寒热者，则柴胡乃手足厥阴少阳必用之药。劳在脾胃有热，或阳气下陷，则柴胡为升清、退热必用之药，惟劳在肺、肾者，不可用耳。寇氏一概摈斥，殊非通论。按：杨氏秦艽扶羸汤，治肺痿成劳，咳嗽声嗄，体虚自汗，用柴胡为君，则肺劳亦有用之者矣。又治寒热往来之呕吐心烦，邪在半表半

里，则多呕吐。又治诸疟寒热。东垣曰：诸疟以柴胡为君，佐以引经之药。李士材曰：疟非少阳经慎用。喻嘉言曰：疟发必有寒有热，盖外邪伏于半表半里，适在少阳所主之界，入与阴争，阳胜则热，出与阳争，阴胜则寒，即纯热无寒为瘅疟、温疟，纯寒无热为牝疟，要皆自少阳而造其极偏，补偏求弊，亦必反还少阳之界，使阴阳协和，而后愈也。谓少阳而兼他经则有之，谓他经而不涉少阳，则不成其为疟矣。脉纵屡迁，而弦之一字实贯彻之也，疟之不离少阳，犹咳嗽不离于肺也。谈薮云：张知阁久疟，热时如火，年余骨立，医用茸、附诸药热益甚，孙琳投以小柴胡汤，三服脱然。琳曰：此名劳疟，热从髓出，加以刚剂，气血愈亏，安得不瘦。盖热有在皮肤、在脏腑、在骨髓者，非柴胡不可，若得银柴胡，只须一剂，南方者力减，故三服乃效也。时珍曰：观此则得用药之妙的矣。切庵曰：据孙氏之说，柴胡亦能退骨蒸也。又治头眩目赤，胸痞胁痛。凡胁痛多是肝木有余，宜小柴胡汤加青皮、川芎、白芍。若左胁痛，宜活血行气；右胁痛，宜消食行痰。又少阳证口苦、耳聋，或杂证口苦、耳聋，皆肝胆之邪，亦宜小柴胡汤以散之。又治妇人热入血室，冲为血海，即血室也。男女皆有之。柴胡在脏主血，在经主气，及胎前产后诸热，小儿痘疹，五痨羸热，散十二经疮疽血凝气聚，功同连翘。连翘治血热，柴胡治气热，少异耳。惟阴虚火炎气升者禁用也。之才曰：半夏为之使，恶皂荚，畏女菀、藜芦。

附释：热入血室者，妇人病伤寒大热，忽然经水至，热随血入，小腹胀满，名曰热入血室，其证小腹虽胀满，小便仍长，以此别之，则知非膀胱胀也。

发明：柴胡注内有云：病在太阳，服之太早，则引贼入门。今之医士，每每将《活人》败毒散内去柴胡，为此故也。可见著书立说之难，读者不察斯言。本为寒冷之月即病之正伤寒而言，有六经传变之说，若初起病在太阳，未传少阳，当服麻黄汤、桂枝等汤，不可便服柴胡，服之太早，是引入少阳矣。若人参败毒散，乃治四时感冒风寒微邪，无六经传变之证，初起即用柴胡者以其能散热升清，协和川芎和血平肝以治头痛目昏。若正伤寒太阳证，当服麻黄汤者，不惟柴胡不可服，即人参败毒去柴胡，岂可服乎？总之前贤立一方有一方之意。用一药有一药之义。如张元素九味羌活汤，初起便用生地黄，刘河间防风通圣散，初起便用芒硝、大黄，诸如此类，难以悉举，学者细玩方书，自有得焉。（清·何本立《务中药性·卷二·草部》）

蝉蜕

蝉蜕甘寒其气清，吸风饮露故体轻，
能发痘疹去目翳，小儿夜啼噤风惊，
妇人下胞催难产，大人中风哑失音，
皮肤瘾疹风热痒，疔毒入腹头风昏。

【何氏自注】蝉蜕，蚱蝉所脱之壳也。蝉乃土木余气所化，吸风饮露而不食，其气轻虚而味甘寒，故除风热。其体轻虚，故退目翳，催生下胞。其脱为壳，故治皮肤疮疡、瘾疹，其声清响，故治中风失音。又昼鸣夜息，故止小儿夜啼。蝉类甚多，惟大而色黑者入药，洗去泥土、翅、足，浆水煮晒随用。

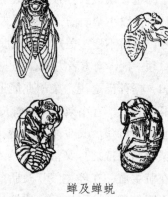

蝉及蝉蜕

　附：蚱蝉，治小儿惊痛夜啼，杀疮虫，去壮热，下胞衣。时珍曰：治皮肤疮疡风热，当用蝉蜕，治脏腑当用蝉身也。今又只知用蜕，而不知用蝉身也。

蟾蜍

蟾蜍微毒味辛酸，阴蚀疽疠敷恶疮，
温毒发斑困笃病，鼠瘘杀虫猘犬伤，
发汗退热除湿气，小儿劳瘦诸积瘠，
疟痢痔癣破癥结，折伤接骨收脱肛。

【何氏自注】蟾蜍，即癞蛤蟆也，时珍曰：土之精也，上应月魄而性灵异，穴土食虫，又伏山精，制蜈蚣，故能入阳明经，退虚热，行湿气，杀虫䘌，而为疳病、痈疽、诸疮要药也。《别录》云：治猘犬伤，《肘后》亦有方法。按：沈约《宋书》云：张收为猘所伤，人教以啖蛤蟆脍，食之

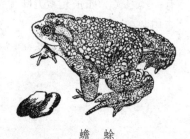

蟾　蜍

遂愈。此亦治痈疽疔肿之意，大抵是物能攻毒拔毒耳。古令诸方所能用蛤蟆，不甚分别，多是蟾蜍，读者当审用之，不可因名迷实也。癞蛤蟆之毒，其毒在皮汁，凡服剂去皮、爪，火煅存性用，治疮疽发背未成者，用活蟾蜍系疮上半日，蟾必昏愦，置水中以救其命，再易一个，三易则毒散矣。势重者剖蟾蜍合疮上，不久必臭，如此三易，其肿自愈。（清·何本立《务中药性·卷十七·虫部》）

蟾酥

蟾酥蟾蜍眉间津，性温有毒味甘辛，
小儿疳瘦脑疳毒，诸疮肿硬拔恶疔，
破伤风病牙齿痛，喉痹乳蛾肿塞音，
每服只可一二厘，须知不可过一分。

【何氏自注】蟾酥，即蟾蜍眉间白汁，能烂人肌肉。惟疔疽或合他药服一二厘，取其以毒攻毒。治脑疽，乳和滴鼻中，外科多用之。蟾蜍肪涂玉，刻之如蜡。（清·何本立《务中药性·卷十七·虫部》）

常山

常山性寒味辛苦，行水祛痰能引吐，
老痰积饮在胸中，或澼在胁在肠肚，
截疟发散表邪后，久病虚疟先用补，
蜀漆即是常山苗，功性同治疟积蛊。

【何氏自注】常山味辛苦，性寒有毒。能引吐行水，祛老痰积饮。痰有六，风痰、寒痰、湿痰、热痰、食痰、气痰也；饮有五，流于肺为支饮，于肝为悬饮，于心为伏饮，于经络为溢饮，于肠胃为痰饮也。常山力能吐之下之，专治诸疟。然悍暴能损真气，弱者慎用。时珍曰：常山蜀漆截疟，须在发散表邪，及提出阳分之后用之。疟

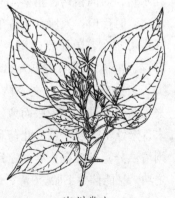

海州常山

有经疟、脏疟，风、寒、热、湿、痰、食、瘅，鬼之别，须分阴阳虚实，不可慨论，常山蜀漆得甘草则吐，得大黄则利，得乌梅、穿山甲则入肝，得小麦、竹叶则入心，得秫术、麻黄则入肺，得龙骨、附子则入肾，得草果、槟榔则入脾。盖无痰不作疟，一物之功，亦在驱逐痰水而已。李士材曰：常山发吐，惟生用多用为然，与甘草同用亦必吐，若酒浸炒透，但用钱许，每见奇功。未见其或叶也，世人泥于雷敩老人"久病忌服"说，使良药见疑，沉病难起，抑何愚耶。

常山吐疟痰，瓜蒂吐热痰，乌附尖吐湿痰，莱菔子吐气痰，藜芦吐风痰。

常山如鸡骨者真，酒浸蒸，或酒炒用，栝蒌为使，忌葱茗。茎叶名蜀漆，功用略同。古方有蜀漆散，取苗性轻扬发散上焦邪结。甘草水拌蒸用。

附释：此澼在胁，在肠肚之澼，非前黄芩性内所云便血之澼，此澼乃水饮也。（清·何本立《务中药性·卷六·草部》）

车前子

车前子性微甘味，寒清风热入肝肺，
小肠湿热渗膀胱，通利小便不走气，
强阴益精功利水，明目退赤散障翳，
横产催生下胎衣，五淋暑湿水泻痢。

【何氏自注】车前子味甘性寒，清肺肝之风热，渗膀胱之湿热。利小便而不走气，与茯苓同功。强阴益精，令人有子。肾有两窍，车前子能利水窍，而固精窍，精盛则有子，故五子衍宗丸用之。时珍曰：人服食须佐他药，如六味丸之用泽泻可也，若单服则过泻。又能治湿痹、五淋、暑湿、泻痢，欧阳文忠公患暴下，国医不能愈。夫人云：市有药，三文一帖，甚效。公不肯服，夫人杂他药进之，一服而愈。问其方乃车前子为末，米饮下二钱。且云此药利水而不动气，水利则清浊分，谷脏自止矣。疗目赤障翳，乃除邪热之功，又能催生下胎。（清·何本立《务中药性·卷六·草部》）

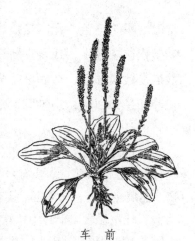

车 前

沉香

沉香微温辛苦味，平肝坠痰理诸气，
右肾命门暖精阳，气逆喘急肠虚闭，
心腹冷痛破癥癖，能疗气淋噤口痢，
霍乱中恶鬼疰迷，腰膝麻痹风冷致。

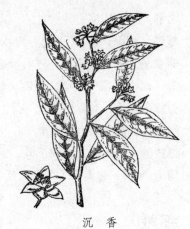

沉 香

【何氏自注】沉香辛苦性温，能下气坠痰涎，
怒则气上，肝主怒，能平肝则气下也。其性能降，
亦能升也。气香入脾，故能理气而调中。东垣曰：
上至天，下至泉，用以为使最相宜。色黑，体阳，故入右肾命门，暖精壮阳，行
气不伤气，温中不助火。治心腹疼痛，噤口毒痢，癥癖邪恶，冷风麻痹，气痢气
淋等证。（清·何本立《务中药性·卷九·木部》）

橘皮

橘皮性温辛苦味，升降补泻随所配，
发表消痰则去白，留白下气入补剂，
百病取其燥湿功，调中快膈导气滞，
肺脾二经气分药，橘核专理诸疝气。

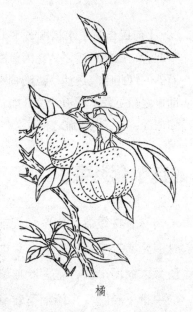

橘

【何氏自注】橘皮，陈久者良，故又名陈皮。
其味辛能散，苦能燥能泻，温能补能和，同补药
则补，泻药则泻，升药则升，降药则降，为脾、
肺气分之药。脾为气母，肺为气翁，凡补药、泻
药必佐陈皮以利气，能调中快膈，导滞消痰。大
法治痰以健脾顺气为主。洁古曰：陈皮、枳壳利
其气，而痰自下。能利水破癥，宣通五脏，统治
百病，皆取其理气燥湿之功。盖人身以气为主，气顺湿除，则百病散。《金匮》
云：能解鱼毒、食毒，多食久服损人元气。入补养药则留白，入下气消痰药则去
白。《圣济》云：不去白反生痰，去白者名橘红，兼能除寒发表。皮能发散皮肤

之邪。核治疝痛。叶散乳肿，皆能入厥阴，行肝气，消肿散毒。腰肾冷痛者，橘核炒，酒服，良。《十剂》曰：莫强中，食已则胸满不下，百治不效。偶家人合橘皮汤尝之，似有味，连日饮之，一日坐堂听事，觉胸中有物坠下，目瞪昏沉，大汗而雨，须臾腹痛，下数块如铁弹子，臭不可闻，自此胸次廓然，其疾顿愈，盖脾之积也，其方用橘皮一斤，甘草、盐花各四两，水煮，焙干，研末，白汤点服，名二贤散。治一切痰气有验。世医徒知半夏、南星之属，何足以语此哉。按：二贤散，丹溪变之为润下丸，治一切痰气。惟气实者服之相宜，气不足者，不宜用也。（清·何本立《务中药性·卷十·果部》）

柽柳

水杨柳性味苦平，痘疹起发忽然停，
皆因风寒闭经络，以致气滞血涩凝，
速用枝叶煎汤浴，暖气透达浆即行，
根敷乳痈诸疮毒，枝煎汁治黄疸神。

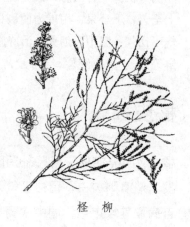

柽　柳

【何氏自注】水杨柳苦平，痘疮顶陷，浆滞不起者，用枝煎浴之。此因血凝气滞或风寒外束而然。得此暖气透达，浆随暖气而行，再用助气助血之药更效。枝煎汁饮，能治黄疸，皮捣敷乳痈疮毒，亦行气活血之功也。（清·何本立《务中药性·卷八·木部》）

蛏肉（淡菜）

蛏肉味甘性微温，胸中烦闷热气清，
甘温无毒补虚损，妇人产后血虚昏，
淡菜大同而小异，虚劳吐血滋肾阴，
崩中带下腰脚气，能消宿食破结癥。

【何氏自注】蛏肉虽甘温无毒，说曰：天行病后不可食淡菜。生海藻上，故与海藻同功。（清·何本立《务中药性·卷十六·鳞介部》）

赤芍

赤芍白芍略相同，泻肝散血赤更雄，
血痹癥痕坚积块，目赤疮痛退肿红，
腹痛经闭衄不止，肠风下血又相从，
妇人血分宜醋炒，下痢后重不炒庸。

【何氏自注】白芍味苦酸，性微寒，入肝脾血分，为手太阴肺、足太阴脾行经药。泻肝火，酸敛肝，肝以敛为泻，以散为补，安脾肺，固腠理，肺主皮毛，脾主肌肉，肝木不克土则脾安，土旺能生金则肺安，脾和肺安，则腠理固。和血脉，收阴气，敛逆气，酸主收敛，散恶血，利小便，敛阴生津，小便自利，非通行之谓也。缓中止痛。东垣曰：《经》云，损其肝者缓其中，即调血也。益气除烦，敛汗安胎，补劳退热，治泻痢后重，能除胃中湿热，脾虚腹痛泻痢，得太阴病，不可缺此。寒泻、冷泻忌用。虞天民曰：白芍不

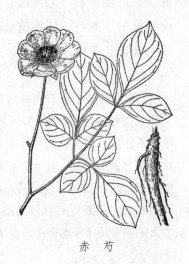

赤 芍

惟治血虚，大能行气，古方治腹痛用白芍四钱，甘草二钱，名芍药甘草汤，盖腹痛因营气不和，逆于内里，白芍能行营气，甘草能敛逆气。又痛为肝木克脾土，白芍能伐肝故也。心痞胁痛，胁者，肝胆二经往来之道。其火仁冲则胃脘痛，横行则两胁痛，白芍能理中泻肝。又治肺胀喘噫，痛肿疝瘕，其收降之体，又能入血海。冲脉为血海，男女皆有之，而至厥阴肝经，治鼻衄目涩，肝血不足，退火益阴，肝血自足，妇人胎产及一切血病。又曰产后忌用。丹溪曰：以其酸寒，伐生发之气也，必不得已，酒炒用之可耳。时珍曰：产后肝血已虚，不可更泄也。寇氏曰：减芍药以避中寒，芍药微寒，古人犹谆谆告诫，况大苦大寒，可肆行而莫之忌耶。时珍曰：白芍同白术同补脾，同川芎泻肝，同人参补气，同当归补血，以酒炒补阴，同甘草止腹痛，同黄连止泻痢，同防风发痘疹，同姜、枣温经散湿。赤芍药主治略同，尤能泻肝火，散恶血。治腹痛坚积，血痹痕疝。邪聚外肾为疝，腹内为痕。经闭肠风，痛肿目赤，皆散荡之功。白补而收，赤散而泻。白益脾，能于土中泻水，赤散邪，能行血中之滞。产后俱忌用。赤白各随花、色、单瓣者入药，酒炒制其寒也，妇人血分醋炒，下痢后重不炒庸。庸，用也，

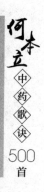

文才曰：恶石斛、芒硝，畏消石、鳖甲、小蓟，反藜芦。（清·何本立《务中药性·卷三·草部》）

赤石脂

赤石脂性甘涩滞，涩能固脱甘固气，
除湿止血固下焦，久泻虚脱厚肠胃，
调中催生下胎衣，崩带遗精肠澼痢，
溃疡收口长肌肉，五色总以赤为是。

【何氏自注】赤石脂味甘而温，故益气生肌而调中，微酸而涩，故能收湿，又能止血而固下。《经疏》云：大小腹下后虚脱，非涩剂无以固之，其他涩药轻浮，不能达下，惟赤石脂体重而涩，直入下焦阴分，故为久痢泻澼要药。仲景桃花汤用之，加干姜、粳米，疗肠澼，泻痢，崩带遗精，痈痔，溃疡收口长肉，催生下胞。《经疏》云：能去恶血，恶血化则胞胎无阻。东垣曰：降也，阳中阴也，其用有二：固肠胃有收敛之能，下胎衣无推荡之峻，恶芫花，畏大黄。（清·何本立《务中药性·卷十一·金石部》）

赤小豆

赤小豆性甘酸味，去湿健脾行水气，
散血排脓消肿满，下行小肠通便闭，
清热止渴解酒毒，通乳下胎止泻痢，
脚气袋盛脚践踏，敷疮第一留心记。

【何氏自注】赤小豆，甘酸色赤，心之谷也。其性下行，通小肠，利小便，行水散气，消肿排脓。清热毒，治泻痢。疗脚气，昔有患脚气者，用赤水豆袋盛，朝夕践踏之，遂愈。同鲤鱼煮食，能消水肿。敷一切疮疽，用鸡子白调末箍之。其性极黏，干则难揭，合苎根末则不黏。宋仁宗患

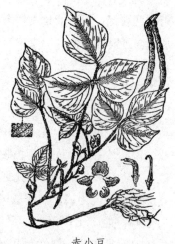
赤小豆

疰腮，道士赞某治之，取赤小豆四十九粒咒之，杂药效之而愈。中贵人任承亮亲见，后任自患恶疮，尚书郎傅永授以药立愈。叩其方，赤小豆也。予苦胁疽，既至五脏，医以药治之甚验。承亮曰：得非赤小豆耶？医谢曰：某用此活三十口，愿勿复言。承亮始悟道士之咒伪也。又能止渴解酒，通乳下胎。然渗津液，久服令人枯瘦也。（清·何本立《务中药性·卷十三·谷部》）

楮实

楮实味甘性微凉，补益虚劳效非常，
强筋壮骨健腰膝，益气充肌助元阳，
久服不饥明耳目，阴痿不起壮阳强，
筋强骨硬难转侧，柔筋软骨功最长。

【何氏自注】楮实甘寒，能助阳而起阴痿，补虚劳，壮筋骨，明目充肌。时珍曰：《别录》云，楮实大补益，而《修真秘书》又云：久服令人骨痿。痿即柔软也。《济生秘览》治骨哽，用楮实煎汤，岂非软骨征乎，《本草发明》甚言其功，取子用酒蒸用。（清·何本立《务中药性·卷八·木部》）

苦楝

苦楝苦寒川产良，入肝舒筋导小肠，
膀胱疝气之要药，伤寒热厥热发狂，
能引心包相火下，心腹痛止发无常，
通利小便行水道，楝根杀虫治疥疮。

【何氏自注】苦楝子一名金铃子，苦寒有小毒，能入肝舒筋，能导小肠膀胱之热，引心包相火万行，通利小便，为疝气要药。亦治伤寒狂热厥，腹痛心痛。杀三虫，疗疮疥。《夷坚志》曰：消渴证有虫耗其津液者，取根皮浓煎，加少服，下其虫而渴自止，脾胃虚寒者忌之。川产者良。酒蒸，寒因热甩也。去皮取肉去核用。若用核则捶，浆水煮一伏

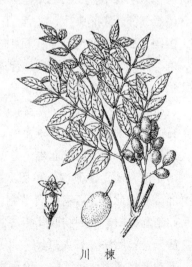

川 楝

时，去肉用，小茴为之使。（清·何本立《务中药性·卷八·木部》）

川芎

芎䓖辛温善搜风，肝胆心包血气中，
补肝润燥开诸郁，血虚风湿寒气攻，
上助清阳止头痛，下行血海调经通，
目泪胁风并泻痢，一切血滞及疮痈。

【何氏自注】 芎䓖味辛性温，浮而升阳也，为少阳胆引经之药，入手厥阴心包、足厥阴肝经气分，乃血中气药也。助清阳而开诸郁。丹溪曰：气升则郁自降，为通阴阳气血之使。润肝燥，补肝虚，肝以泄为补，所谓辛以散之，辛以补之。上行头目，下行血海，搜风散瘀，止痛调经，治风湿在头，血虚头痛，能引血下行，头痛必用之药。加各引经药：太阳羌活，阳明白芷，少阳柴胡，太阴苍术，少阴细辛，厥阴吴茱萸。丹溪曰：诸经气郁，亦能头痛、腹痛、胁风，气郁、血郁、湿泻、血痢、寒痹筋挛、目泪多涕、肝热风木为病。《经》曰：诸风掉眩，皆属肝木，及痈疽疮

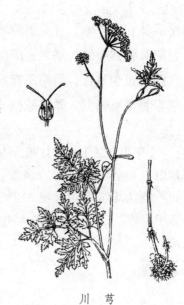

川 芎

疡，痈从六腑生，疽从五脏生，皆阴阳相滞而成。气为阳，血为阴；血行脉中，气行脉外，相并周流；寒湿搏之，则凝滞而行迟，为不及。火热搏之，则沸腾而行速，为太过。气郁邪入血中，为阴滞于阳，血郁邪入气中，为阳滞于阴，致生恶毒。然百病皆由此起也。芎、归能和血行气，而通阴阳，男妇一切血证。然香窜辛散，能走泄真气，单服久服，令人暴亡。单服则脏有偏胜，久服则过剂生邪，故有此失。若有配合节制，则不致此矣。汪讱庵曰：芍、地酸寒为阴，芎、归辛温为阳。故四物取其相济，以行血药之滞耳。川芎辛散，岂能生血者乎。治法云：验胎法，妇人过经三月，用川芎末空心热汤调一匙服，腹中微动者是胎，不动者是经闭。丹溪曰：治血痢，其痢已通，而痛不止者，乃阴亏气滞，药中加芎为佐，气行血调，其痛立止也。之才曰：白芷为之使，畏黄连。（清·何本立《务中药性·卷三·草部》）

044

穿山甲

穿山甲性入厥阴，疮痈消肿排脓升，
直达病所搜风毒，风疟蚁漏制虫侵，
小儿五邪惊啼哭，妇人下乳通闭经，
风湿冷痹臂胁痛，浑身强直不能伸。

【何氏自注】时珍曰：穿山甲入厥阴阳明经。此物穴山而居，寓水而食，出阴入阳，能窜经络，达于病所故也。按刘伯温《多能鄙事》云：凡油笼渗漏，剥穿山甲里面肉靥投入，自至漏处补住。又《永州记》云：此物不可于堤岸上杀之，恐血入土，则堤岸渗漏。观此二说，是山可使穿，堤可使漏，而又能至渗处，其性之走窜可知矣。李仲南言：其性专行散，中病则止，不可过服。又按《德生堂经验方》云：凡风湿冷痹之证，因水湿所致，浑身上下强直，不能屈伸，痛不可忍者，于五积散加山甲七片，看病在左右手足，或臂胁疼痛处，即于山甲身上取甲炒枯，同全蝎十一个，葱、姜水煎，入酒半盏，热服取汗，避风甚良。又按：昔有一妇，项下忽肿一块，渐延至颈，偶刺破出水一碗，疮久不合，有道人曰：此蚁漏也。缘饭中误食得之。用穿山甲烧存性，为末，敷之，立愈。（清·何本立《务中药性·卷十六·鳞介部》）

椿樗（椿白皮）

椿樗白皮是二味，椿入血分樗入气，
燥湿清热杀疳虫，崩带肠风久泻痢，
精滑梦遗小便沥，陈痰积胃塞住肺，
月信产后血不止，痢疾初起不宜闭。

【何氏自注】椿樗白皮苦燥湿，寒胜热，涩收敛。入血分而涩血，去肺胃之陈痰，治湿热为病，疗泄泻久痢，崩带肠风，滑遗便数，有断下之功。痢疾滞气未尽者，勿遽用。勉强固涩，必变他证，去疳䘌，樗皮尤良。时珍曰：椿皮入血分而性涩，樗皮入气分而性利。凡血分受病不足者，宜椿皮；气分受病有余者，宜樗皮。乾坤生意。治疮肿下药用樗皮，水研汁服取利，是其验矣。寇氏曰：妇年四十余，耽饮无度，止食鱼蟹，积毒在脏，日夜二三十泻，便与脓血杂下，大肠连肛门甚痛。用止血痢之药不效，肠风药益甚，盖肠风有血无脓也。服热药腹愈痛，血愈下，服冷药住泻食减，服温平药则若不知。年余待毙。或教服人参散，樗皮、人参各一两为末，空心温酒调服，或米饮下二钱，遂愈。香者为椿，肌实而赤嫩，其苗可茹。臭者为樗，肌虚而白，主治略同，根引东行者良。去粗皮或醋炙、蜜炙用。忌肉、面。（清·何本立《务中药性·卷九·木部》）

磁石

磁石寒咸辛黑色，补肾益精除烦热，
能引肺气入肾经，周痹酸痛兼骨节，
通耳明目镇惊痫，痈肿鼠瘘颈结核，
子宫不收及脱肛，小儿误吞针与铁。

【何氏自注】磁石辛咸，色黑属水，能引肺金之气入肾，补肾益精，除烦，祛热，通耳明目，耳为肾窍，肾水足则目明也。治羸弱周痹，骨节酸痛，肾主骨也。治惊痫，重镇怯也；治肿核，咸软坚也，误吞针者，用磁石枣核大，钻孔线穿吞拽之立出。止金疮血，研末敷之。《十剂》曰：重可去怯，磁石、铁粉之属是也。《经疏》曰：石药皆有毒，独磁石中和，无悍猛之气。又能补肾益精，然体重，渍酒优于丸、散。时珍曰：一士病目渐翳膜，珍以羌活胜湿汤加减，而以磁朱丸佐之，两月而愈。盖磁石入肾，镇养真阴，使神水不外移；朱砂入心，镇养心血，使邪水不上侵，佐以神曲清化滞气，温养脾胃生发之气，乃道家黄婆媒合婴姹之理，方见孙真人《千金方》。但云明目，而未发出用药微义也。色黑能吸铁者真，火煅醋淬。研末水飞。柴胡为之使，杀铁消金，畏牡丹。（清·何本立《务中药性·卷十一·金石部》）

蒺藜

蒺藜性温味苦辛，辛散肺气温肾经，
能散肝风故明目，虚劳腰痛梦遗精，
痔漏阴瘄及带下，肺痿乳闭瘕与癥，
刺藜肝风沙苑肾，功性皆同不须分。

【何氏自注】蒺藜子苦温补肾，辛温泻肺气
而散肝风，益精明目。肝以散为补，凡补肝药，
皆能明目。治虚劳腰痛，遗精带下，咳逆肺痿，
乳闭癥瘕，痔漏阴瘄，肺肝肾三经之病，催生堕
胎。刺蒺藜去恶血，故能破癥下胎。沙苑蒺藜色
绿似肾，故补肾。散风宜刺蒺藜，补肾则沙苑者
为优。余功略同。（清·何本立《务中药性·卷
七·草部》）

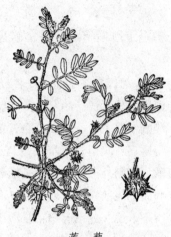

蒺藜

猬皮

猬皮专主治五痔，痔疮有头炒黑制，
阴蚀阴肿腰背疼，腹痛积块诸疝气，
蛊毒脱肛鼻瘜肉，肠风泻血五色痢，
小儿惊啼如刺声，眼睫倒毛疗反胃。

【何氏自注】猬皮，气味苦平。治小儿惊啼，
状如物刺之声，烧末涂乳，吮之，或调水服。
（清·何本立《务中药性·卷十五·禽兽部》）

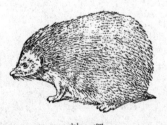

刺猬

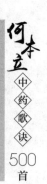
米醋

米醋气味性酸温，能治血气痛攻心，
开胃下气消食积，痰癖坚块破痕癥，
黄疸黄汗散水气，伤损瘀血产血昏，
敷疮消肿解诸毒，多食软齿反伤筋。

【何氏自注】醋，一名苦酒，味酸性温，能散瘀解毒，下气消食，食敛缩则消矣。开胃气，令人嗜食，收水气，治心腹血气痛，磨木香服。产后血晕，以火淬醋使闻其气，癥结痰癖，黄疸痛疸，外科敷药多用之，取其敛壅热散痛解毒。䜅庵曰：贝母性散而敛疮口，盖能散所以能敛，醋性酸收而散痛肿，盖消则内散，溃则外散，收处即是散处，两者一义也。口舌生疮，用以含漱。损伤积血，和面敷能散之。能杀鱼、肉、菜、草诸虫之毒，多食伤筋，收缩太过。酒、醋无所不入也。寇宗奭曰：食酸则齿软者，齿属肾，酸属肝，木气强，水气弱故也。（清·何本立《务中药性·卷十三·谷部》）

葱

葱味辛甘性散温，手足阳明肺太阴，
发汗解肌通阳气，伤寒头痛时气侵，
阴毒腹痛脱阳证，四肢厥逆冷如冰，
达表和里止诸血，通利关节十二经。

【何氏自注】葱性生辛散，熟甘温。通明曰：白冷，青热，伤寒汤中不得用青，外实中空，肺之菜也。肺主皮毛，其合阳明大肠，故发汗解肌，以通上下阳气，仲景白通汤、通脉四逆汤并加之，以通脉回阳。能益目睛，目睛属肺，利耳鸣，通二便。时珍曰：葱管吹盐入玉茎中，治小便不通，及转脬危急者极效。治伤寒头痛，时疾热狂，阴

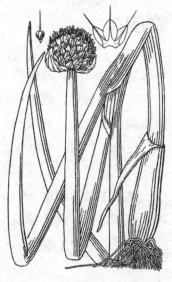

葱

毒腹痛，阴证厥逆，用葱自安脐上熨之。气通则血活，气为血之帅，故治吐血、衄血、便血、痢血，《食医心镜》：葱者粥食，治赤白痢，薤粥亦良。折伤血出，火煨研封，止痛无瘢。乳痈风痹，通乳安胎，妇人妊娠伤寒、葱白一物汤，发汗而安胎，加生姜亦佳。《删繁方》合香豉、阿胶，治胎动。通气故能解毒，杀药毒、鱼肉毒、蚯蚓毒、猘犬毒，诸物皆宜取白连须用：同蜜食则杀人，同枣食则病人。《百一方》：患外痔者，先用木鳖子煎汤熏洗，以青葱涎对蜜调教，其凉如冰。《独行方》：水病足肿，煮汤渍之，日三五次佳。（清·何本立《务中药性·卷十四·菜部》）

黄豆

黄豆甘温无大功，作腐造酱时用通，
通利大肠行水道，调胃下气能宽中，
清水消胀消肿毒，香油调敷痘后痈，
黄水疥疮不宜食，多食壅气往上冲。

（清·何本立《务中药性·卷十三·谷部》）

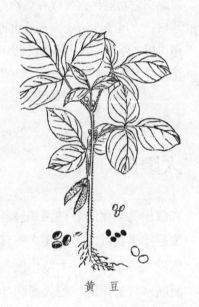

黄豆

大豆黄卷

大豆黄卷治周痹，益气出毒补肾气，
邪在血分不流行，五脏不足水留滞，
湿痹筋挛脚膝疼，水病胀满血结聚，
妇人产后恶血阻，胃中积热大便闭。

【何氏自注】大豆黄卷，即黑豆生之芽，长四五寸者，故又名豆柏，古方蓐妇多用之。（清·何本立《务中药性·卷十三·谷部》）

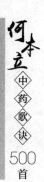
大风子

大风子性有大毒，辛热杀虫功最速，
疮疥癣癞皆有虫，皮肤瘙痒或麻木，
去壳取仁蒸成油，合同苦参为丸服，
内服叮咛不宜多，外涂多寡不须嘱。

【何氏自注】大风子辛热，有毒。主治风癣、疥、癞、杨梅诸疮，攻毒杀虫。丹溪曰：粗工治癞毛大风病，佐以大风子油，殊不知此物性热，有燥痰之功而伤血，致有病将愈而光失明者。时珍曰：大风子油治疮，有杀虫毒之功，盖不可多服。用之外涂，其功不可没也。（清·何本立《务中药性·卷九·木部》）

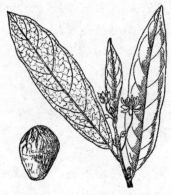

大风子

大腹皮

大腹皮味辛泻肺，性温和脾能开胃，
瘴疟痰膈霍乱吐，胸腹痞胀降逆气，
气冷气热攻心腹，大肠小肠气通利，
肌肤水气脚浮肿，妇人恶阻胎气滞。

【何氏自注】大腹皮辛，泻肺；温，和脾。下气行水，通大小肠。治水肿脚气，痞胀痰膈，瘴疟，霍乱。气弱者忌用。子似槟榔，腹大形扁，故与槟榔同功。取皮，黑豆水洗用。（清·何本立《务中药性·卷八·木部》）

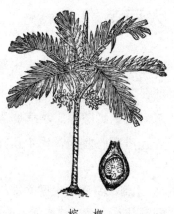

槟　榔

大黄

大黄手足阳明经，手足厥阴足太阴，

五经血中之伏火，推荡陈积以致新，

二便不通湿热证，或生或酒洗浸蒸，

病在气分不宜用，伤寒表里要分清。

【何氏自注】大黄之性，大苦大寒。入足太阴脾、足阳明胃、足厥阴肝、手阳明大肠、手厥阴心包络五经血分。其性浮而不沉，其用走而不守，若酒浸亦能引致至高之分。仲景"太阳门"调胃承气汤大黄注曰"酒浸"；"阳明门"大承气汤大黄注曰"酒洗"；"少阳阳明"小承气汤大黄不用酒制，皆有分别。东垣曰：邪气在上，非酒不至，若用生者，则遗至高之邪热，病愈后或目赤喉痹，颈肿，膈上热疾生也。用以荡涤肠胃，下燥结而除瘀热，治伤寒时疾，发热谵语，大肠有燥粪，故谵语，宜下之。温热

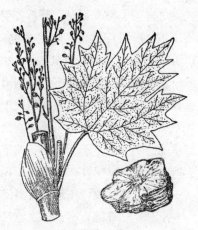

掌叶大黄

瘴疟，下痢赤白，腹痛里急，黄疸水肿，痛瘕积聚、积久成形谓之积，属阴；聚散无常谓之聚，属阳。积多是血或食或痰，聚多是气及留饮宿食：心腹痞满，二便不通，皆土郁夺之。吐血、衄血、血闭、血枯、损伤积血一切实热，血中伏火，行水除痰，蚀脓消肿，能推陈致新。然伤元气而耗阴血，不当下而下之，下多亡阴。若里热极甚，当下而不下，则阳愈亢而阴愈消也，惟伤寒证入里者方可下，在表则不宜下，须知治阳明刚痉，太阳兼阳明者，其证胸满口噤、卧不着席、挛足、龂齿而无汗谓之刚痉，宜下之者：以阳明主润宗筋，风寒湿热伤阳明胃，津液不行，筋失所养，故以大承气汤大黄下湿热，行津液。喻嘉言曰：伤寒腹满可下。胸满不可下，谓热邪尚在表也。此证入里之热极深极重，阳热既极，阴血立至消亡。小小下之，尚不能胜，必大下之，以承领其一线之阴，阴气不尽为阳所劫，因而得生者多矣。既有下多亡阴之大戒，复有急下救阴之活法，学者深造其端在于斯矣。总知有是证服是药，若病在气分，胃虚血弱之人禁用者。病在气分，而用之是为诛伐无过。东垣曰：能推陈致新，如定祸乱，以致大平，所

以有将军之号。时珍曰：仲景泻心汤，治心气不足，吐衄血者，用大黄、黄连、黄芩，乃泻心包、肝、脾、胃四经血中之伏火也。又治心下痞满，按之软者，用大黄黄连泻心汤，亦泻脾胃之湿热，非泻心也。病发于阴，而反下之，则痞满，乃寒伤荣血，邪结上焦。胃之上脘当心，故曰泻心。《经》曰：太阴所至为痞满。又曰浊气在上，则生膜胀是已。病发于阳而反下之，则结胸，乃热邪陷入血分，亦在上脘，故大陷胸汤丸皆用大黄，亦泻脾胃血分之邪而降其浊气也。若结胸在气分，只用小陷胸汤。痞满在气分，只用半夏泻心汤。或问心气不足而吐衄，何以不补心而反泻心？丹溪曰：少阴不足，亢阳无辅，致阴血妄行，故用大黄泻其亢甚之火。又心本不足，肝肺各受火邪而病作，故用黄芩救肺，黄连救肝，肺者阴之主，肝者心之母，血之舍也。肺肝火退，则血归经，而自安矣。寇宗奭曰：以苦泻其热，就以苦补其心，一举而两得也。李士材曰：古人用大黄治虚劳吐衄，意甚深微。盖浊阴不降，则清阳不升。瘀血不去，则新血不生也。须知此乃云或伤寒外感移热而吐衄者，或虑劳火热逼血上行，故用大黄寒泻之剂。若内伤虚寒吐衄而误服之，则杀人矣。大黄岂能杀人，乃用者寒热相反而杀之耳。惟正伤寒证，当下而不下，不当下而下之，反成大害。今将仲景《伤寒例》当下、忌下列之于下，俾学者有所遵行，不致误也。

当下诸证：发汗不解，腹满痛者，急下之。

下利，三部脉皆平，按之心下鞕者，急下之。

脉滑而数者，有宿食也，宜下之。《脉经》曰：滑为食病。仲景曰：滑则谷气实，又曰：寸脉浮大，按之反涩，尺中亦微而涩，知有沾食，宜下之。

伤寒六七日，目中不了了，睛不和，无表里证，大便难，身微热者，此为实也，急下之。《内经》曰：诸脉皆属于目，《针经》曰：热病目不明，热不已者，此肾水将绝，不能照物也。

阳明病，发热汗多者，急下之。汗多则亡津液，而内燥，宜急下以存律液。

少阴病，得之二三日，口燥咽干者，急下之；邪入未深，便作口燥也。此肾水将干，宜急下以救欲绝之水。

少阴证六七日，腹胀不大便者，急下之，此少阴邪热入胃府也，土胜则水干，宜急下以救肾水。

少阴病，自利清水，色纯青，心中必痛，口中燥者，急下之。青为肝色，肝邪乘肾故下利，阳邪上攻故口燥，此亦少阴传入阳明府证也。

厥阴证，舌卷囊缩，宜急下之，此证仲景无治法。

按：舌卷囊缩，有寒极而缩者，皆附子四逆加吴茱萸汤，并灸关元、气海、葱熨等法。又有阳明之热陷入厥阴经，阳明主润宗筋，宗筋为热所攻，弗荣而急引舌与睾丸，故舌卷囊缩，此为热证，当泻阳以救阴，以上皆大承气汤证也。张兼善曰：胃为水谷之海，四傍有病，皆能传入胃，上燥则肾水干，故阳明与少阴，皆有急下之条，证虽不同，其入府之理则一，故皆用大承气汤。有病循衣摸床，两手撮空者，此胃热也。钱仲阳《小儿直诀》云：此肝热也，亦承气汤主之。娄全善曰：尝治循衣摸床，数人皆用大补气血之剂，惟一人兼振瞤脉代，遂于补剂中加桂三分，亦振止脉和而愈。

按：谵语亦有气虚阳脱而然者，皆当用参附补剂。此又不可不知也。总之，临证之功，必须分清表里虚实阴阳寒热，全凭脉理，若不分清，寒热虚实相左，虚其虚而实其实，而此死者，医杀之耳。

忌下诸证：太阳病，外证未解，不可下。

脉浮大，不可下，浮大为在表。

恶寒，不可下，恶寒为邪在表。

呕多，虽有阳明证，不可下，呕为邪在上焦。

阳明病不能食，攻其热必哕，胃中虚冷故也。

阳明病，应发汗，反下之，此为大逆。

太阳阳明合病，喘而胸满，不可下，宜麻黄汤。肺气清，则胃邪自散。

少阴病。阳虚，尺脉弱涩者，不可下。

脉数不可下。数为血虚。为热，下之则热邪入里，血虚为亡阴。

恶水者不可下，下之则里冷，不嗜食、完谷出。

头痛目黄者，不可下。

虚家不可下。

阳微不可下，下之痞鞕。

诸四逆者，不可下。亦有阳盛格阴而身肢厥者，其外证虽身肢厥冷，颇似阴寒，而内则烦渴，大便难，小便赤，恶热不欲近衣，爪甲赤，脉沉滑，一派阳实热证。汗、下、清三法得宜，则阳得以清，阴得以完全也。表实无汗，三黄石膏汤。里实不便，三承气汤。热盛无表里证，宜黄连解毒汤、白虎汤。然厥有寒厥、热厥，务须分清，此云热厥也。诸四逆者不可下，乃云寒厥也。

上段所云，当下忌下，乃仲景法。冬令春初秋炒，正伤寒，寒邪从外毛孔而入，即病之伤寒而言，用麻黄、桂枝等汤发汗，仍原从外毛孔而出，可一汗而愈也。其传经变证者因汗不彻，故传经也，伤寒证有六经传变，治有汗、吐、下三法。初入太阳不宜下。口数虽多，未离太阳，不可下。仍当从麻黄、桂枝等汤汗之，若已传少阳，则汗、吐、下三法，皆不可用矣。少阳在半表半里，则从中治，以小柴胡加减和之。若传入阳明，亦有表里之别。太阳已罢，而传阳明，不传少阳，亦未入府，其热渐深，表里俱热，为阳明经热病也。其证汗出身热，不恶寒反恶热，烦躁不安，日渴引饮，脉长而洪实，皆阳明经热病之证也，法当用白虎汤，解阳明表里俱热也。若阳明未罢，又传少阳，兼见少阳经弦脉，寒热往来，口苦耳聋，目眩而呕，胸胁痛之病，则用小柴胡合白虎汤，以清二经之热也。若阳明热邪入府之证，有胃实，有大便难，有脾约，虽皆府病，邪之浅深，所受不同也。脾约者，太阳阳明也，胃实者，正阳阳明也；大便难者，少阳阳明也。皆为可下之证，不无轻重之别。然必蒸蒸潮热，身肢濈濈然汗出，或满或痛，始可议其微甚，以三承气汤、麻仁丸下之可也。详仲景《伤寒论·阳明篇》，若阳明表证，应无汗，无汗是寒邪传来，用葛根汤。内有麻黄以散寒。若阳明表证反有汗，则知是从风邪传来，虽从表治，不用麻黄而用桂枝加葛根汤，以祛风邪。若阳明热证应有汗，反无汗，是或吐、或下、或汗，亡其津液。若无燥渴，则从表治。若有燥渴，仍从热治，宜用白虎汤。若胃实，自汗、潮热，原应下之，若有恶寒浮缓之表，宜先解其表，表解已，乃可攻之。欲知大便硬定与未定，当少与小承气汤。转矢气者，已成定硬，当与大承气汤攻之，若不转矢气者，未成定硬，攻之必溏，勿更与也。若脉微涩者，亦不可下，下之则冤死也。舌滑尿白，里微也，虽小便数，大便硬，其热远在广肠，亦不可下，用蜜煎猪胆导法，自可安也。凡小便数，多知大便必硬，而无或满或痛之苦，当审其小便日几行。日减数少，是津液还于胃中，慎不可攻，不久自大便出也（详《阳明篇》）若传入三阴，则有阳邪、阴邪之分。太阴阴邪，邪从阴化之寒证也，脉沉而迟，太阴阴邪脉也。吐食，腹满时痛，太阴里寒证也，手足自温，邪入阴也；自利不渴，脏无热也，宜理中汤主之。若心悸，加茯苓；若腹满、去白术，加附子；若吐多，去白术，加生姜；虽吐而下利多，仍用白术；若渴，欲得饮水，倍加白术；若脐下欲作奔豚，去白术，加肉桂；若中寒，倍加干姜；腹痛，倍加人参（详《太阴篇》）若太阴阳邪，邪从阳化之热证，其证咽干，乃太阴热也。腹内满痛，太阴有余证也。若误下，邪陷太阴，当分轻重。腹有时痛，有时不痛，宜桂枝加芍药和之；若腹满，无时不痛，宜桂枝加大黄汤下之；若兼阳明胃实，以大承气汤下之；若脉弱，即当行大黄芍药，宜斟酌减之，以其人胃气弱易动也（详《太阴篇》）。若腹时满时减，减复如故，此为太阴寒邪，寒虚之气上逆之满，乃可温之证也，宜厚朴生姜甘草半夏人参汤。若终日不减，常常而满，或不大便，此为转属阳明实热内壅之满，乃可攻之证也，宜大承气汤（详《太阴篇》）。若传少阴，邪从阴化之寒证，其证脉沉细，少阴阴邪之脉也；背有恶寒，阳气虚也；少阴证但欲寐，阴气盛也；口中和，口不干也。咽痛腹痛，下利清谷，寒盛于中也；骨节疼痛，四肢厥冷，寒淫于外也；宜四逆汤，温中散寒也（详《少阴篇》）。若少阴邪从阳化之热证，其证亦但欲寐。阴邪阳邪，皆有但欲寐，以脉别之，阴邪脉沉细无力，阳邪脉沉细加数而有力矣。始病则口燥咽干，水不上升，热之甚也，宜大承气汤急下之，泻旧以救阴也。若少阴病但欲寐，二三日以上，变生心烦不得眠，是阳邪乘阴，阴不能静也，宜黄连阿胶汤，清阳益阴也（详《少阴篇》）。少阴病脉沉，为阴寒之证，当无热，今反发热，是兼有太阳表也，宜麻黄附子细辛汤，急温而散之。若二三日热仍不解，亦无里寒吐利之证，去细辛易甘草，缓温而和之（详《少阴篇》）。若传入厥阴，邪从阴化之寒证，其脉微细，四肢厥冷。厥阴证有脏厥，有蛔厥。若通身肤冷，其人无暂安时者，此为脏厥，乃阳虚阴盛之证，宜吴茱萸汤；兼少阴者，宜四逆、通脉、附子等汤，临证者酌而用之可也。有囊缩，外肾为寒引入腹者，妇人则乳缩阴收，有舌短而缩者，有舌黑者，阴证舌黑光滑而润，不干涩也，若手足厥寒，脉细欲绝者，当归四逆汤主之。若其人内有久寒者，宜当归四逆加吴茱萸生姜汤主之。若蛔厥者，乃阴阳错杂，其人当吐蛔。今病者静而复时烦，不似脏厥之燥，无暂安时，知非脏寒之燥，乃蛔上膈之上也，故其烦须臾复止。得食而吐又烦者，是蛔闻食臭而出，故又烦也，得食蛔动而呕，蛔因呕吐而出。故曰其人当吐蛔也，以乌梅丸主之（详《厥阴篇》）。若厥阴阳邪，邪从阳化之热证，其证手足厥寒，厥而复热，热而复厥，是为热厥，厥微热微，厥深热深。若其人素偏于热，传至厥阴，故消渴，或热气上撞心疼。或烦满囊缩，舌焦舌卷便鞭，或四逆不分。然消渴者，谓饮水多，而小便少也。热气上撞心疼，是挟木邪而逆也，烦满，谓少腹烦满也，囊缩，谓外肾为热灼，筋缩入腹也。舌焦舌卷，谓舌苔丁焦而卷也；便鞭，何人便鞭，尚可任攻，宜大承气汤。四逆，谓四肢厥逆也。不分，谓寒热之厥疑似不分也，宜四逆散疏达厥阴，其厥不回，再审寒热可也。或兼咳，加生姜、五味；或兼下利，亦加生姜、五味；心下悸，加桂枝；腹痛，加附子；泻痢下重，加薤白；闭尿不利，加茯苓（详《少阴、厥阴篇》）。

上段所云，乃张仲景《伤寒论》六经传变，缘何注于大黄性下，因见当用大黄而用附子，当用附子而用大黄，一阴一阳，天渊之隔，皆由六经不熟。兹将六经大意书此，则表里虚实阴阳寒热，六经传变，化热变寒之证，不致错乱。而大黄附子，一寒一热，如同冰炭，门之不当，轻病则重，重病则危矣。故仲景之书，不可不读也。

或曰：张仲景《伤寒论》，初病无下法，而刘河间防风通圣散，亦云治伤寒，初起便用硝黄，何也？曰：此问亦不可少也，然而仲景《伤寒论》所治之伤寒，乃寒冷之月，即病之伤寒，寒邪从外毛孔而入，用麻黄佳枝发汗，仍从毛孔而出，寒邪初入太阳，可一汗而愈，尚未入里，故不用硝黄也。若河间所治之伤寒，乃治冬温、春温、夏热、秋热四时正令之伤寒，邪在三阳表里不解者，用通圣散加姜、葱、淡豆豉煎服，汗下兼行，表里即解。而形气强者两半为剂，弱者五钱为剂。若初服汗少不解，则为表实，倍加麻黄以汗之。因便鞕不解，为里实，倍加硝黄以下之，连进二三服，必令汗出利下而解也。或曰：初起之时，皆头疼发热，何似知不在太阳，而为三阳同病，必有别乎？曰：有。若伤寒初起，邪在太阳，未入里者则无口渴。今初起便有口渴，则知三阳表里同病。或又曰：冬温、春温、夏热、秋热，初起皆有头疼发热，何以知是温病、热病，而不是伤寒也，可有异呼？曰：有。若伤寒邪，初病便有恶寒、恶风，而温病、热病初起则不恶寒，以此为异耳。或曰：仲景治伤寒，初起用麻黄汤、桂枝汤。刘河间治温病、热病，皆伤寒之类，用防风通圣、表里双解。而张洁古九味羌活汤、活人人参败毒散亦云治伤寒头痛发热，恶寒恶风，所治之证与仲景太阳证少异，而不用麻黄、桂枝等汤，以羌活汤、败毒散代之，可有分别乎？曰：有。而仲景麻黄汤乃治寒冷之月，寒邪直伤膀胱经，即病之正伤寒，其头疼、发热虽同，其恶寒、恶风则异，真正伤寒者，厚衣烈火不能御其寒，其恶风也，密室之内，而亦恶之。若洁古羌活汤、活人败毒散，乃治四时不正之气，感冒之微寒，其恶寒也，不似伤寒恶寒恶风之甚，乃感冒四季，非其时而有其气，惟气血两虚之人受之，寒客营，而风客卫，不可用峻剂，故稍从轻者，此羌活汤、败毒散所由立也。或曰：仲景《伤寒论》，寒邪伤荣，用麻黄汤；风邪伤卫，用桂枝汤。今二公治感冒风寒，一用羌活汤，一用败毒散，有无分别乎？曰：有。洁古羌活汤主寒伤荣，故于发表中加川芎、生地，引而入血，即借以调荣，用葱姜为引，使通体汗出，庶三阳血分之邪，直达而无所滞矣，而活人败毒散主风邪伤卫，故于发表中加参苓枳桔引而达卫，固托以宜通，用生姜为使，使留连肺部则上焦气分之邪不能干也。是方亦可用黄芩者，以诸药气味辛温，恐其僭亢，一以润之，一以清之也。或曰：寒邪所伤，风邪所伤，何以辨乎？曰：若伤寒邪，先恶寒，郁而后乃能发热，而伤风即时发热，伤寒无汗，伤风有汗，伤寒无涕，伤风有涕，伤寒手足微厥，伤风手足皆温，伤寒脉紧，伤风脉缓，以此辨之，明而目显也，或曰：此大黄性歌内末句云"伤寒表里要分清"，而表里有阳证之表里，阴证之表里，可能一一分剖乎？曰：可。若阳证之表，发热恶寒，头痛脊强，便清不渴，手足温和；阴证之表，无热恶寒，面惨息冷，手足厥逆。阳证之里，唇焦舌燥，烦渴掀衣，扬手掷足，大便闭结，小便赤涩、爪甲红活，身轻易于转侧，脉浮洪数；阴证之里，不渴踡卧，引衣自盖，唇紫舌卷，大便滑泄，小便清白，爪甲表黑，身重难于转侧，脉沉细数。惟腹痛与呕，阴阳表证皆有之。三阳经，又有阴阳表里之分，太阳以热在皮肤，头痛项强，在经为表，麻黄汤、桂枝汤、九味羌活汤。以口渴尿赤，热入膀胱，在府为里，五苓散。阳明以热在肌肉，目痛不眠，在经为表，葛根解肌汤，以口渴背寒，为热渐入里，白虎加人参汤。若自汗狂谵，热已入胃府，为全入里，调胃承气汤。少阳以胸胁之间，为半表半里，表多小柴胡汤、里多热盛者，黄芩汤。以上皆发热，太阳恶寒，阳明白汗，少阳多呕，皆三阳证也。大抵阳证多得之风寒暑湿，邪生于太阳也。阴证多得之饮食起居七情，邪生于少阴也。故曰：伤寒内伤者十居八九也，大黄也，附子也。千言万语，无非是要分清表、里、虚、实、阴、阳、寒、热八者而已矣。服大黄欲取通利者，不得骤进谷食，大黄得谷食便不能通利耳。（清·何本立《务中药性·卷四·草部》）

大戟

大戟有毒浆水制，行血发汗二便利，
能泻脏腑水与湿，颈腋痈肿及脚气，
积聚癥瘕血癖块，腹满肤痛经水闭，
天行黄肿风毒疟，十二水肿皆能治，

【何氏自注】大戟苦寒有毒。能泻脏腑水湿，行血发汗，利大小便，治十二水腹满急痛。十二水肿者，即前芫花甘遂性内所谓五脏六腑十二经之部分，上头面，中四肢，下腰脚，外皮肤，中肌肉，内筋骨也，疗积聚癥瘕，颈腋痈肿，通经堕胎，误服损真气。时珍曰：痰涎为物，随气升降，无处不到。入于心则迷窍，而成癫痫，妄言妄见；入于肺则塞窍而成咳唾稠黏，喘急背冷；入于肝则留伏蓄聚而成胁痛干呕，寒热往来；入于经络则麻痹疼痛；入于筋骨则颈项胸背腰胁手足牵引隐痛；入于皮肉则瘰疬痈肿。陈无择《三因方》并以控涎丹主之，殊有奇效，此乃治痰之本。痰之本，水也、湿也。得气与火则凝滞而为痰、为饮、为涎、为涕、为癖。大戟能泻脏腑之

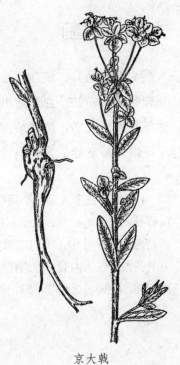

京大戟

水湿，甘遂能行经隧之水湿，白芥子能散皮里膜外之痰气，惟善用者能收奇效功也。又钱仲阳谓肾为真水，有补无泻，而复云：痘疮变黑归肾一证，用百样膏下之以泻肾，非泻肾也，泻其腑则脏自不实。愚按：百祥膏惟用大戟一味，大戟能行水。故曰泻其腑，则脏不实。腑者，膀胱也。窃谓百祥膏非独泻腑，正实则泻其子也。肾邪实而泻其肝。大戟味苦涩，浸水色青绿，肝胆之药也，故百祥膏又治嗽而能吐青绿水。夫青绿者，少阳风木之色也。仲景亦云：心下痞满引胁下痛，干呕短气者，十枣汤主之，其中亦有大戟。夫干呕胁痛，非肝胆之病乎，则百祥膏之泻肝胆也明矣。肝乃东方，宜泻不宜补，况泻青泻黄，皆泻其子，同一泻也。何独肾只泻其腑乎？洁古老人治变黑归肾证，用宣风散代百祥膏，亦是泻子之意，盖毒胜火炽，则水益涸，风挟火势则上受亏，故津血内竭，不能化脓而成青黑干陷之证，泻其风火之毒，所以救肾扶脾也。或云脾虚肾旺，故泻肾扶脾者，非也，肾之真水不可泻，泻其陷伏之邪毒耳。

　　大戟杭产者为上，北产白者棉大戟，伤人不可服。凡用红牙大戟以浆水煮去骨，得大枣则不伤脾，畏菖蒲，反甘草。用菖蒲解之。（清·何本立《务中药性·卷六·草部》）

大蓟、小蓟

大蓟小蓟有同异，破血止血凉血是，
吐衄肠风赤白浊，血崩血淋皆同治，
金伤扑损蛇虫伤，热毒烦闷食开胃，
小蓟退热补虚能，大蓟消肿兼下气。

　　【何氏自注】大蓟、小蓟味甘，性温。《大明》曰：性凉，皆能破血下气，行而带补，治吐衄肠痛，女子赤白浊，安胎有凉血之功，小蓟力微，能破瘀生新，保养精血，退热补虚，不能如大蓟之消痈肿。丹溪曰：小蓟治下焦结热血淋，《本事方》一人冷气入阴囊，肿满疼痛，煎大蓟汁服，立瘥。两蓟相似花如髻，大蓟茎高而叶皱，小蓟茎低而叶不皱，皆用根。（清·何本立《务中药性·卷三·草部》）

大麦

大麦微寒能清热，调中益气养血脉，
补虚平胃实五脏，久服悦颜令人白，
消食止渴除胀满，滑肠下气舒胸膈，
凉血消积止下痢，缠喉风痹咽通塞。

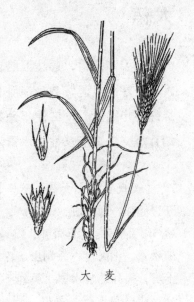

大 麦

【何氏自注】大麦之性，平凉，滑腻。有患缠喉，食不能下，用此面作稀糊、令咽，以助胃气而平。丹溪曰：大麦初熟，人多炒食，则生火热之病。若煮粥饮，则有益也。（清·何本立《务中药性·卷十三·谷部》）

大青

大青性寒治时气，头痛大热热毒痢，
瘟毒热狂心烦渴，阳毒斑黑热烂胃，
风疹丹毒涂肿毒，口疮喉风及喉痹，
小儿肚皮卒然黑，危恶之候血气滞。

【何氏自注】大青之味微苦微咸，其性大寒。解心胃热毒，治伤寒时气热狂，阳毒发斑。热甚伤血，里实表虚则发斑，轻如疹子，重如锦纹。紫黑者，热极而胃烂也。多死。《活人》治赤斑烦痛，有犀角大青汤、大青四物汤。颂曰：古方治伤寒黄汗、黄疸等，有大青汤；又治伤寒头疼身强，腰脊痛，葛根汤内亦用大青。大抵时疾多用之，又治热痢、口疮、喉痹、丹毒及小儿肚皮卒然青黑，乃气血失养，风寒乘之，危恶之候也。用大青为末，纳口中，以酒送下。（清·何本立《务中药性·卷四·草部》）

大蒜

大蒜辛温能开胃，通达五脏诸窍闭，
解暑祛寒除风湿，散癖消肿化肉滞，
鼻衄不止贴足心，二便不通敷脐利，
切片烁艾灸恶疮，蛇虫水毒消瘴气。

【何氏自注】大蒜，味辛、性温，能
开胃健脾，通五脏，达诸窍，去寒湿，解
暑气，辟瘟疫，消痈肿，捣调麻油敷之。
破癥积，化肉食，杀蛔虫、蛊毒，治中暑
不醒，捣和地浆水服；鼻衄不止，捣贴足
心；能引热下行，关格不通，捣纳肛中。
能通幽门，敷脐；能达下焦，消水，利大
小便，切片烁，艾灸；一切痈疽、恶疮、
肿核，独头尤良。李迅曰：痈疽着艾，胜
于用药，缘热毒中隔，上下不通，必得毒
气发泄，然后解散，初起便用独头大蒜切
片灸之，三壮一易，百壮为卒，但头项以
上切不可灸，恐引气七，更生大祸也。史
源曰：有灸至八百壮者，约及一篩，初
还肉不痛，直灸至好肉方痛，至夜火焫

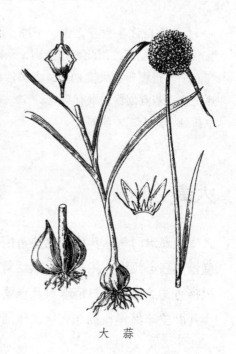

大　蒜

满背，疮高阜上，有百数小窍，则毒外出，否则内逼五脏而危矣。《纲目》曰：
《精要》谓头上毒不宜灸，此言未剖清也，头为诸阳所聚，艾宜小如椒粒，炷
只可三五壮而已，东垣灸元好问脑疽，艾大如枣核许，灸至百壮，始觉痛而痊。
由是推之，头毒若不痛者，艾大壮多亦无妨也。然蒜之气熏臭，多食生痰动火，
散气耗血，损目昏神。忌蜜。（清·何本立《务中药性·卷十四·菜部》）

枣子

枣子味甘性气温，补中益气缓血阴，
调和营卫生津液，滋脾益土润肺心，
通利九窍和百药，生发胃气往上升，
中满忌甘不宜用，多食生虫齿受侵。

【何氏自注】枣子甘温，脾经血分药也。能
补中益气，滋脾土，润心肺，调营卫，缓阴血，
生津液，悦颜色，通九窍，助十二经，和百药，
伤寒及补剂加用之，以发脾胃升腾之气。多食损
齿，齿属肾，土克水也。中满证忌之，乃甘令人
满。大建中汤心下痞者，减饴、枣与甘草，同例。
成无己曰：仲景治奔豚，用大枣者，滋脾土以平
肾气也，治水饮胁痛有十枣汤，益脾土以胜妄水
也。忌葱、鱼同食。（清·何本立《务中药性·卷
十·果部》）

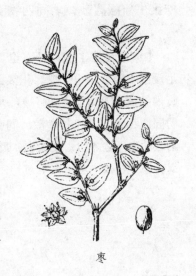

枣

代赭石

赭石性寒平苦味，肝与心包血分治，
小儿泄泻慢惊风，伤寒心下痞噫气，
妇人胎动并难产，吐衄崩带血热痢，
金疮长肉固脱精，痔漏遗尿止反胃。

【何氏自注】代赭石性味苦寒，能养血气，平血热，入肝与心包，专治二经
血分之病，吐衄，崩带，胎动难产，小儿慢惊，用赭石五分，冬瓜仁煎水调服，
合金疮长肉。仲景治伤寒汗、吐、下后，心下痞鞭，噫气，用代赭旋覆汤，取其
重以镇虚逆，亦以养阴血也。今人用治膈噎有效。火煅醋淬，水飞用。干姜为
使，畏雄附。（清·何本立《务中药性·卷十一·金石部》）

丹参

丹参养血入心宫，养神定志血脉通，
劳热吐衄肠胃血，目赤疝气积痢痛，
风痹不随骨节痛，调经安胎及崩中，
祛瘀生新癥瘕散，功同四物女科宗。

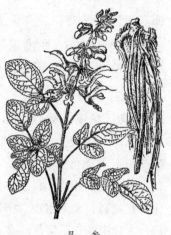

丹　参

　　【何氏自注】衄，鼻血也。风痹不随者，手足缓散不随人用也。瘀，积久死血也。癥，女人腹内结成不散之血块也。瘕，时聚时散之块也，功同四物者，一味丹参散，同归、芎、芍、地四物之功也。之才曰：畏盐水，反藜芦。（清·何本立《务中药性·卷一·草部》）

胆矾

胆矾寒酸味涩辛，入足少阳厥阴经，
咳逆痉痫喉肿痹，涌吐痰涎风热清，
目痛赤烂磨水洗，崩淋带下散积癥，
杀虫消肿诸疮毒，口鼻牙疳虫食阴。

　　【何氏自注】胆矾，一名石胆，酸涩辛寒，入少阳胆经，性敛而能上行，涌吐风热痰涎，发散风木相火，治喉痹，醋调咽，吐痰涎，立效。又能治咳逆，痉痫、崩淋；又能杀虫，故治牙虫，疮毒阴蚀，皆有效也。畏菌桂、芫花、辛夷、白薇。（清·何本立《务中药性·卷十二·卤石水土部》）

淡豆豉

淡豉发汗治时气，头痛身热加葱配，
心中懊侬涌吐法，下后仍热栀子豉，
血痢不止合蒜煎，同燕止汗止暴痢，
温疟发斑引呕吐，盐豉香美调和味。

【何氏自注】淡豆豉性平，能发汗解肌，调中下气，治伤寒头痛，烦躁满闷，懊侬不眠，发斑呕逆。凡伤寒呕逆烦闷，宜引吐，不宜用下药以逆之，淡豉合栀子，名栀子豉汤，能吐虚烦，又能治血痢温疟。时珍曰：黑豆性平，作豉则温。既经蒸窨，故能升能散。得葱则发汗，得盐则吐，得酒则治风，得薤则治痢，得蒜则止血，炒熟又能止汗，亦麻黄根节之义也。孟诜治盗汗，炒香渍酒服。《肘后方》合葱白煎，名葱豉汤，用代麻黄汤，治伤寒发表，亦治酒病。（清·何本立《务中药性·卷十三·谷部》）

淡竹叶

淡竹叶性味甘辛，入足阳明手太阴，
凉心缓脾消痰水，止渴除烦又生津，
上焦风热身壮热，中风不语难出声，
咳逆喘促呕吐血，孕妇头旋小儿惊。

【何氏自注】淡竹叶，《纲目》本草草部有淡竹叶，根似麦门冬，云其性寒，去烦热清心而已。术部竹类亦有淡竹叶，言其性辛平大寒，主治更详，与歌句同，但竹类甚多，难以悉辨。斯时药肆所用，皆草部，根似麦门冬之淡竹叶，功用亦效，大约凡竹之叶，其性皆寒，不必深辨，功性不太相远，随用可也。（清·何本立《务中药性·卷一·草部》）

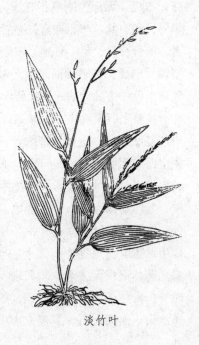

淡竹叶

当归

当归和血散风寒，心肝脾经养血强，
虚寒劳热咳上气，头腰心腹痛非常，
温疟澼痢冲带病，痿痹癥瘕及疮疡，
女人血病通可用，头止尾破油滑肠。

　　【何氏自注】当归甘温和血，辛温散内寒，
苦温助心散寒。诸血属心，凡通脉者先补心，故
当归苦温助心。入心、肝、脾三经，心主血，肝
藏血，脾统血，为血中气药。能治虚劳寒热，咳
逆上气。王海藏曰：当归，血药，如何治胸中咳
逆上气？盖当归其味辛散，乃血中气药也。况咳
逆上气，有阴虚阳无所附者，故用血药补阴，则
血和而气降矣。又能治温疟厥阴肝邪为病者，及
肠澼下痢。便血曰澼。又头痛、腰痛、心腹诸痛，
亦散寒和血也；风痉无汗者，身强项直、角弓反
张，曰痉，无汗为刚痉，有汗为柔痉。当归辛散

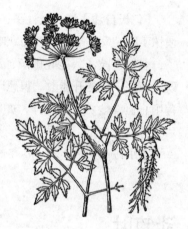

当　归

风湿，和血脉，产后亦有发痉者，因脱血无以养筋也，宜十全大补汤。痿痹癥瘕
者，筋骨缓纵，足不任地，曰痿；风寒湿客于肌肉血脉，曰痹；血凝气聚，按之
坚硬，曰癥；虽坚硬而聚散无常者，曰瘕，尚未至癥也。痈疽疮疡，冲脉为病，
气逆里急；带脉为病，腹痛腰溶溶，如坐水中等病，冲脉者，起于肾下，出于气
冲，挟脐上行至胸中，上颃颡，渗诸阳，灌诸精，下行入足渗三阴，灌诸络，为
十二经脉之海，主血。带脉者，横围于腰，总约诸脉，及妇人诸不足一切血证。
阴虚而阳无所附者，润肠胃，泽皮肤，养血生肌，血旺则肉长也。排脓止痛，血
和而痛止也。然滑大肠，泻者忌用。以当归为君，白芍为臣，地黄为佐，芎䓖为
使，名四物汤，治血之总剂也。血虚，佐以人参、黄芪；血热，佐以条芩、栀、
莲；血积，佐以大黄、牵牛。讱庵曰：四物能养阴，阴得其养则血自生。非四物
能生血也。若气虚血弱之人，当用人参，取阳旺生阴血之义。多有过服四物阴
滞之药，而反致害者。当归者，使气血各有所归，故名当归，血滞能通，血虚
能补，血枯能润，血乱能调，盖其气味辛温，能行气分，使气调而血和。东垣
曰：头止血而上行，身养血而中守，尾破血而下流，全活血而不走。雷敩、海

藏并云：头破血。时珍曰：治上用头，治中用身，治下用尾，通治全用，一定之理也。之才曰：恶藕茹、湿面，畏菖蒲、海藻、生姜。（清·何本立《务中药性·卷三·草部》）

刀豆

刀豆甘平性无毒，温中和胃下气速，
能利肠胃止逆气，色青补肝故明目，
其子似肾补肾元，疝气疼痛过淫欲，
病后呃逆声不正，烧灰存性酒调服。

【何氏自注】刀豆，气味甘平，能温中止呃。烧存性用酒调服，胜于柿蒂。（清·何本立《务中药性·卷十四·菜部》）

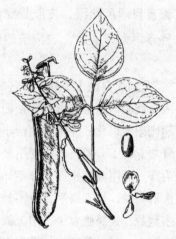

刀 豆

灯草

灯草甘淡性寒凉，能降心火利小肠，
清肺通气止血热，五淋水肿及疸黄，
烧灰吹喉治喉痹，小儿夜啼涂乳娘，
痘疮气喘止烦渴，擦癣擦疥制虫疡。

【何氏自注】灯心草甘淡而寒，降心火。清肺热，利小肠。心与小肠相表里，心火清，则肺清，而肠亦清，而热从小便出矣。能通气止血，治五淋水肿。烧灰吹喉痹，涂乳止小儿夜啼，擦癣疥最良。（清·何本立《务中药性·卷六·草部》）

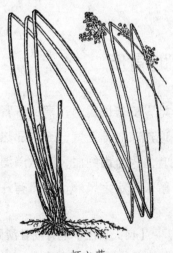

灯心草

地肤子

地肤子叶有同别，能利膀胱小便涩，
狐疝阴癫孕妇淋，强阴益精阴虚热，
雀盲目涩风热眼，皮肤燥痒能润泽，
目赤泻痢雷头风，洗疮洗眼则用叶。

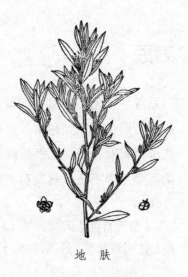

地 肤

【何氏自注】地肤子甘苦味寒，能益精强阴，
入膀胱经，除虚热，利小便而通淋。时珍曰：无
阴则阳无以化，亦犹东垣治小便不通，用知柏滋
肾之意。王节斋曰：小便不禁或频数，古方多以
为寒，而用温涩止药，殊不知属热者多。盖膀胱
火邪妄动，水不得平，故不禁而频数也。故老人
多频数，是膀胱血少，阳火偏旺也，治法当补膀
胱阴血，泻火邪为主，而佐以收涩之剂。如牡蛎、
山茱萸、五味之类，不可独用。病本属热，故宜泻火。因水不足，故火动而致便
数，小便既多，水益虚矣。故宜补血，补血挥火，治其本也。收之、涩之，治其
标也。又治癫疝，煎水洗疮疥，散恶疮。

叶作浴汤，去皮肤风热、丹肿。洗眼除雀盲涩痛。其叶如蒿，赤茎，子类蚕
砂。恶螵蛸。（清·何本立《务中药性·卷六·草部》）

地骨皮

地骨皮苦性属阴，寒凉肝肾肺三经，
退热凉血补正气，五内邪热皆能清，
吐血尿血齿衄血，咳嗽消渴生津精，
解表无定之风邪，传尸有汗之骨蒸。

【何氏自注】地骨皮甘淡而寒，降肺中伏火，泻肝肾虚热，能凉血而补正气。
故治五内邪热。热淫于内，治以甘寒，地骨皮一斤，生地黄五斤，以酒煮服。治带下、吐血、尿血，捣鲜汁服。治咳嗽、消渴，清肺也。外治肌热盛汗，上除头脑风痛。能除风者，肝肾同治也，肝有热则自生风，与外感之风不同，热退则风自息。中平胸胁痛，清肝也。下利大小肠。疗在表无定之风邪，传尸有汗之骨蒸。东垣曰：地为阴，骨为里，皮为表。地骨皮泻肾火，牡丹皮泻包络火，总治热在外，无汗而骨蒸，知母泻肾火，治热在内，有汗而骨蒸。四物汤加二皮，治妇人骨蒸。朱二允曰：能退内潮，人所知也；能退外潮，人实不知。病或风寒，散而未尽，往来作潮，非柴、葛所能治。地骨皮走表，又走里之药，消其浮游之邪，服之未有不愈者，特表明之。时珍曰：枸杞子、地骨皮甘寒平补，使精气充足，而邪火自退。世人多用苦寒，以芩连降上焦，知柏降下焦，致伤元气，惜哉！予尝以青蒿佐地骨皮退热，累有殊功，甘草水浸一宿用。肠滑者忌枸杞子，中寒者忌地骨皮。捣鲜者，同鲜小蓟煎浓浸下疳，甚效。（清·何本立《务中药性·卷八·木部》）

白颈蚯蚓

白颈蚯蚓性寒凉，善疗温病热发狂，

引热下行能利水，小便短涩能使长，

肾风脚气咽喉肿，大腹肿满湿疸黄，

耳目鼻舌口齿痛，一切热毒诸疮疡。

【何氏自注】蚯蚓，时珍曰：蚓在物应土德，在星禽为轸水。其性咸寒而下行，性寒故能解诸热疾，下行故能利小便治足疾，而通经络也。治温病大热狂言，大腹黄疸，肾风脚气。苏颂曰：脚气必须用之为使。白颈者，乃老蚯蚓，治大热，捣汁，井水调下。入药或微炙，或烧灰，各随本方，若中蚯蚓毒者，用盐水解之。昔张韶将军病蚯蚓咬毒，每夕蚓鸣于体中，有僧教以浓煎盐水浸身数遍而愈。

附：蚯蚓泥，即蚯蚓屎也。味甘性寒，能泄热解毒，治赤白久痢，敷小儿阴囊热肿、腮肿、丹肿等病。（清·何本立《务中药性·卷十七·虫部》）

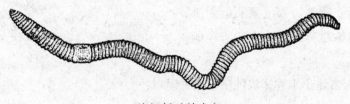

缟蚯蚓（地龙）

地榆

地榆性寒沉而涩，能入下焦除血热，
吐衄肠风血热痢，月经不止产内塞，
大小便血诸疮痛，胆气不足补胆怯，
小儿疳痢面疮肿，妇人崩带赤与白。

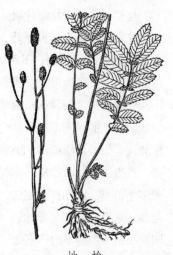

地 榆

【何氏自注】地榆味苦、酸，性沉涩微寒，《本草》未尝言涩，然能收汗止血，皆酸敛之功也。入下焦除血热，治吐衄崩中，血虚者不宜用。治肠风鲜血者，为肠风随感而见也，瘀血者为脏毒，积久而发也。粪前为近血，出肠胃；粪后为远血，出肺肝。又治血痢。苏颂曰：古方断下多用之。寇宗奭曰：虚寒白痢，水泻初起者忌用。时珍曰：地榆除下热，治大小便血证。止血取上截炒用，其梢则能行血，不可不知。杨士瀛云：诸疮，痛者，加地榆；痒者，加黄芩。《本草》云：治妇人乳产七伤，带下五漏，止痛止汗，除恶肉，疗金疮。《本经》云：止脓血诸瘘、恶疮、热疮。补绝伤产后内塞，可作金疮膏。消酒除渴明月，《别录》曰：止冷热痢、疳痢极效。《开宝》云：止吐血、鼻衄、肠风、月经不止、血崩、产前后诸血疾。《大明》曰：治胆气不足。东垣云：汁酿酒治风痹，补脑髓。捣汁涂虎、犬、蛇、虫等伤。之才曰：得发良，恶麦门冬。（清·何本立《务中药性·卷三·草部》）

公丁母丁

公丁母丁共一味，二味相同不分治，
温脾暖胃止呃逆，入肾壮阳疗肾气，
阴毒腹痛呕吐哕，霍乱壅胀能泄肺，
脑疳齿䘌噙口臭，痃癖奔豚五色痢。

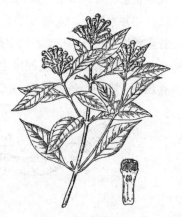

丁 香

【何氏自注】丁香辛温纯阳，泄肺温胃，大能疗肾壮阳事，暖阴户。治胃冷壅胀，呕哕呃逆。

丹溪曰：人之阴气，依胃为养，土伤则木挟相火直中清道而上作咳逆。古人以为胃寒，用丁香、柿蒂，不能清痰利气，唯助火而已。按：呃逆有痰阻气滞食塞，不得升降者；有火郁下焦者；有伤寒汗吐下后中气大虚者；有阳明内热失下者；有痢疾大下胃虚而阴火上冲者。时珍曰：当视虚实阴阳，或泻热，或降气。或温成补，或吐或下可也。古方单用柿蒂，取其苦温降气。济生加丁香、生姜，取其开郁散痰。盖从治之法，亦常有收效者。朱氏但执以寒治热，矫枉之过失。疗疰癖奔豚，腹痛口臭。丹溪曰：脾有郁火溢入肺中，浊气上行，发为口气，治以丁香，是扬汤止沸耳。唯香薷甚捷，治脑疳齿蜃，痘疱胃虚，灰白不发。时珍曰：宋末太医陈文中，治小儿痘疮不光泽、不起发，或胀、或泻、或渴、或气促，表里俱虚之证，并用木香散，异功倍加丁香、肉桂，甚者丁香三五十枚，肉桂一二钱，亦有服之而愈者。此丹溪朱氏所谓立方之时，必运气在寒水司天之际，又直严冬郁遏阳气，故用大辛热之剂，发之者也。若不分气血虚实寒热经络，一概骤用，其杀人也必矣。有雌雄二种，雌者力大，若用雄，须去丁盖，不可见火。畏郁金。（清·何本立《务中药性·卷九·木部》）

冬瓜

冬瓜性寒能泻热，甘益脾胃宽满膈，
清热止渴除烦闷，小腹水胀利便涩，
久病阴虚不合宜，热毒痈肿切片贴，
瓜仁润肺医浊带，煎水洗面悦颜色。

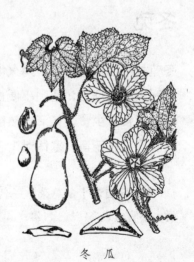

冬 瓜

【何氏自注】 冬瓜，虽无毒，其性冷，能瘦人，欲得体瘦轻健者，可常食，若瘦人不宜多食。（清·何本立《务中药性·卷十四·菜部》）

冬葵子

冬葵子性本寒凉，甘淡利窍滑大肠，
润燥消水行津液，乳汁不通肿乳房，
小便不利通关格，经络凝滞生疮疡，
血淋血痢取其滑，胎衣不下对砂糖。

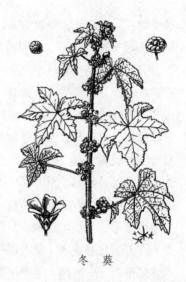

冬 葵

【何氏自注】冬葵子甘寒淡滑，润燥利窍，通
荣卫，滋脉气，行津液，利二便，消水肿。同榆皮
等分煎服，通关格，下乳滑胎。秋葵复种，经冬
至青作子者，名冬葵子，根叶同功。春葵子亦滑，不堪入药。蜀葵花赤者治赤带，
白者治白带；赤者治血燥，白者治气燥，亦治血淋关格，皆取其寒润滑利之功也。
（清·何本立《务中药性·卷七·草部》）

冬苋

冬苋甘平性滑利，清肝泻火悦人意，
滑利大肠止烦渴，通利小便止心悸，
病久思食宜少食，能清内热能开胃，
气味均平虽无毒，寒体泄泻者勿噬。

【何氏自注】冬苋菜，一名芪菜，气味甘平，无毒。以清内热，惟胃寒泄泻
者，不宜食也。（清·何本立《务中药性·卷十四·菜部》）

豆腐

豆腐甘寒性清热，少食和胃舒胸膈，
大肠浊气腹胀满，肠胃枯涩大便结，
水腐收作石膏点，清胃泻火性最捷，
二腐气味性皆冷，脾寒胃冷防泻泄。

（清·何本立《务中药性·卷十四·菜部》）

豆蔻（红豆蔻）

红豆蔻味辛香气，手足太阴经脾肺，
散寒燥湿温大肠，水泻冷泻及冷痢，
心腹绞痛因冷食，呕吐酸水酒伤胃，
噎膈寒胀寒虚疟，风寒牙痛兼可治。

【何氏自注】红豆蔻主治肠虚水泻，心腹绞痛，霍乱呕吐酸水。解酒毒，冷气腹痛，消瘴雾毒气，去宿食，温肠胃，治吐泻痢疾，噎膈反胃，虚疟寒胀，燥湿散寒，东垣脾胃药中常用之，亦取其辛热芳香，能醒脾温肺也。若脾肺素有伏火者，切不宜用，风寒牙疼者，红豆蔻为末，随左右以少许嗜鼻中，并掺牙取涎，或加麝香，此《卫生家宝》方也。（清·何本立《务中药性·卷五·草部》）

豆芽

豆芽气味性甘平，绿豆生芽白似银，
清利三焦上下火，除烦止渴安心神，
酒毒药毒诸热毒，能利小便祛热淫，
但受湿热郁浥气，不宜胃寒气痛人。

魔芋

　　正名蒟蒻，又名鬼头。气味辛寒，生者载入咽喉出血，只可敷痈肿，以芋磨粉，用灰汁作腐，五味调食，能止消渴。机曰：《延寿书》云，有人患瘵，百物不忌，见邻家作此腐，求食之，美，遂多食，而瘵愈。又有病腮痈者，多食亦愈。（清·何本立《务中药性·卷十四·菜部》）

紫菜

　　甘寒，无毒。能治咽喉肿塞，瘿瘤脚气，惟过食则腹痛，以热醋解之。（清·何木立《务中药性·卷十四·菜部》）

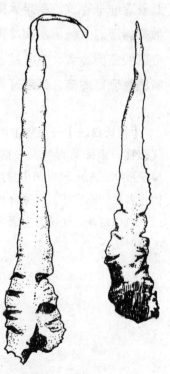

坛紫菜

石花菜

味甘微咸，性大寒，滑。主治：去上焦浮热，发下部虚寒，寒体者勿食。（清·何本立《务中药性·卷十四·菜部》）

鹿角菜

味甘，性大寒，滑，无毒。主治下热风气，疗小儿骨蒸劳热，解丹石毒。（清·何本立《务中药性·卷十四·菜部》）

独活

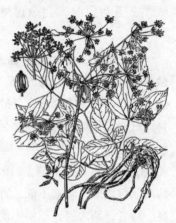

独活辛苦性微温，入肾气分足少阴，
木经伤风头脑痛，配合川芎与细辛，
关节疼痛风寒湿，两足湿痹不能伸，
风热齿痛奔豚疝，痉痫头运目眩昏。

（清·何本立《务中药性·卷二·草部》）

毛当归（独活）

杜牛膝

杜牛膝乃鹤虱根，能破产后血瘀坚，
小儿惊风牙紧闭，乳蛾喉痹水浓煎，
吐痰止疟止牙痛，蛇虫螫毒敷用生，
清热解毒猪瘟病，能化诸骨哽塞咽。

【何氏自注】杜牛膝甘寒，微毒，能破血。一妇产后口渴气喘，面赤有斑，大便泄，小便闭。用行血利水药不效，用杜牛膝浓煎膏饮，下血一桶，小便通而愈。又能吐痰，止血除热，解毒，杀虫。治乳蛾喉痹，砂淋血淋，小儿牙关紧闭，急慢惊风，不省人事者，绞汁入好酒灌之即苏，以醋拌渣敷项下。服汁吐

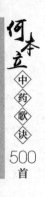

疟痰，惊风服之亦取其吐痰，服针止牙痛，捣之敷虫螫毒。煎汤洗痔，渣塞患处良。（清·何本立《务中药性·卷七·草部》）

杜仲

杜仲性温微辛味，补肝补肾补精气，
坚骨强筋止酸疼，小便余沥阴痒治，
腰痛腰屈不能伸，脚膝痛软不践地，
频惯三五月堕胎，色欲过度精枯致。

【何氏自注】杜仲甘温能补，微辛能润，色紫入肝经气分，润肝燥，补肝虚。子能令母实，故兼补肾。肝充则筋健，肾充则骨强，能使筋骨相著。皮中有丝，有筋骨相著之象。治腰膝酸痛。《经》曰：腰者，肾之府，转移不能，肾将惫矣。膝者，筋之府，屈伸不能，筋将惫矣。一少年新娶，得脚软病，且痛甚。作脚气治不效。孙琳曰：此肾虚也，用杜仲一两、半酒半水煎服，六日痊愈。按腰痛不已者，属肾虚；痛有定处，属死血；往

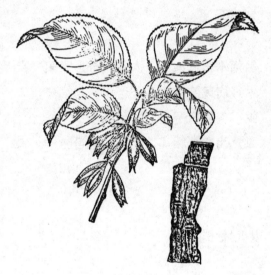

杜 仲

来走动，属痰；腰冷身重，遇寒便发，属寒湿；或痛或止，属湿热。而且多本于肾虚。以腰者肾之府也。阴下湿痒，小便余沥，胎漏者，怀孕沥血也。胎堕者，惯堕胎者，每受孕三五月便堕也。用杜仲八两（糯米煮汤浸透，炒断丝），续断二两（酒炒），山药六两，为糊，作成丸，梧桐子大。每服五十丸，米饮送下。二药大补肾气，托住胎元，则胎不堕。恶玄参。（清·何本立《务中药性·卷八·木部》）

莪术

莪术辛苦气性温，气中破血入肝经，
食滞吐酸消诸积，痃癖癥瘕男妇分，
通经消瘀疗扑损，霍乱冷气痛攻心，
解毒止痛能通窍，中恶痓忤鬼气侵。

【何氏自注】莪术辛、苦，性温，入肝经血
分。消瘀通经，破气中之血，开胃化食，解毒止
痛。治心腹诸痛，冷气吐酸，奔豚痃癖。小腹积，
名痃癖，多见于男子，癥瘕多见于妇人，莪术香
烈，行气通窍，同三棱用，治积聚诸气良。按：
积有五：心积曰伏梁，起脐上至心下；肝积曰肥
气，在左胁；肺积曰息贲，在右胁；脾积曰痞气，
在胃脘右侧；肾积曰奔豚，在小腹上至心下。治
之不宜专用下药，恐损真气，宜于破血行气药中
加补脾胃之药，气旺则能磨积，正旺则邪自消也。
《经》曰：大积大聚其可犯也，衰其大半而止，过
者死。东垣五积方用三棱、莪术，皆兼人参赞助
成功。按：治积药神曲、麦芽化谷食，莱菔子化
面食，硇砂、阿魏、山楂化肉食，紫苏化鱼蟹毒。

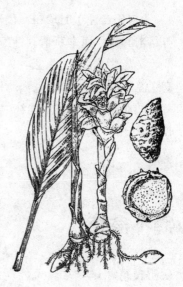

莪 术

葛花、枳椇消酒毒积，麝香消菜积、果积，牵牛、芫花、大戟行水饮，三棱、莪
茂、鳖甲消癥瘕，木香、槟榔行气滞，礞石、蛤粉攻痰积，巴豆攻冷积，大黄、
芒硝攻热积，雄黄、腻粉攻涎积，蛀虫、水蛭攻血积。莪术虽为泄剂，亦能益
气。王好古曰：故治气短不能接续，大小七香丸、集香丸诸汤散中多用之。

附释：痓病者，有尸痓、劳痓、虫痓、热痓、冷痓、食痓、鬼痓也。
（清·何本立《务中药性·卷三·草部》）

鹅

鹅肉甘平五脏通，身无疾病食有功，
白鹅肉性能止渴，苍鹅发疮引发风，
痔核初起鹅胆擦，鹅卵益气兼补中，
鹅屎烧灰涂鹅口，鹅油灌耳治卒聋。

【何氏自注】时珍曰：鹅性气味俱厚，发风发疮，莫此为甚。火熏者尤毒。曾目击其害，而本草谓其性凉，能利五脏，韩懋《医通》谓其能疏风，岂其然哉。又葛洪《肘后方》云：人家养白鹅、白鸭，可辟射工。又谓白鹅不食虫不发病之说，亦非矣，但比苍鹅薄乎云耳。

鹅卵气味甘温，虽能补中益气，若多食，亦发痼疾。（清·何本立《务中药性·卷十五·禽兽部》）

鹅不食草

鹅不食草寒辛味，臭气能通九窍闭，
头痛脑疼耳聋塞，授塞鼻中去目翳，
痰疟齁䶎窒不通，瘜肉塞鼻取喷嚏，
解毒明目散口赤，牙疼疮肿散肿痔。

【何氏自注】鹅不食草，本草名石胡荽。时珍曰：性辛温，主治通臭气，利九窍，吐风痰，去目翳。荽塞鼻中，目翳自落。疗痔疮，解毒明目，散目赤肿。治耳聋、头痛、脑酸、痰疟、齁䶎、鼻窒不通、塞鼻去瘜肉，又散疮肿，牙痛嗅鼻亦良。（清·何本立《务中药性·卷七·草部》）

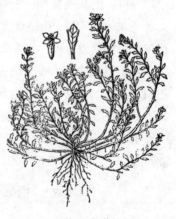

鹅不食草

儿茶

儿茶性寒味苦涩，轻浮上行凉胸膈，
生津止渴化痰涎，苦寒能清心肺热，
阴疳痔瘘消红肿，喉痹咽痛并口舌，
定痛生肌涂热疮，金疮止血合烟墨。

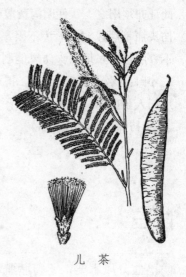

儿　茶

【何氏自注】儿茶苦涩，能清上膈之热，化痰生津，止血收湿，定痛生肌，涂金疮口疮、喉痹咽痛，同蓬砂合末吹之。阴疳痔肿，一切热疮。出南番，云系茶末熬成者。（清·何本立《务中药性·卷九·木部》）

防风

防风辛甘性微温，升散风邪太阳经，
颈项脊痛周身痛，目赤目眩风淫侵，
湿留经络身体重，以风胜湿知此因，
内伤血虚阴虚火，不因风湿不宜升。

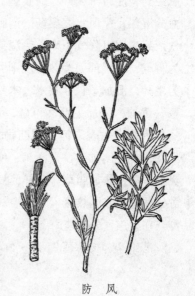

防　风

【何氏自注】元素曰：味辛甘，气微温，气味俱薄，浮而升阳也，手足太阳经之本药。好古曰：又行足阳明、太阴二经，为肝经气分药。元素曰：防风治风通用，身半以上风邪用身，身半以下风邪用梢，治风去湿之仙药也，风能胜湿，故尔能泻肺实，误服泻人上焦元气。东垣曰：防风治一身尽痛，乃卒伍卑贱之职，随所引而至，乃风药中润剂也。若补脾胃，非此引用不能行。凡脊痛项强、不可回顾，腰似折，颈似拔者，乃手足太阳证，正当用防风。凡疮在胸膈以上，虽

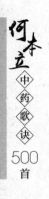

尤手足太阳证，亦当用之，为能散结去上部风病。人身体拘倦者，风也，诸疮见此证亦须用之。钱仲阳泻黄散中倍用防风者，乃于土中泻木也。惟血虚痉急、内伤头痛不因风寒，泄泻不因寒湿，火升发嗽、阴虚盗汗，阳虚自汗，皆在所禁，不宜服也。东垣曰：防风能制黄芪，黄芪得防风其功愈大，乃相畏而相使者也。之才曰：得葱白能升周身，得泽泻、藁本疗风，得当归、芍药、阳起石、禹余粮疗妇人子脏风；畏萆薢，杀附子毒，恶藜芦、白蔹、干姜、芫花。（清·何本立《务中药性·卷二·草部》）

防己

防己血分风水要，下行膀胱利九窍，
水肿风肿痛肿毒，十二经中能开腠，
温疟脚气寒温郁，热气诸痫水喘嗽，
上焦气分则不宜，二阴不通用之妙。

【何氏自注】防己性寒，味大辛苦，太阳膀胱经药，能行十二经，通腠理，利九窍，泻下焦血分湿热，疗风水之要药。治肺气水湿喘嗽，热气诸痫，用以降气下痰。治温疟脚气，足伤寒湿为脚气，寒湿郁而为热。湿则肿，热则痛。防己为主药，湿加苡仁、苍术、木瓜、木通，热加黄芩、黄柏，风加羌活、萆薢，癫加竹沥、南星，痛加香附、木香，活血加四物，大便闭加桃仁、红花，小便闭加牛膝、泽泻，痛连臂加桂枝、威灵仙，痛连胁加胆草。又有足跟痛者属肾虚，不与脚气同论。疗水肿、风肿、痈肿、恶疮，或湿热流入十二经，致二阴不通者，非此不可。然性险而健，阴虚及湿热在上焦气分者禁用。

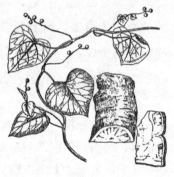

防 己

恶细辛，畏萆薢。（清·何本立《务中药性·卷六·草部》）

榧子

榧子甘平涩无毒，通利营卫光明目，

小儿虫积身黄瘦，鬼疰恶痓杀虫速，

好嗜茶叶咽痛痒，饮食停滞消水谷，

止嗽滑肠医五痔，功性虽佳休过服。

【何氏自注】榧子甘平无毒。能消食杀虫，治小儿虫积，好吃茶叶者，及五痔、鬼疰等病。（清·何本立《务中药性·卷十·果部》）

枫脂香

枫香气味苦辛平，白胶云香共三名，

痈疽风疹金疮药，解毒消肿活血凝，

吐衄咯血便脓血，烧灰擦牙正痛灵，

功与乳没颇相近，焚之上达可通神。

【何氏自注】枫脂香，一名白胶香，今时货者名云香。性味苦平，能活血解毒，止痛生肌，治吐衄咯血，齿痛风疹，痈疽金疮，外科要药，功同乳没相近。（清·何本立《务中药性·卷九·木部》）

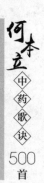

蜂蜜

蜜糖酿造是蜜蜂，生性清热熟温中，
甘而和平故解毒，滑以润燥润便通，
甘能缓急止诸痛，心腹肌肉及疮痛，
调和营卫和百药，义与甘草性同功。

【何氏自注】时珍曰：蜂采无毒之花酿以大便而成蜜，所谓臭腐生神奇也。其入药之功有五：清热也，补中也，解毒也，润燥也，止痛也。生则性凉，故能清热。熟则性温，故能补中。甘而和平，故能解毒。柔而濡泽，故能润燥。缓可以去急，故能止心腹肌肉疮疡之痛。和可以致中，故能调和百药，而与甘草同功。张仲景治阳明结燥，大便不通，蜜煎导法，诚千古神方也。生蜜有毒，炼过则无毒矣。色青味酸者不可食。不可与生葱同食，食之令人利不止也。（清·何本立《务中药性·卷十七·虫部》）

佛手、橙、柚、香橼

橙柚香橼佛手气，四味气同形则异，
瓢解酒毒止消渴，过食败胃损肝肺，
皮宽胸膈理气郁，消食消痰畅脾胃，
古方未用不入药，糖煎待宾作果嗜。

【何氏自注】橙、柚、香橼、佛手四味，形虽异，而其气香则同。凡香者，皆能顺气，故不分议。（清·何本立《务中药性·卷十·果部》）

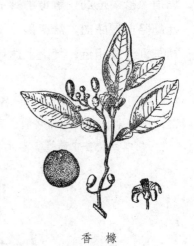

香 橼

芙蓉花

芙蓉花叶味辛平，清肺凉血久嗽人，
散热解毒敷痈肿，不论已成与未成，
疡医秘名清凉膏，清露铁箍散三名，
未成消肿能止痛，已成拔毒生肌神。

【何氏自注】芙蓉花辛平，性滑，涎黏。能
清肺凉血，散热止痛，消肿排脓。治一切痈疽肿
毒，有殊功效。用芙蓉花或叶或皮或根，或生
捣，或干研末，蜜调涂四周，中间留头，干则频
换，初起者，即觉清凉，痛止肿消；已成者，即
排脓出；已溃者，易收易敛。疡科秘其名为清凉
膏、清露散、铁箍散，皆此物也。或加赤小豆末，
或苍耳子烧存性为末加放亦妙。其叶霜后者，研
末能治远年咳嗽。（清·何本立《务中药性·卷
九·木部》）

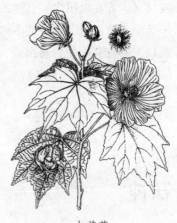

木芙蓉

茯苓

茯苓甘温益脾肺，调荣理卫定心悸，
泻热下行通膀胱，渗湿能使小便利，
咳逆呕哕膈痰水，水肿泄泻遗精治，
苓皮行水疗肤肿，赤苓泻心小肠气。

【何氏自注】茯苓甘温，益脾助阳，淡渗利
窍，除湿。色白入肺，泻热而下通膀胱。能通心
气于肾，使热从小便出。然必先上行入肺以清化
源，而后能下降利水也。又能镇心益气，调荣理
卫，定魄安魂。荣者，血中流行之精粹。卫者，
气中之慓悍者也。肺藏魄，肝藏魂。治忧恚惊悸，

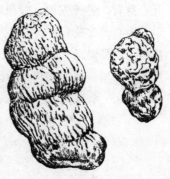

茯苓（菌核）外形

乃心肝不足也。心下结痛，寒热烦满，口焦舌干。口为脾窍，舌为心苗。火下降，则热除。咳逆，肺火也。呕哕，胃火也。膈中痰火，脾虚也。水肿淋沥，湿胜也。治遗精，益心肾也。若虚寒遗溺泄精者，又当用温热之剂，峻补肾也。若虚寒遗溺泄精者，又当用温热之剂，峻补其下，忌用茯苓淡渗之药。小便结者能通，多者能止，湿除则便自止也。生津止渴，湿热去则津生也。退热安胎，茯苓白、赤、皮三用，白者入肺，膀胱气分，赤者入心、小肠气分。时珍曰：白入气，赤入血也。补心脾白胜，利湿热赤胜。苓皮专能行水，治水肿肤胀，以皮行皮之义，五皮散用之。凡肿而烦渴、便闭、溺赤，属阳水，宜五皮散、疏凿饮。不烦渴，大便溏，小便数不赤涩，属阴水，宜实脾饮、流气饮。腰以上肿宜汗，腰以下肿宜利小便，恶白蔹，畏地榆、秦艽、龟甲、雄黄，忌醋。（清·何本立《务中药性·卷八·木部》）

茯神

茯神主治同茯苓，茯神抱松根结成，
茯苓入脾伐肾邪，茯神入心安神魂，
惊悸健忘多恚怒，风眩心虚能调停，
黄松节疗筋挛缩，即是茯神心更名。

【何氏自注】茯神主治略同茯苓，但茯苓入脾肾之用多，茯神入心之用多。开心益智，养神安魂，疗风眩，心虚健忘，多恚怒，即茯苓抱根生者。㕮庵曰：以其抱心，故补心也。去皮及中木用。茯神中心木名黄松节，疗诸筋挛缩，偏风喎斜，心掣健忘。如是之证，用茯神心木一两，乳香一钱，研末，每服二钱，木瓜汤下，治一切筋挛疼痛。乳香能伸筋，木瓜能舒筋也。（清·何本立《务中药性·卷八·木部》）

浮萍

浮萍辛散发邪汗，风湿瘫痪果堪算，
轻浮入肺达皮肤，止痒消渴定霍乱，
恶疾疮疡癫遍身，三十六种风同样，
煎汁沐浴诸疾可，烧烟辟蚊蚊自窜。

【何氏自注】丹溪曰：浮萍发汗，胜
于麻黄。颂曰：俗医用治时行热病，亦堪
发汗，甚有功。其方用浮萍一两，四月
十五日采之，麻黄去根节、附子炮制、桂
枝各半两，四味共研细末。每服一钱、生
姜一片，以水一中盏，煎至六分，和滓热
服，汗出乃瘥。又治恶疾疠疮遍身者，浓
煎汁浴半日，多效，此方甚奇古也。时珍
曰：浮萍其性轻浮，入肺经，达皮肤，所
以能发扬邪汗也。世传宋时东京开河，掘
一石碑，梵书诗云：天生灵草无根干，不
在山间不在岸。如由飞絮逐东风，泛梗青
青飘水面。神仙一味去沉疴，采时须在七
月半。选甚分风与大风，些小微风者不算。
豆淋酒化服三丸，铁镤头上也出汗。识者

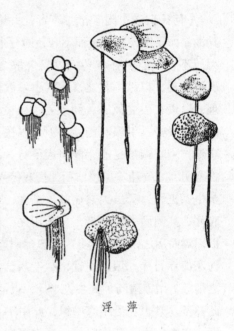

浮 萍

传其法：以紫色浮萍晒干为末，蜜丸如弹子大，每服一粒，以豆淋酒化下，能治
左瘫右痪，三十六种风证，偏正头风，口眼㖞斜，大风癫风，一切无名等风，及
脚气，并打扑伤折，及胎孕有伤。服过百粒，即为全人。此方后人易名紫萍一粒
丹。(清·何本立《务中药性·卷六·草部》)

附子

附子大热性纯阳，元阳失散最为良，
三阴阴邪之要药，厥阴唇青肾缩囊，
阴盛格阳脉数散，阳盛实火不宜尝，
损益八言书不尽，一一注解细分洋。

【何氏自注】附子辛甘有毒，大热纯阳，其性浮而不沉，其用走而不守，通行十二经，无所不至。能引补气药，以复失散之元阳，引补血药，以滋不足之真阴；引发散药开腠理，以逐在表之风寒；同干姜、桂枝，温经散寒而发汗；引温暖药，达下焦以祛在里之寒湿；用唾调贴足心，能引火下行，治三阴伤寒阴邪之要药。吴绶曰：凡伤寒传入三阴，及中寒夹阴，身虽大热而脉沉细者，或厥冷腹痛，甚则唇青囊缩者，急须用之，若待阴极阳竭而用之，则已迟矣。东垣治阴盛格阳，伤寒面赤目赤，烦渴引饮，脉七八至，但按之则散，用姜附汤加人参投半斤，得汗而愈，此神圣之妙也。治中寒中风，此中字大有分别。卒中曰中，渐伤曰伤，轻为感冒，重则为伤，又重则为中，治气厥痰厥，厥有寒热

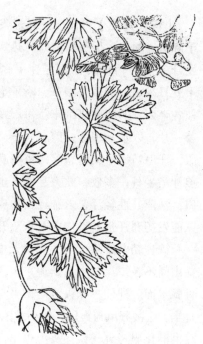

附 子

之分。虚寒而腻者则宜之，如伤寒阳盛格阴，身冷脉伏，热厥似寒者，误投立毙，宜承气汤、白虎等汤。又能治风寒咳逆，胃寒呕哕膈噎等证，但膈噎多由气血两虚，胃寒胃槁而成，亦有分别，而饮可下，食不能下，此槁在吸门，喉间之厌会也。食下胃脘痛，须臾吐出，此槁在贲门，胃之上口也，此上焦名噎。食下良久吐出，此槁在幽门，胃之下口也，此中焦名膈。朝食暮吐，此槁在阑门，大小肠下口也，此下焦名反胃。又有痰饮食积瘀血，壅塞胃口者，如寒痰胃冷，则宜姜附参术；胃槁者当滋润，宜四物、牛羊乳等，血瘀者加韭汁又治命火不足之脾泻，及冷痢寒泻，霍乱转筋。脾虚寒客中焦则霍乱吐泻，寒客下焦则足转筋。若热霍乱者，禁用也。又能治风痹拘挛，癥瘕积聚，督脉为病，脊强而厥，小儿

慢惊，痘疮灰白，痈疽不敛，一切沉寒痼冷之证。《经》曰：阴盛生内寒，阳盛生外寒。能助阳退阴，杀邪辟鬼，通经堕胎。凡阴证用姜附药，宜冷服，热因寒用也。盖阴寒在下，虚阳上浮，治之以寒，则阴益甚；治之以热，则拒格不纳，用热药冷饮，下嗌之后，冷休即消，热性便发，情且不违而致大益，此反治之妙也。又有寒药热饮，治热证者，此寒因热用，义亦相同也。《经》曰：正者正治，反者反治。如用寒治热，用热治寒，此正治也，或以寒治寒，以热治热，此反治也。经所谓必伏其所主，而先其所因。盖借寒药、热药为反佐，以作向导也，亦曰从治。然而附子五物，同出异名，而附子之母名川乌头，附生者为附子，连生者为侧子，细长者为天雄，两歧者为乌喙。附子以西川彰明赤水产者为最，近时士人以盐卤水制造来货，用则必须漂去卤水，即生用亦要漂净以去卤毒。生用则发散，熟用则峻补。制造熟附法：水浸面裹，煨令发拆，乘热切片，炒黄，去火毒用。又法用水漂净盐卤，煎甘草水、生姜汁、童便各浸一日，煮熟焙干用。畏人参、甘草、黄芪、防风、犀角、绿豆、童便，反贝母、半夏、瓜蒌、白及、白蔹。中其毒者，黄连、犀角、甘草煎汤解之，黄土水亦可解。附子一母五种，川乌头即附子母，生附子之后，其体轻疏，能温脾逐风，附子之性重峻，能温脾逐寒。若寒疾则用附子，风疾则用乌头。若吐风痰治癫痫，则用附子尖，取其锋锐，直达病所。丹溪治许白云屡用瓜蒂、栀子、苦参、藜芦等剂，吐之不透，后用附尖和浆水与之，始得大吐胶痰数碗。

天雄补下焦命门阳虚：寇宗奭、张元素皆云"补上焦"，丹溪曰：可为下部之佐，时珍曰：其尖皆向下生，故下行，然补下所以益上也。若上焦阳虚则属心肺之分，当用参芪，不用雄附矣。天雄为治风寒湿痹风家之主药，能发汗又能止阴汗。

侧子散侧傍生，宜于发散四肢，充达皮毛，治手足风湿诸痹。

赵嗣真曰：仲景麻黄附子细辛汤，熟附配麻黄，发中有补；四逆汤生附配干姜，补中有发，其旨微矣。丹溪曰：附子行经，仲景八味丸用为少阴向导，后世因以为补药，杀人多矣。汪讱庵曰：附子味甘性热，峻补元阳。阳微欲绝者，同生起死作此不为功，故仲景四逆、真武，白通诸汤多用之。其功于生民者甚大，况古人日用常方，用之最多，本非禁剂，丹溪乃仅以行经之药，而云用作补剂，多致杀人，言亦过矣。盖丹溪法重滋阴，故每訾阳药，亦其偏也。王节斋曰：气虚用四君子汤，血虚用四物汤，虚甚者俱宜加熟附，盖四君四物皆平和宽缓之剂，须得附子健悍之性行之，方能成功。附子热药，本不可轻用，但当用，虽暑热时月，亦可用也。按丹溪法，为阴虚者作论，云附子后世用为补剂，杀人之语，乃词害其意。若云附子之性，大热纯阳，阴虚者服之，则阳愈亢而阴愈消，杀人多矣。如此言之，则知为阴虚者而言也。或如王好古云：用附子以补火，必防涸水，如阴虚之人，久服补阳之药，则虚阳益炽，真阴愈耗，精血日枯，而气无所附，遂成不救者多矣。如是之言，岂不清切，而无议矣。且夫人之病也，有阴虚者，有阴盛者，有阳虚者，有阳盛者。若阴虚者固不宜用，而先天元阳不足者，舍附子则用何物？总而言之，有是病，服是药，反之则为害矣。

张景岳曰：虚者宜补，实者宜泻。虚乃正气不足，实乃邪气有余，此易知也，而不知实中复有虚，虚中复有实，故每以至虚之病，反见盛势；大实之病，反见羸状，此不可不辨也。如病起七情饥饱劳倦，或酒色所伤，或先天不足，及其既病则每多身热便闭，戴阳胀满，虚狂假斑等证，似为有余之病，而其因实由不足，医不察因从而泻之，必枉死矣。又如外感之邪未除，而留伏于经络，饮食之滞不消，而积聚于脏腑，或郁结之气有不可散。或顽痰瘀血有所留藏，病久致羸，似乎不足，不知病本未除，还当治本，若误用补，必益其病矣，此所谓无实实，无虚虚，损不足而益有余。如此死者，医杀之耳。

按：景岳此篇，照经文虚实对待，循理而言，何以人言景岳重阳虚而喜补剂；或曰：景岳既云虚虚实实，死者医杀之耳。为何景岳虚实篇内，又云实而误补，随可解救，虚而误攻，不可生矣？盖虚而误攻，乃虚其虚，固不可生矣，实而误补。乃实其实，反云随可解救，则见其中有喜补恶攻之意在焉。以仲景急下诸条较之，缓下且不能救，而可误补乎？即景岳自著《十问》内，"六问"曰：疑虚疑实之间，若不察其真确，未免补泻倒施，必多致误，则为害不小，亦实者不可误补，虚者不可误攻之谓也。又景岳《误谬内》亦云：一剂妄投，则害人不浅，又可知矣。何今之人喜补恶攻者，但知虚其虚者杀人，而不知实其实者亦杀人耳。故御纂《医宗金鉴》纂《金匮》备急丸方后立有一论，按世人之情，惟知畏贫，不知畏祸，因其贫遗其祸，病人之情，亦多如是，惟知畏虚，不知畏病，因其虚忘其病，殊不知虚犹贫也，病犹祸也，虚而有病，犹夫贫者有祸也，去其祸而但贫，犹可安也，实而有病，犹夫富者有祸也，不去其祸而其富未可保也。最可笑者，近世之医，临诊病家，外饰小心，中存不决，且诿言虚不可攻，纵使病去，正气难复，病人畏惧，自然药从，受病浅者，幸而自愈；设不愈者，另延医至，诋病者先意难入攻病之药，尚未入口，众议咻咻，致明通之士拂袖而去，坐而待毙，终不悟，为庸工之所误也。医者久擅其术，初心原为自全，恬不知耻，久之亦竟为养病为能，攻病为拙，而举世之病者皆昧昧于治病也。尝考孙思邈以仲景麻黄桂杏甘草之还魂汤，治卒中昏冒，口噤握固；李杲以仲景巴豆大黄干姜之备急丸，治卒中暴死，腹痛满闭，平咽立效，岂二人不知虚实耶？盖上工之医未诊病时，并不先存意见，亦不生心自全，有是病但用是药耳。

大凡大下之物，利于水者，则不利于火。故是书附子之性歌曰：附子大热性纯阳。此句则知阳虚阴盛者宜之，阳盛阴虚者不宜也，二句：元阳失散最为良。元阳者，乃先天之气，先天之气在肾，若夫起居不慎则伤肾，肾伤则先天之气虚矣，补先天之气，无如附子。三句：三阴阴邪之要药。四句：厥阴唇青肾缩囊。此两句皆有阴阳之分，已详大黄性下，兹不重释。五句：阴盛似阳脉数散。阴盛似阳者，其外证面赤发热似阳，脉数似阳，但其脉虽数，按之则散，若不散则纯阳矣。六句：阳盛实火不宜尝。因附子之性大热纯阳，阳盛实火服之，则阳愈盛而火愈炽，故不宜尝也。此六句明而且显，缘何大黄附子一水一火，每每相反而用，此无他，皆由临证分辨阴阳不清，一见手足厥逆，便去阴证，不知厥逆有阴厥、阳厥之分。

兹将《金鉴·伤寒心法》内阴证、阳证、阴盛格阳、阳盛格阴、阳毒、阴毒、手足厥逆等证纂成歌诀，并注录之于后，俾学者默识胸中，以免阴阳错误。此篇虽为伤寒而言，即杂证亦不外是理也。

其阳证歌曰：

阳证身轻气高热，目睛了了面唇红；

热烦口燥舌下渴，指甲红兮小便同。

注：阳证，为阳热之证也。不论三阴三阳，凡见是证者，均为阳热有余也。阳主动，故身轻也；阳气盛，故气高而喘也；阳主热，故口鼻气热也；阳主寤，故目睛了了而不眠也。目睛不了了，亦有热极朦胧似不了了，然必目赤多眵，非若阴证之不了了，而神短无光也。阳气热，故身热而唇红、指印红也。阳热入里，故心烦门燥、舌干而渴、小便红也。表热者，三黄石膏汤发之；里热者，三承气汤下之；表里不实而热盛者，白虎解毒等汤清之可也。详《伤寒·三阳篇》。

阴证歌曰：

阴证身重息短冷，目不了了色不红；

无热欲卧厥吐利，小便白兮爪甲青。

注：阴证，谓阴寒之证也。不论三阴三阳，凡见是证者，均为阴寒不足也，阴主静，故身重也；阴主寐，故目不了了，但欲卧也。阳气虚寒，故息矩、口鼻气冷也。阴淫于外，故面无红色，四肢厥冷，爪甲青；阴邪入内，故呕吐、下利清谷、小便白也，以上皆三阴寒证，临证者以附子、四逆、理中、吴茱萸等

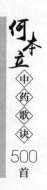

汤，择其宜而与之可也。详《伤寒·三阴篇》。

阳盛格阴歌曰：

> 阳城格阴身肢厥，恶热烦渴大便难；
> 沉滑爪赤小便赤，汗下清宜阴自完。

注：《经》曰：阳气太盛，阴气不得相营也，不相营者，不相入也，既不相入，则格阴于外，故曰阳盛格阴也。其外证虽身肢厥冷颇似阴寒，而内则烦渴，大便难，小便赤，恶热不欲近衣，爪甲赤，脉沉滑，一派阳实热证，汗下清三法得宜，则阳得以消，阴得以完全也。表实无汁三黄石膏汤；里实不便，三承气汤，热盛无表里证，宜解毒白虎汤。

刘完素曰：蓄热内甚，脉须疾数，以其极热蓄甚。而脉道不利，反致脉沉细欲绝，俗未明造化之理，反谓传为寒极阴毒者，或始得之阳热暴甚，而便有此证候者；或两感热甚者，通宜解毒，加大承气汤下之后，热稍退而未愈者，黄连解毒汤调之；或微热未除者，凉膈散调之；或失下热极，以致身冷脉微，而昏冒将死，若急下之，则残阴暴绝，必死。盖阳后竭而然也，不下亦死，宜凉膈散或黄连解毒汤，养明退阳、积热渐以消散，则心胸再暖，而脉渐以生也。

阴盛格阳歌曰：

> 阴盛格阳色浅赤，发热不渴厥而烦；
> 下利尿清爪青白，浮微通脉复阳还。

注：《经》曰：阴气太盛，阳气不得相营也。不相营者，不相入也，既不相入，则格阳于外，故曰阴盛格阳也。色浅赤，谓面色见浮浅之红赤色也。其外证，面赤发热而烦，颇类阳热，其内则不渴，下利清谷，小便清白，四肢厥冷，脉浮微欲绝，一派阴寒虚证，宜通脉四逆场冷服之，从其阴而复其阳也。利止脉不出，倍加人参，下利无脉，宜白通加猪胆汁人尿汤；厥烦欲死，宜吴茱萸汤。

阳毒歌曰：

> 阳毒极热失汗下，舌卷焦黑鼻煤烟；
> 昏噤发狂如见鬼，咽痛唾血赤云斑；
> 六七日前尚可治，表里俱实黑奴丸；
> 热盛解毒里实下，表实三黄石膏煎。

注：阳毒，谓阳热至极之证也。失汗下，谓应汗不汗，应下不下，失其汗下之时也。热毒炎炎不已，故舌卷焦黑，鼻内生煤烟也。热毒内攻乘心，故神昏噤慄发狂，如见鬼神，咽疼唾血也。热毒外薄肌肤，故发赤色，如锦云之斑也。六七日前，谓日浅毒未深入，故尚可治。表里俱实，谓有是证，无汗不大便者，宜黑奴丸两解之；无表里实证、热甚者，宜黄连解毒汤；兼燥渴者，合白虎汤清之，里实不便者，宜解毒承气汤下之；表实无汗者，宜三黄石膏汤发之。

阴毒歌曰：

> 阴毒寒极色青黑，咽痛通身厥冷寒；
> 重强身疼如被杖，腹中绞痛若石坚；
> 或呕或利或烦躁，或出冷汗温补先；
> 无汗还阳退阴汗，急灸气海及关元。

注：阴毒，谓阴寒至极之证也。血脉受阴毒邪，故面青黑也。阴毒内攻于里，故咽痛、腹中绞痛也；阴毒外攻于表，故厥冷，通身重强疼痛，如被杖也；独阴无阳不化，故阴凝腹，若石之坚硬也。或呕吐、或不利、或烦躁、或冷汗出，皆阳虚不足。或有此证。均以温补为先，宜四逆汤倍加人参。若有是证，其人无汗，宜还阳散、退阴散，温而汗之，使寒毒散而阳伸也。凡遇此证，俱宜急灸气海，关元二三百壮，随服药饵，未有不生者也。

手足厥逆歌曰：

> 太阴手足温无厥，少阴厥冷不能温；
> 厥阴寒厥分散甚，热厥相因辨浅深。

注：太阴经无厥逆，而有手足自温：少阴经有寒厥血无热厥。厥阴经有寒热二厥。寒厥者，只寒而不热也；热厥者，由热而厥，由厥而热，热厥相因无休歇也，当辨阴阳浅深，以当归、四逆、承气等汤施治可也。详《伤寒·厥阴篇》，余则再按仲景全篇以贯之（清·何本立《务中药性·卷五·草部》）

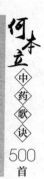
覆盆子

覆盆子酸性微温，补肝益肾固阳精，
小便淋沥缩小便，阳痿不起复阳兴，
女人食之多孕子，榨油涂发白转青，
叶汁滴目治虫眼，痘瘢根汁同蜜蒸。

【何氏自注】覆盆子甘、酸，微温，益肾脏而固精，补肝虚而明目。起阳痿，缩小便。寇氏曰：服之，当覆其溺器，故名。泽肌肤，乌髭发，榨油涂发不白。女子多孕，同蜜煎膏，治肺气虚寒。李士材曰：强肾无燥热之偏，固精无凝滞之害，金玉之品也。

叶捣汁滴目中，出目弦虫，除肤赤，收湿止泪。

根汁和蜜点耳后瘢。（清·何本立《务中药性·卷五·草部》）

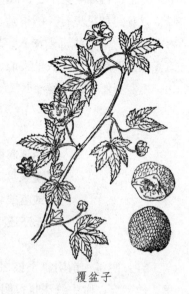

覆盆子

甘草

甘草通行十二经，不论阴阳寒热温，
协和诸药解百毒，缓急缓痛缓火升，
表散寒邪肌表热，补脾益气养血阴，
稍达肾茎淋浊痛，泻火补中生炙分。

【何氏自注】十二经者，手少阴心经、手太阳小肠经、手厥阴心包经、手少阳三焦经、手太阴肺经、手阳明大肠经、足太阴脾经、足阳明胃经、足厥阴肝经、足少阳胆经、足少阴肾经、足太阳膀胱经，此十二经也。缓急缓痛缓火升者，甘能缓急也。稍，甘草梢也。肾茎，外肾干也。生炙分者，生用则性寒，炙则性温也。

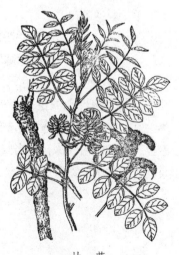

甘 草

之才曰：白术，苦参，干漆为之使，恶远志，反大戟、芫花、甘遂、海藻。然亦有并用者。

时珍曰：甘草与藻、戟、遂、芫四物皆反。而胡洽居士治痰澼，以十枣汤加甘草、大黄，乃是痰在膈上，欲令通泄，以拔去病根也。东垣治颈下结核，消肿溃坚汤加海藻；丹溪治劳瘵，莲心饮用芫花，二方俱有甘草，皆本胡居士之意也。故陶通明言古方亦有相畏、相反并用不为害，非妙达精微者，不能知此理也。（清·何本立《务中药性·卷一·草部》）

甘薯

甘薯甘平助脾胃，功同山药性小异，
居山之人当粮食，生熟蒸曝皆可噬，
身无疾病食无损，病后食之多停滞，
鲜者生熟宜少食，曝干蒸食则无忌。

【何氏自注】甘薯，有呼为山薯者、红薯者、番薯者。薯者，蓣者，乃薯字之音，或同殊音者，或同韶音者，乃各方土语不同也。其性带滞，生者不宜多食，少则无害也。（清·何本立《务中药性·卷十四·菜部》）

甘松

甘松味甘性微温，香窜开郁舒脾经，
气滞气郁理诸气，腹满腹痛上冲心，
风疳虫蛋煎水漱，面𪒰风疮沐浴身，
脚气膝肿水淋洗，劳瘵熏法杀虫精。

【何氏自注】甘松香甘、温，芳香，理诸气，开脾郁。治腹卒满痛，风疳齿蟹，脚膝气肿，煎汤淋洗。齿蛋，煎水漱。面肿风疮，煎水洗面浴身。劳瘵，合元参熏之。（清·何本立《务中药性·卷五·草部》）

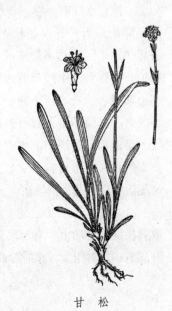

甘　松

甘遂

甘遂苦寒性有毒，用则面裹火煨熟，
能泻胃经湿与水，直达隧道下水速，
大腹胀满名水蛊，上下浮肿或面目，
宿食痰迷及癫痫，积聚疝瘕留饮逐。

【何氏自注】甘遂苦寒，有毒，能泻肾经及
隧道水湿，直达水气所结之处，以攻为用，为下
水之圣药。仲景大陷胸汤用之，主十二种水，大
腹肿满名水蛊。喻嘉言曰：胃为水谷之海，五脏
六腑之源，脾不能散胃之水精于肺，而病于中，
肺不能通胃之水道于膀胱，而病于上，肾不能司
胃之关，时有蓄泄，而病于下，以致积水浸淫，
无所底止。王好古曰：水者，脾肺肾三经所主，
有五脏六腑十二经部之分：上头面、中四肢，下
腰脚，外皮肤、中肌肉，内筋骨。脉有尺寸之殊，
浮沉之别，不可轻泻，当知病在何经何脏，方可
用之。按：水肿有痰裹、食积、瘀血，致清不升、
浊不降而成者；有湿热相生、隧道阻塞而成者。
有燥热冲击、闭结不通而成者，证属有余；有服
寒凉、伤饮食、中气虚衰而成者；有大病后正气
衰惫而成者，有小便不通、水液妄行、脾莫能制
而成者。证属不足，宜分别治之，然其源多由中
气不足而起。丹溪曰：水病当以健脾为主，使脾

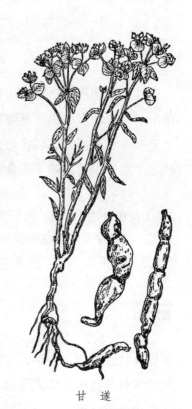

甘　遂

实而气运，则水自行。宜参芩为君，视其挟证加减，苟徒用利水药，多致不救，
又能治痕疝积聚，留饮宿食，痰迷癫痛等证。虚者忌用。

之才曰：瓜蒂为之使，恶远志，反甘草。张仲景治心下留饮，与甘草同用，
取其相反以立功也。有治水肿及肿毒者，以甘遂末敷肿处，浓煎甘草汤服之，其
肿立消，二物相反，感应如此。（清·何本立《务中药性·卷六·草部》）

甘蔗

甘蔗甘平味微涩，性寒泻火除烦热，
和中助脾能润燥，清痰止渴宽胸膈，
解酒止呕止反胃，通利小便大便结，
滤烧存性调柏油，涂搽秃疮止虫啮。

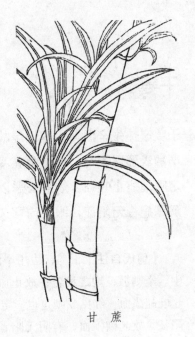

甘　蔗

【何氏自注】甘蔗性味甘寒，能和中助脾，
除热润燥，止渴消痰，解酒毒，利二便。《外台》
方：嚼咽或捣汁，治发热、口渴、便涩，又治呕
哕、反胃。《梅师》方：蔗汁、姜汁和服，及一
切热证。《素问》所谓"甘温除大热"之意。若
煎炼成糖，则甘温而助湿热，所谓积温成热也。
故蔗与糖之性两分矣。

蔗滓烧灰存性研末，乌柏油调，涂小儿头疮
白秃，频涂取瘥。烧烟之时，勿令入人目，能使
暗明。（清·何本立《务中药性·卷十·果部》）

橄榄

橄榄古名青果今，气味甘涩性微温，
开胃下气止泻吐，入足阳明手太阴，
醒酒清咽解胎毒，除烦止渴又生津，
能疗河豚鱼骨哽，属齿下疳敷虫侵。

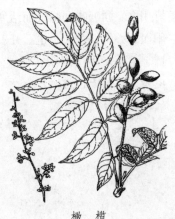

橄　榄

【何氏自注】橄榄甘涩而温，肺胃之果。能
清咽生津，除烦醒酒，解鳇鲌鱼毒、鱼鳖诸毒，
及鱼骨哽。志曰：鳇鲌鱼，即河豚也，人误食其
肝及子，必速闷至死，惟橄榄及木煮汁能解，其
木作舟楫，鱼拨着皆浮出，故知物有相畏如此者，

时珍曰：按：《名医录》云：吴江一富人食鳜鱼被哽，横在胸中，不上不下，痛声动邻里，半月余几死，忽遇渔人张九，令取橄榄与食，时无此果，以核研末，急流水调服，骨遂下而愈。张九云：我父老相传，橄榄木作取鱼掉蓖，鱼触着即浮出。所以知鱼畏橄榄也。今人煮河豚、团鱼皆用橄榄，乃知橄榄能治一切鱼鳖之毒也。其核烧灰，涂敷疰疮，良。（清·何本立《务中药性·卷十·果部》）

干姜

干姜辛热生辛温，逐寒燥湿故温经，
辛散表邪温暖胃，感寒腹痛冷阴阴，
定呕消痰止吐衄，炒黑去恶以生新，
沉寒痼冷无阳证，眼疾内寒久赤睛。

【何氏自注】干姜，生用辛温，逐寒邪而发表；炮则辛苦大热，除胃冷而守中。辛则散，炮之稍苦，故止血而不移，非若附子走而不守。温经止血，炮黑，止吐衄诸血，红见黑则正也。定呕消痰，去脏腑沉寒痼冷，能去恶生新，使阳生阴长，故吐衄下血，有阴无阳者宜之。亦能引血药入气分而生血，故血虚发热，产后大热者宜之。此非有余之热，乃阴虚生内热也。忌用表药、寒药。干姜能入肺利气，能入肝引血药生血，故与补阴药同用，乃热因热用，从治之法，故亦治目睛久赤。引以附子能入胃而祛寒湿，能回脉绝无阳，仲景四逆、白通、姜附汤皆用之。同五味利肺气而治寒嗽，肺恶寒也。燥脾湿而补脾，脾恶湿也，通心助阳而补心气，苦入心也。开五脏六腑，通四肢关节，宜诸络脉，治冷痹寒痞、反胃、下痢。多用损阴、耗气。孕妇忌之，辛热能动胎也，好古曰：服干姜以治虫者，必僭上，宜大枣辅之。东垣曰：宜甘草以缓之也。（清·何本立《务中药性·卷十四·菜部》）

干漆

干漆气味性辛温，行血杀虫性急奔，

消散瘀血破坚积，绝伤筋骨续断筋，

祛蛔杀虫传尸嗽，经闭血气痛攻心，

炒令烟尽烧存性，生吞闭咽闭塞音。

【何氏自注】干漆辛温，有毒，功专行血杀虫，削年深坚结之积滞。丹溪曰：漆性急而能补，用之中节，积气去后，补性内行，人不知也。破日久凝结之瘀血，能化瘀血为水，续筋绝伤损，伤必有瘀血停滞。治传尸劳瘵，瘕疝蛔虫，炒令烟尽入药，或烧存性用。若生吞闭入咽喉，不能出声音。畏川椒、紫苏、鸡子、蟹，漆得蟹而成水，凡人畏漆者，嚼川椒涂口鼻，则可免生漆疮。受其毒者，身肉皆肿，发热瘙痒，用杉木汤、紫苏汤、蟹汤浴之，内用酒煮蟹，饮之皆良。（清·何本立《务中药性·卷九·木部》）

良姜

良姜辛热燥脾胃，散热醒酒消食滞，

心口一点痛非常，俗言心气痛弗是，

乃是胃脘寒滞冷，协同香附酒醋制，

噎膈冷癖寒瘴疟，霍乱转筋吐泻痢。

【何氏自注】良姜辛热，暖胃故寒，消食醒酒，冶胃脘冷痛。凡心口一点痛，俗言心气痛，非也，乃胃脘有滞，或有虫，及因怒因寒而起，以良姜酒洗七次，香附醋洗七次，焙研为末。因寒者，姜二钱，附一钱；因怒者，附二钱，姜一钱，寒怒兼者，姜附各钱半，加生姜汁一匙，米饮下。此方乃梁绳患心脾痛，梦神受之方。良姜又能疗霍乱泻痢，吐恶噎膈，瘴疟冷癖：若肺胃热者，忌之。（清·何本立《务中药性·卷五·草部》）

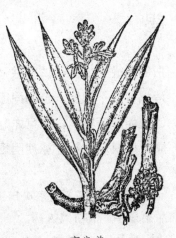

高良姜

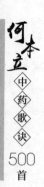

藁本

藁本太阳经风药，头痛连脑须记着，
寒郁本经兼督脉，二经脊强而厥驳，
下行去湿治疝瘕，阴寒肿痛腹痛却，
胃风泄泻风客胃，粉刺酒皶作粉扑。

【何氏自注】元素曰：藁本乃太阳经风药，
其气雄壮，寒气郁于本经头痛必用之药，巅顶痛
非此不能除。与木香同用，治雾露之清邪中于上
焦；与白芷同作面脂。既治风，又治湿，亦各从
其类也。时珍曰：邵氏《闻见录》云：夏英公病
泄，太医以虚治不效。霍翁曰：风客于胃也。饮
以藁本汤而止，盖藁本能去风湿故耳。又寒郁
本经兼督脉，二经脊强而厥驳者，督与太阳二
经皆贯背脊二经，驳杂混戈而同病也。之才曰：
恶蕳茹，畏青葙。（清·何本立《务中药性·卷
二·草部》）

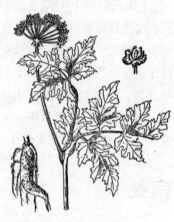

藁 本

鸽

白鸽肉性味咸平，调精益气助精神，
消渴饮水不知足，合酒同服治风淫，
鸽血能解百药毒，左盘龙是鸽屎名，
腹中痞块消肿胀，瘰疬阴毒杀虫灵。

【何氏自注】寇宗奭曰：鸽之毛色于禽中，
品第最多，惟白鸽入药。（清·何本立《务中药
性·卷十五·禽兽部》）

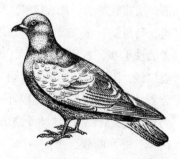

原 鸽

葛根

葛根发表阳明经，鼓舞胃气往上升，
头痛如破肌大热，脾虚渴泻能生津，
肠风血痢温病疟，痘疹难出未现清，
太阳初病不宜服，葛花解醒小异分。

【何氏自注】通明曰：生葛捣汁饮，解温病发热。五月五日中时、取根为屑，疗金疮断血为要药，亦疗疟及疮，至良。颂曰：张仲景治伤寒有葛根汤，以期主大热，解肌发腠理故也。元素曰：升阳生津。脾虚作泻者，非此不除。勿多用，恐伤胃气。张仲景治太阳阳明合病，桂枝汤内加麻黄、葛根，又有葛根黄芩黄连解肌汤，是用此以断太阳入阳明之路，非即太阳药也。头颅痛如破，乃阳明中风，可用葛根葱白汤，为阳明仙药。若太阳初病未入阳明而头痛者，不可便服升麻、葛根发之，是反引邪气入阳明，为引贼破家也。丹溪曰：凡痘疹已现红点出外，不可用升麻

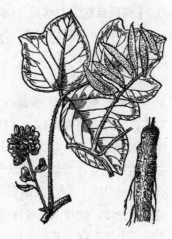

葛

葛根汤，恐表虚反增斑烂也。东垣曰：葛根其气轻浮，鼓舞胃气上行，生津液，又解肌热，治脾胃虚弱泄泻圣药也。徐用诚曰：葛根气味俱薄，轻而上行，浮而微降，阳中阴也。其用有四：止渴一也，解酒二也，发散表邪三也，发疮疹难出四也。时珍曰：《本草十剂》云：轻可去实，麻黄、葛根之属，盖麻黄乃太阳经药，兼入肺经，肺主皮毛。葛根乃阳明经药，兼入脾经，脾主肌肉。所以二味药皆轻扬发散，而所入迥然不同也。葛花解醒小异分者，虽与葛根同解阳明肌肉之湿热，而葛花发散之力纯也。（清·何本立《务中药性·卷二·草部》）

钩藤

钩藤能除心经热，平肝息风火自灭，
大人头旋及目眩，小儿惊啼瘛疭掣，
客忤胎风壅热盛，内钓腹痛止痛捷，
十二惊痫皆可用，斑疹肝风相火劫。

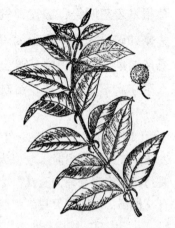

钩 藤

【何氏自注】时珍曰：钩藤，手足厥阴药也，足厥阴主风，手厥阴主火。惊痫眩运，皆肝风相火之病，钩藤通心包于肝木，风静火息，则诸证自除。

附释：瘛疭者，筋急而缩为瘛，筋缓而弛为疭，俗谓之搐搦是也。客忤者，巢氏云：小儿神气软弱，忽有非常之物，及未经识见之人触之，与儿神气相忤而发，谓之客忤，亦名中客，或因六畜暴至，或抛儿戏、骑牛、骑马，或父骑马远归未及熏衣，即抱其儿，则马汗不正之气，从鼻而入。《经》曰：五气入鼻，藏于心肺，则正气受忤，此外因之客忤也，其证口吐青黄白沫，面色变异，喘急腹痛，反侧不安，手足瘛疭，其状似痫，第神不昏乱为异耳。内钓者，即盘肠气也，皆因胎气郁积，壅滞荣卫，五脏六腑，无一舒畅，其气不能升降，筑隘肠胃之间，抵心而痛，其声辘辘，如猫吐恶，干啼口开，手足皆冷是也。（清·何本立《务中药性·卷六·草部》）

狗脊

金毛狗脊苦坚肾，养肝益血益气称，
失溺不节腰脚弱，寒湿周痹在肉分，
强机关兮利俯仰，滋肾养肝是其应，
健骨强筋补肾虚，风寒兼湿诸般证。

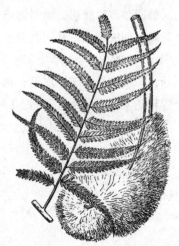

金毛狗脊

【何氏自注】狗脊味苦甘温，苦能坚肾，甘能益血，温能养气，专治肝肾二经虚弱风湿之病也。失溺不节者，小便频下无节之病也。寒湿周痹在肉分者，《经》曰：内不在脏腑，外未发于皮毛，独居分肉之间，真气不能周，命曰周痹。强机关兮利俯仰者，能使手足骨节能伸能曲，身体可，俯可仰也。之才曰：草薢为之使，恶败酱、莎草。（清·何本立《务中药性·卷一·草部》）

枸杞子

枸杞子有甘露味，滋肾清肝润心肺，
生精助阳补虚劳，强筋壮骨益精气，
性润生水利二肠，祛风明目退云翳，
心病嗌干心痛渴，肾病消中阴火济。

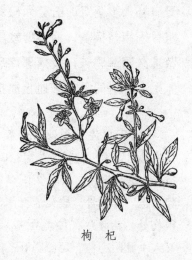

枸杞

【何氏自注】枸杞子性味甘平，润肺清肝，滋肾益气，生精助阳，补虚劳，强筋骨。肝主筋，肾主骨也。祛风明目，目为肝窍，瞳子属肾，能退云翳，利大小肠，治嗌干消渴。古云：去家千里，勿食枸杞，其色赤，属火，能补精壮阳。然气味甘寒旱而性润，仍是补水之药。所以能滋肾益肝明目而治消渴也。（清·何本立《务中药性·卷八·木部》）

谷精草

谷精草性味温辛，入足阳明厥阴经，
体轻上浮清头目，拨云退翳膜遮睛，
小儿雀盲痘后翳，目中诸病属厥阴，
喉痹齿痛因何故，阳明风热往上升。

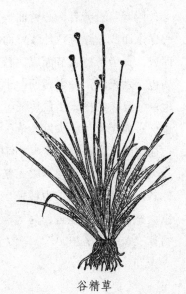

谷精草

【何氏自注】谷精草味辛性温，轻浮上行，入阳明胃经，兼入厥阴肝经。明目退翳之功，在菊花之上。亦能治喉痹齿痛，偏正头痛，鼻衄不止，一切阳明风热之证。

附释：小儿雀盲者，俗名鸡盲瞎，晚则不见物、至晓复明也。

附方：用羖羊肝一具不洗，竹刀剖开，入谷精草于内，煮熟食之，或煮熟捣作丸，茶下亦可。（清·何本立《务中药性·卷七·草部》）

骨碎补

骨碎补入少阴肾，五劳六极肾虚证，
坚骨固齿益精髓，两足痿软房劳困，
肾虚久泻耳鸣聋，发落牙疼风虫病，
厥阴心包肝同入，破血止血拆伤应。

【何氏自注】骨碎补苦温补肾，故治耳鸣，耳鸣必由肾虚，及肾虚久泻，研末入猪肾内煨熟，空心食之。肾主二便，久泻多属肾虚，不可专责脾胃也。肾主骨，故又治折伤，以功命名，粥和敷伤处，治牙疼，炒黑为末，擦牙，咽下亦良，又入手厥阴心包、足厥阴肝，能破血止血，入血行伤，故治折伤，及房劳足软，五劳六极，一切肝肾亏损之病。

附释：五劳者，心劳曲运神机而成，肝劳尽心谋虑而成，脾劳意外致思而成，肺劳遇事过忧而成，肾劳矜持志节而成，若迷于色欲乃自孽之病也；六极者，一数转筋，十指爪甲痛，为筋极也；一牙齿动摇，手足疼痛，不能久立，为骨极也；一面无血色，头发坠落，为血极也；一身上往往如鼠走，削瘦干黑，为肉极也；一气少无力，身无膏泽，翕翕羸瘦，眼无精光，立不能定，身体若痒，搔之生疮，为精极也；一胸胁逆满，恒欲大怒，气少不能言，为气极也。此六极之病，最难瘥也。（清·何本立《务中药性·卷一·草部》）

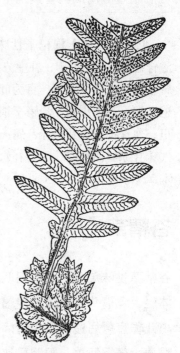

骨碎补（槲蕨）

栝楼

栝楼下气能补肺，润下清上火痰气，
荡涤胸中郁热结，生津止渴清咽闭，
通乳消肿酒疸黄，二便不通及热痢，
胸痹利肠一切血，哮喘咳嗽般般治。

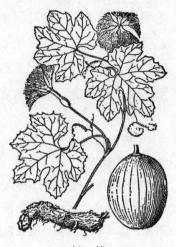

栝 楼

【何氏自注】丹溪曰：栝楼实治胸痹者，以其味甘性润。甘能补肺，润能降气。胸中有痰者，乃肺受火逼，失其降下之令，今得甘缓润下之助，则痰自降，宜其为治嗽之要药也。且又能洗胸膈中垢腻郁热，为治消渴之神药。时珍曰：张仲景治胸痹痛引心背，咳唾喘息，及结胸满痛，皆用栝楼实，乃取其甘寒不犯胃气，能降上焦之火，使痰气下降也。其余所治，皆取其寒能降火也。之才曰：榆杞为之使，恶干姜，畏牛膝、干漆，反乌头。（清·何本立《务中药性·卷一·草部》）

贯众

贯众苦寒咸软坚，能化诸骨哽塞咽，
破癥散瘕杀三虫，赤白带下血热崩，
鼻衄不止水调服，产后血气痛胀膨，
夏月痘疹出不快，漆疮作痒加油添。

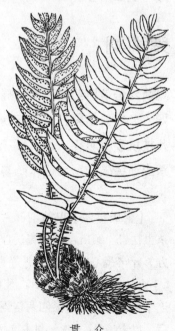

贯 众

【何氏自注】贯众味苦，微寒有毒，而能解邪热之毒，治崩中带下，产后血气胀痛。破癥瘕，发斑痘，王海藏快斑散用之。化骨哽，能软坚也。止鼻衄，水调服。漆疮作痒，油调涂之。能杀三虫，金疮止血。煎水洗头，去头风。置水缸中辟时疫。（清·何本立《务中药性·卷七·草部》）

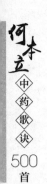

龟板

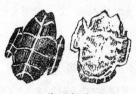

药用部分

龟板属水又属金，龟乃阴中之至阴，
益肾滋阴补阴血，性灵资智固补心，
四肢无力腰脚弱，专治劳热清骨蒸，
泄痢嗽疟胎产病，崩漏薇底五痔分。

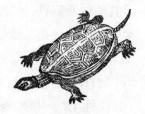

龟及龟板

【何氏自注】丹溪曰：龟板属金与水，大有补阴之功，而本草不言，惜哉！盖龟乃阴中至阴之物，集北方之气而生，故能补阴治血治劳也。李时珍曰：龟、鹿皆灵而有寿，龟首常藏向腹，能通任脉，故取其甲以补心、补肾、补血，皆以养阴也。鹿鼻常反向尾，能通督脉，故取其角以补命、补精、补气，皆以养阳也。乃物理之元微，神工之能事。观龟甲所主诸病，皆属阴虚血弱，自可心解矣。

附：龟尿所主、滴耳治聋：点舌下治大人中风舌瘫，小儿惊风不语。摩胸背治龟胸龟背。时珍曰：龟尿走窍透骨，故能治瘖聋，及龟胸龟背也。按：《岣楼神书》言龟尿磨瓷器能令软。磨墨书石能入数分，即此可以推矣。（清·何本立《务中药性·卷十六·鳞介部》）

鬼箭羽

鬼箭羽是遗祟药，卒暴心痛忽中恶，
妇人产后血结聚，或停胸胁或经络，
儿枕块硬小腹疼，加入红花延胡索，
杀虫通经破结瘕，研末嗜鼻祛鬼疰。

【何氏自注】鬼箭羽，一名卫矛，味酸苦涩，性寒，能破血瘕，通经落胎，杀虫祛祟。颂曰：古方崔氏疗恶疰在心，痛不可忍，有鬼箭羽汤。姚僧坦《集验方》疗卒暴心痛，忽中恶气毒痛，大黄汤并用之，并上方也，见《外台秘要》、《千金》诸书中。时珍曰：凡妇人产后血运，血结血聚于胸中，或偏于少腹，或连于胁肋者，四物汤四两倍当归，加卫茅、红花、延胡索各一两，为末煎服。鬼疰，以末嗜鼻。（清·何本立《务中药性·卷九·木部》）

桂圆（龙眼）

龙眼味甘性温平，归脾养血心悸停，
开胃益脾补虚损，益气益血助精神，
思虑劳伤心脾血，健忘惊恐如失魂，
调和五脏祛邪气，养心长智开聪明。

【何氏自注】龙眼肉味甘、性温。益脾长智，定心养血。心为脾母，故归脾汤用之。治思虑劳伤心脾，及肠风下血。心生血，脾统血，思虑过多，而亡脾伤则血耗。致有健忘、怔忡、惊悸诸病。归脾汤能引血归脾。肠风亦由血不归脾而妄行也。（清·何本立《务中药性·卷十·果部》）

桂枝

桂枝辛温和营卫，太阳膀胱太阴肺，
伤风自汗头疼痛，发汗解肌风邪闭，
横行手臂治胁风，温经通关血脉利，
寒实脉紧汗不出，兼与阳盛两般忌。

【何氏自注】桂枝辛甘而温，气薄升浮，入太阴肺、太阳膀胱经也。温经通脉，发汗解肌，能利肺气。《经》曰：辛甘发散为阳。治伤风头痛，无汗能发，中风自汗，有汗能止。此中风之"中"字，作伤风之"伤"字用，非东垣中腑中脏之中风也。自汗属阳虚，桂枝为君，芍药、甘草为佐，加姜枣名桂枝汤。能和荣实表，调和荣卫，使邪从汗出，而汗自止。亦治手足痛风、胁风，痛风有风痰、风湿、湿痰、瘀血、气虚、血虚之异。桂枝用作引经。胁风属肝，桂能平肝。东垣曰：桂枝横行手臂，以其为枝也。又曰：气薄则发泄，桂枝上行而解表则发热，肉桂下行而补肾。王好古曰：或问桂枝止烦出汗，仲景治伤寒发汗数处，皆用桂枝汤。又曰无汗不得用桂

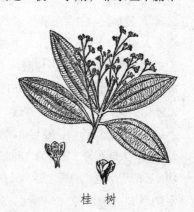

桂树

枝，汗多者桂枝甘草汤，此乃能闭汗也。二义相通否乎？曰：仲景太阳病，发热汗出者，此为荣弱卫强，阴虚阳必凑之，故以桂枝发其汗。此乃调其荣气，则卫气自和，风邪无所容，遂自汗而解。非若麻黄能开腠理，发出其汗也；汗多用桂枝者，以之调和荣卫，则邪从汗出汗自止。非桂枝能闭汗孔也。惟有汗者宜之。若伤寒无汗，则当以发汗为主，而不独调其荣卫矣。故曰：无汗不得服桂枝汤，有汗不得服麻黄汤也。《伤寒例》曰：桂枝下咽，阳盛则毙。承气入胃，阴盛则亡。故伤寒无汗之实邪与阳盛之证宜忌之。（清·何本立《务中药性·卷八·木部》）

蛤粉

蛤粉不必分蚌蜊，海咸河淡性小异，
清热行湿利水能，软坚化痰消积聚，
治疳止痢涂痈肿，痰嗽而肿睡不寐，
能利小便止遗精，白浊带下疗反胃。

【何氏自注】蛤粉，蛤用壳煅为粉，与牡蛎略同功。海藏曰：肾经血分药也。宋徽宗宠妃病痰嗽，面肿不寐，李防御治之三日不效，当诛。李技穷忧泣，忽闻市人卖嗽药，一文一帖，吃了今夜包睡得，色淡碧，李市之，恐药犷悍，先自试无害。遂并三帖为一，

海蛤（壳）

以进妃服之，是夕寝安嗽止、面肿亦消。帝大悦，赐李万金。李恐索方，乃寻访前卖药人，重价示之，即蚌壳煅粉，少加青黛也。以淡齑婆水加麻油数滴调服。又《圣惠方》：白蚬壳研粉米饮调，治咳嗽不止。蛤肉咸冷，但能止渴解酒，多食令人腹痛。牡蛎、蛤蜊、海蛤并出海中，大抵海物咸寒，功用略同，江湖蛤蚌无咸水浸渍，但能清热利湿，不能软坚也。江湖蛤水煅可也。蚬蛤背有花纹，兼能除烦热，利小便也。时珍曰：海蛤者，海中诸蛤烂壳之总称，不专指一蛤也。之才曰：蜀漆为之使，畏甘遂、芫花。

附：蚌。时珍曰：蚌与蛤同类而异形，长者通曰蚌，圆者通曰蛤。丹溪曰：马刀，蚌蛤蚬，大同小异，皆不宜久食，久食则助热生湿，动风生痰。时珍曰：蚌粉与蛤粉同功，皆产于水也。治病之要，只在清热行湿而已。《日华子》言其治疳，近有一儿病疳，专食此物，不复他食，亦一异也。（清·何本立《务中药性·卷十六·鳞介部》）

蛤蚧

蛤蚧咸平所主治，益水上源即补肺，
润肾益精助阳兴，肺痿咯血咳上气，
定喘止嗽止消渴，折伤通淋通经闭，
气虚血弱者正服，风寒咳嗽则不利。

【何氏自注】蛤蚧咸平，能补肺润肾，益精
助阳，治渴通淋，定喘止嗽。肺痿咯血，气虚血
竭者宜之，能补肺益水上源。时珍曰：补肺止渴，
功同人参。益精扶赢，功同羊肉。《经疏》曰：咳
嗽由风寒外邪者不宜用，出广南，首如蟾蜍，背
绿色，斑点如锦纹。雄为蛤，鸣声亦然，因声如
名。皮粗、口大、身小、尾粗为雄，皮细、口尖、
身大、尾小为雌，入药须雌雄两用，广西横州甚
多。牝牡上下相呼，累日情洽乃交，两相抱负，
自堕于地，人往捕之亦不知觉，以手分劈，虽死
不开，乃用熟稿草细缠，蒸过爆干，炼为房中之
药甚效。斅曰：其毒在眼，须去之。（清·何本立
《务中药性·卷十六·鳞介部》）

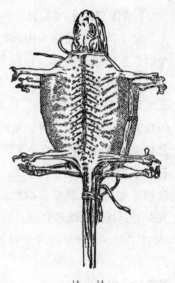

蛤 蚧

海参

海参气味性属阴，清润五脏入肾经，
益气养血润肾燥，滋阴益肾助生精，
吐血下血平肝火，咳嗽烦热清凉心，
滑利大肠通便闭，脾胃不和不宜清。

【何氏自注】海参，正名海撑，气味甘寒无毒，能滋阴养血。食品用之。
（清·何本立《务中药性·卷十六·鳞介部》）

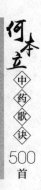

海狗肾

海狗肾咸性大热，补肾壮阳功最捷，
虚损劳伤精寒冷，苁蓉锁阳性同列，
在海取之名海狗，入山更名腽肭别，
梦与鬼交狐鬼魅，痃癖积块破癥结。

【何氏自注】海狗肾乃鱼之类，产海内，狗头鱼尾，两足。登岸入山成兽，更名腽肭兽，以今时广东所售鱼鹿茸、鱼鹿角、鱼虎骨，皆鱼变化之物，既能变鹿变虎，焉又不变狗乎？本草虽云水陆二种，功性则一，以此度之，即一物也。但鱼茸、鱼角、鱼虎骨，斯时广东极多，而海狗肾稀少，世所售者，难免无伪。《异鱼图》云：试其脐于腊月冲风处置盂浸之，不冻者真也。毁曰：此物置之器中，经年湿润如新者，真也。或置睡犬头上，其犬惊跳若狂者，为真也。（清·何本立《务中药性·卷十六·鳞介部》）

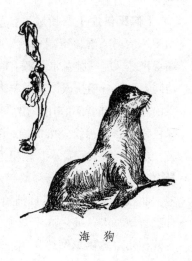

海 狗

海金沙

海金沙性味甘凉，淡渗膀胱利小肠，
二经血分之湿热，脾湿肿满及肾囊，
五淋膏血石热等，肾茎肿痛皆热戕，
伤寒大热加栀子，牙硝蓬砂治热狂。

【何氏自注】海金沙甘寒淡渗，除膀胱小肠血分湿热，治肿满五淋，肾茎作痛。栀子、牙硝、蓬砂，治伤寒热狂、大热，利小便，乃釜底抽薪之义，忌火，戕害也。（清·何本立《务中药性·卷六·草部》）

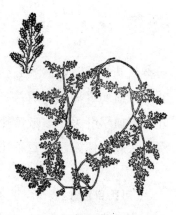

海金沙

海马

海马气味性甘温，妇人难产带于身，
临产烧末作饮服，手中握之能镇心，
暖水温脏壮阳道，血气疼痛破癥瘕，
外科海马拔毒散，恶疮肿毒点恶疗。

【何氏自注】海马雌雄成对，其性温暖，有
交感之义，故难产及阳虚房中方术多用之，如蛤
蚧郎君子之功也。虾性亦壮阳。郎君子似杏仁，
出南海罕有之物也。（清·何本立《务中药性·卷
十六·鳞介部》）

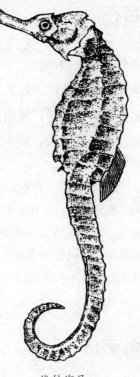

线纹海马

乌贼鱼

乌贼鱼性能益气，骨名海漂蛸便是，
专主肝经血分枯，崩癥瘕带月经闭，
吐衄泻血一切血，虫疮疟瘿止下痢，
聤耳出脓及耳聋，眼赤热泪点目翳。

【何氏自注】时珍曰：乌贼骨，厥阴血分药也。其味咸而走血也。故血枯、
血瘕、经闭、崩带、下痢疳疾，厥阴本病也。寒热疟疾、聋、瘿、小腹痛、阴
痛，厥阴经病也。目翳、流泪，厥阴窍病也。厥阴属肝，肝主血，故诸血病皆治
之。按：《素问》云：有病胸胁支满者妨于食，病至则先闻腥臊臭出清液，先唾
血，四肢清，目眩，时时前后血，病名曰血枯，得之少年时，有所大脱血，或醉
入房中，气竭肝伤，故月事衰少不来，治之以四乌贼骨一芦茹为末，丸以雀卵，
大如小豆，每服五丸，饮以鲍鱼汁，所以利肠中，及伤肝也，观此则其厥阴血分
无疑矣。（清·何本立《务中药性·卷十六·鳞介部》）

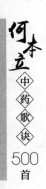

海石

海石味咸色微白，轻浮清肺上焦热，
降火止渴止咳嗽，咸能软坚化痰结，
头核脑痹去目翳，消瘤散瘿散痰核，
疗疮发背耳底脓，疝气消肿通淋塞。

【何氏自注】海石，一名浮石，一名水花，其味咸，能润下；其性寒，能降火。色白体轻，入肺清其上源，肺为水之上源。能止渴止咳，通淋软坚，除上焦痰热，消瘿瘤结核，顽痰所结，咸能软坚。按：余氏席上腐谈云：肝属木，当浮而反沉，肺属金，当浮而反沉，何也？肝实而肺虚也。故石入水则沉，而南海有浮水之石；木入水则浮，而南海有沉水之香木，虚实之反如此。海中水沫结成如此石也。（清·何本立《务中药性·卷十一·金石部》）

海桐皮

海桐古名今钉皮，古今药名有改移，
祛风去湿疗风蹶，腰膝疼痛脚不随，
能行经络达病所，血衄顽痹治风痱，
牙虫水漱疮疥洗，霍乱久痢服最宜。

【何氏自注】海桐皮，时珍曰：有巨刺如龟甲之刺，味苦，性温，入血分，祛风去湿杀虫，能行经络达病所，治风厥顽痹，腰膝疼痛。颂曰：古方多用浸酒治风蹶。南唐筠州刺史王绍颜撰《续传信方》云：顺年予在姑孰，得腰膝痛不可忍，医以肾脏风毒攻刺，诸药莫疗。因览刘禹锡《传信方》备有此验。修复一剂，便减五分，其方用海桐皮二两，牛膝、芎䓖、羌活、地骨皮、五加皮各一两，甘草五钱，薏苡仁二两，生地黄十两，并洗净焙干，绵裹入无灰酒内浸之，冬二七，夏一七，空心饮一盏，每日早午晚各一次，长令醺醺，此方不得添减。又能治疳䘌疥癣，治目赤，煎水洗。治牙虫，煎水服或含漱。其皮白坚且韧，作索不烂。又海桐皮煮汁能疗中恶霍乱及赤白久痢。（清·何本立《务中药性·卷九·木部》）

海鮀

海鮀性咸性微温，镇肝息风足厥阴，
小儿风疾诸般证，丹毒外贴发热清，
妇人积血崩带病，劳伤月分调月经，
善解河鱼毒成疾，汤火灼贴免攻心。

【何氏自注】海鮀，讹为海折，气味咸温，无毒。生熟皆可食，亦入厥阴血分也。（清·何本立《务中药性·卷十六·鳞介部》）

海藻

海藻润下以泄热，软坚行水消痰核，
瘰疬瘿瘤癥瘕聚，阴癀疝气痛肿结，
脚气水肿湿热病，消食利便治五膈，
昆布海带形虽异，功性相同免分别。

【何氏自注】时珍曰：海藻咸能润下，寒能泄热引水，故能消瘿瘤、结核、阴癀之坚聚，而除浮肿、脚气、留饮、痰气之湿热，使邪气自小便出也。之才曰：反甘草。时珍曰：按东垣李氏治瘰疬马刀，散肿溃坚汤，海藻、甘草两用之。盖以坚积之病，非平和之药所能取捷，必令反夺以成其功也。

附释：阴癀疝气者，《经》云：丈夫阴器连少腹肿急痛也。（清·何本立《务中药性·卷一·草部》）

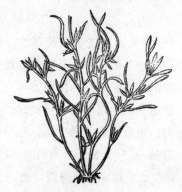

羊栖菜（海藻）

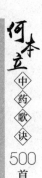

寒水石

寒水石有凝水名，盐精入土久结成，
斯时此物竟少有，真者入水水即凝，
其性大寒清大热，五脏伏热胃中停，
唐宋诸方石膏代，近用方解石同情。

（清·何本立《务中药性·卷十一·金石部》）

旱莲草

旱莲草即墨斗草，补肾滋阴浸酒好，
久服添精添骨力，固齿乌须黑到老，
能医眼疾膜遮睛，处处皆有易寻找，
肾虚牙疼止血痢，休云价廉不是宝。

【何氏自注】旱莲草，一名鳢肠。一名金陵草，一名墨斗草。气味甘、酸、平，无毒。主治血痢，针灸疮发、洪血不可止者，敷之立已。汁涂眉发，生速而繁，乌髭发，益肾阴，添精助骨力，止血排脓，通小肠，敷一切疮。熬膏点鼻添脑髓。《千金》云：当及时多收，其效甚速。《经疏》云：性凉不益脾胃，故《千金方》金陵煎丸，用姜汁和剂。苗如旋覆，实似莲房，断之有汁，须臾而黑，熬膏浸酒皆良。泄泻者勿饵。（清·何本立《务中药性·卷一·草部》）

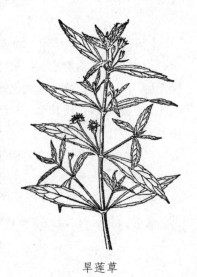

旱莲草

诃子

诃子味苦泄逆气，酸以降火而敛肺，
涩收脱肛肠风崩，调中开胃下食滞，
冷气腹胀胸膈满，呕逆痰嗽久泻痢，
开声止渴消痰水，气虚嗽痢初起避。

【何氏自注】诃子苦以泄气消痰，酸以敛肺降火。东垣曰：肺苦气上逆，争食苦以泄之，以酸补之。诃子苦重泄气。酸轻不能补肺，故嗽药不用。涩以收脱止泻，温以开胃调中，治冷气腹胀，膈气呕逆，痰嗽喘急，肺挟痰水，或被火伤，故宜苦涩敛之。治泻痢脱肛，肠风崩带，皆取其酸涩以收敛之。开音止渴，肺敛则音开，火降则渴止也。古方有诃子清音汤。然苦多酸少，虽涩

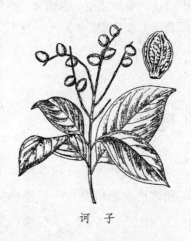

诃 子

肠而泄气，若气虚及嗽痢初起者忌服。同乌梅、倍子则收敛，同陈皮、厚朴则下气，得人参治肺虚寒嗽，得陈皮、砂仁治冷气腹胀，佐白术、莲子治虚寒久泻。佐樗皮治肠癖便血，同蛇床、五味、山茱萸、续断、杜仲治虚寒带下。从番来，番名诃黎勒，岭南亦有。六棱，黑黄色，肉厚者良。酒蒸一伏时，去核取肉用。生用清金行气，煨用温胃固肠；海鱼放涎凝舟，船不能行，投诃子汤，寻化为水，其化痰可知。
（清·何本立《务中药性·卷九·木部》）

何首乌

首乌甘温苦坚肾，补肝益血益气分，
添精敛精补骨髓，乌须黑发悦颜俊，
养血祛风强筋力，劳瘦风虚崩带病，
能医宿疾止恶疟，疮痔痛疡痈肿甚。

【何氏自注】何首乌味苦坚肾，甘益血，涩收敛精气，性温补肝，添精益髓，

养血祛风，强筋骨，乌髭发，令人有子，为滋补良药。气血太和，则劳瘦风虚，崩带疮痔，瘰疬痈肿，诸病自已，荣血调，则痈肿消。赤者，外科呼为疮帚。切庵曰：能止恶疟，益阴补肝，疟疾要药。此本草未言也。时珍曰：不寒不燥，功在地黄、天冬之上，此药流传虽久，服者尚寡，由于嘉靖初，邵应节真人以七宝美髯丹方上进世宗肃皇帝服饵，有效，连生皇嗣，于是，何首乌之方天下大行矣。有赤白二种，夜则藤交，一名交藤，有阴阳交合之象，赤雄入血分，白雌入气分，凡使赤白各半，泔浸，竹刀切片，用黑豆与首乌拌匀，九蒸九晒。时珍曰：茯苓为之使，忌诸血、无鳞鱼、萝卜、葱、蒜、铁器。（清·何本立《务中药性·卷一·草部》）

荷叶

荷叶协同荷叶蒂，性味相同不分义，

能散瘀血留好血，一切血病皆可待，

痘疮倒压色变黑，阴肿囊痒洗风病，

头面疙瘩雷头风，配合烧饭补脾胃。

【何氏自注】荷叶性味苦平，其色青，其形仰，其中空，其象震，感少阳甲胆之气，烧饭合药补助脾胃，而升发阳气。洁古枳术丸用之，正此意也。痘疮倒压者，痘疮已出，复为风寒外袭，则窍闭血凝，其点不长，或变黑色，此为倒压。必身痛，四肢微厥，但温肌散邪，则热气复行，而痘自出也，宜紫背荷叶散治之，盖荷叶能升发阳气，散瘀血，留好血，僵蚕能解结滞之气故也。此药易得而治人甚多，胜于人牙、龙脑也。治吐衄、崩滞，损伤产瘀，一切血证。洗肾囊风。东垣曰：雷头风证，头面疙瘩肿痛，憎寒壮热，状如伤寒，病在三阳，不可过用寒药重剂，诛伐无过。一人病此，诸药不效，余处清震扬治之而愈。用荷叶一枚，升麻五钱，苍术五钱，水煎温服、盖震为雷，荷叶之形象震体，其色又青，乃涉类象形之义也，郑奠一曰：荷叶研末，酒服三钱，治遗精极验。（清·何本立《务中药性·卷十·果部》）

核桃

核桃性热甘涩味，补气益血温养肺，
通利三焦补命火，虚寒喘嗽痰涩滞，
腰脚疼痛由肾虚，心腹疝痛肠风痢，
误吞铜器宜多食，痰火积热酒后忌。

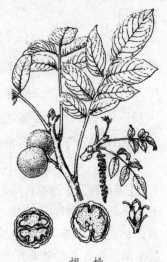

胡桃

【何氏自注】核桃即胡桃，味甘，性热。皮味涩，皮敛肺定喘，止嗽固肾涩精。肉润皮，汁青黑属水，入肾通命，利三焦，温肺润肠，补气养血。佐补骨脂，一水一火、大补下焦。胡桃属木，破故纸属火，有木火相生之妙。古云：黄柏无知母，破故纸无胡桃，犹水母之无虾也。时珍曰：三焦者，元气之别使；命门者，三焦之本原。命门指所抵之府而言，为藏精系胞之物。三焦指分治之部而名，为出纳腐熟之司，一为体，一为用也。命门其体非脂非肉，白膜裹之，在脊骨第七节，两肾中央，系着于脊，下通二肾，上通心肺。贯于脑，为生命之原，相火之主，精气之府，人物皆有之、生人生物，皆由此出。《内经》所谓"七节之旁，中有小心"是也。《灵枢·本脏论》已著其厚薄缓结之状。而扁鹊《难经》不知原委体用之分，以右肾为命门，谓三焦有名无状，而高阳生伪撰脉诀，承其谬说，以误后人，至朱肱《南阳活人书》、陈言《三因方论》、戴起宗《脉诀刊误》始著说辟之。夫肾命相通，藏精而恶燥，胡桃颇类其状，汁青黑，故入北方，佐破故纸润燥而调血，使精气内充，血脉通利，诸疾自除矣。三焦通利，故上而虚寒喘嗽，因能温肺化痰。洪迈有痰疾因晚对上遣使谕，令以胡桃肉二颗，生姜或片，卧时嚼服，即饮汤，复嚼桃、姜如前数，即静卧必愈，迈还玉堂如旨服之，及旦而痰消嗽止。又洪辑幼子病痰喘，凡五昼夜不乳食，医以危告，其妻夜梦观音授方，令服人参胡桃汤，如方服之而愈、明日剥去皮，其喘复作，仍连皮用，信宿而瘳。盖皮能敛肺也，胡桃、葱白、姜、茶等分，捣煎，能散寒发汗，下而腰脚虚痛，内有心腹疝痛、肠风赤痢，外而疮肿之毒，皆可治也。然动风痰助肾火，连皮同烧酒细嚼三枚，能久战也。但有痰火积热者少服，油者有毒，故杀虫治疮，壳外青皮压油，乌握发，若润燥养血则去皮用，欲敛涩则连皮用：胡桃合胡粉，拔去白须纳孔中，则生黑者。误吞铜钱，多食胡桃自化出也。胡桃与铜钱合嚼即成粉，可证矣。（清·何本立《务中药性·卷十·果部》）

鹤虱

鹤虱辛苦杀诸虫，虫啮心腹五脏同，
小儿腹痛时作止，虫痛面白嘴唇红，
大肠虫出不断绝，合蜜为丸治劳邛，
或研为末肉汁下，并可止疟洗疮脓。

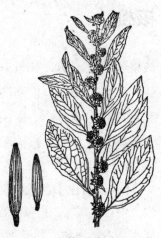

天名精（鹤虱）

【何氏自注】鹤虱苦辛，有小毒，杀五脏虫，治蛔啮腹痛，面白唇红，时发时止为虫痛，用肉汁调末服，大肠虫出不断，断之复生。行坐不得，研末水调服半两，自愈。合蜜为丸，如梧桐子大，每服三十丸，能杀瘵虫，又能止疟，洗疮亦良。（清·何本立《务中药性·卷七·草部》）

黑豆

黑豆甘寒能补肾，助水济火镇心静，
腰膝疼痛由肾虚，祛风散热水肿病，
妊娠腰疼胎不安，产后中风诸血证，
协同甘草解百毒，痘疮发狂试验应。

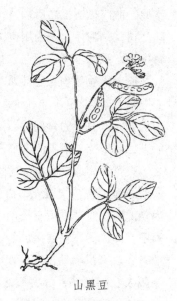

山黑豆

【何氏自注】黑豆甘寒，色黑属水，似肾，乃肾之谷也，豆有五色，各入五脏，故能补肾，镇心，肾水足则心火平。又能明目，肾水足则目明。又能利水下气，古方治水肿，单用，或加他药。又能散热祛风，炒熟酒沃饮其汁。治产后中风危笃，及妊娠腰痛，兼能发表，《千金方》云：一以祛风，一以消血结。又能活血，《产书》云：熟令烟尽，以酒淋服，能下产后余血。又能解毒，苏颂曰：古称黑豆解百毒，试之不然，又加甘草，其验乃奇。又能消肿止痛，捣涂一切肿毒，煮食能稀痘疮，又治痘疮，火毒发狂，同人中黄煮水饮，立平。畏五参、龙胆草、猪肉，忌厚朴，若犯之则动气。得前胡、杏仁、牡蛎、石蜜、猪胆汁良。（清·何本立《务中药性·卷十三·谷部》）

黑铅

黑铅属水入肾经，助水济火安定心，
能治上盛下虚病，气升不降眩运昏，
体重坠痰疗噎膈，明目乌髭益肾精，
解毒杀虫涂痈肿，实女无窍铤下阴。

【何氏自注】铅性甘寒，属肾，禀壬癸之气，水中之金，金丹之母，入石之祖丹，灶家必用之。安神解毒，坠痰杀虫，乌髭制为梳，以梳髭，固齿明目，以黑铅溶化入桑条灰，柳木搅沙筛末，每早擦牙，以水漱口，洗目，能固齿明目也。时珍曰：铅，其体重实，其性濡滑，其色黑，内通于肾，故《局方》黑锡丹、《宣明》补真丹皆用之。得汞交感，即能治一切阴阳混淆，上盛下虚，气升不降，发为呕吐、眩运、噎膈、反胃危笃诸疾，所谓镇坠之剂，有反正之功，但性带阴毒，病愈则止，不可多服，恐伤人心胃耳。铅之性又能入肉，故女子铅珠红耳即自穿孔，实女无窍者，以铅作铤，逐日纴之，久久自开也。（清·何本立《务中药性·卷十一·金石部》）

红花

红花破血入肝经，活血生血少阴心，
血热润燥清肿痛，经闭便难产血昏，
喉痹取汁服通塞，痘疹血热血紫清，
作成燕脂能解毒，盯耳滴耳点痘疔。

【何氏自注】红蓝花味辛、苦、微甘，性温，入肝经。破瘀活血，瘀行则血活，有热结于中，暴吐紫黑血者，吐出为好，吐未尽，加桃仁、红花行之。大抵鲜血宜止，瘀血宜行。润燥消肿止痛，凡血瘀癖则作肿作痛。治经闭便难，血运口噤，胎死腹中，非活血行血不能下。痘疮血热，喉痹不通。不能入心经生新血，须兼补血

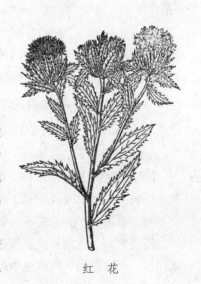

红花

115

药为佐使。市用染红作燕脂，燕脂活血解毒。痘疔挑破，以油燕脂涂之良。少用养血，多则行血，过用能使血行不止而毙。血生于心包，藏于肝，属于冲任。红花汁与之同类，故能行男子血脉，女子经水。按：《养疴慢笔》云：新昌徐氏妇，病产运已死，但胸膈微热，有名医陆氏曰：血闷也，得红花数于十斤乃可活，遂亟购得，以大锅煮汤盛三桶于窗格之下，将妇人寝其上熏之，汤冷再加，半日乃苏：此亦得唐许胤宗以黄芪汤熏柳太后风病之法。（清·何本立《务中药性·卷三·草部》）

红娘子

红娘子性有小毒，功比斑蝥功更速，
虽能益精壮阴痿，无如生子好淫欲，
行血活血通月经，微点结翳胀塞目，
瘰疬横痃疯狗咬，产后败血结满腹。

【何氏自注】 红娘子苦平有小毒，不可近目。时珍曰：厥阴肝经药也。能行血活血。《普济方》治目翳，拨云膏中与斑蝥同用，亦是活血毁结之义也。（清·何本立《务中药性·卷十七·虫部》）

厚朴

厚朴性温味苦平，入足阳明与太阴，
宽肠理气平胃土，消痰化食畅脾经，
温中去湿消胀满，行水夺虫破血癥，
霍乱泻痢腹冷痛，反胃呕逆喘咳声。

【何氏自注】 厚朴苦降，能泻实满；辛温，能泻湿满。王好古曰：《别录》言厚朴温中气，消痰下气。果泻气乎？益气乎？盖与枳实、大黄同用，则泻实满，所谓消痰下气是也。与橘皮、苍术同用，则除湿满，所谓温中益气是也。与解利

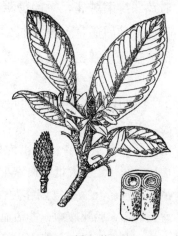

厚　朴

药同用，则治伤寒头痛。与泻利药同用，则厚肠胃。大抵味苦辛温，用苦则泻，用温则补。汪讱庵曰：胀满证多不同，清补贵得其宜，气虚宜补气，血虚宜补血，食积宜消导，痰滞宜行痰，挟热宜清热，湿盛宜利湿，寒郁宜散寒，怒郁宜行气。蓄血消瘀，不立专用行散药。亦有服参芪而胀反甚者，以挟食、挟血、挟热、挟寒，不可概以脾虚气弱治也。入足太阴阳明，平胃调中，佐苍术为平胃散，平湿土之太过，以致于中和，消痰化食，厚肠胃，行结水，破宿血，杀脏虫。治反胃呕逆，喘咳泻痢，冷痛霍乱，病愈则止，不宜多服，肉厚紫润者良，去粗皮，姜汁炒用。恶泽泻、硝石。忌豆，犯之则动气也。（清·何本立《务中药性·卷八·木部》）

胡黄连

胡黄连同黄连义，性味相同而小异，
入心去热益肝胆，果积伤脾厚肠胃，
骨蒸劳热五心热，能医三消及五痔，
妇人胎蒸小儿疳，惊痛霍乱温疟痢。

【何氏自注】 胡黄连味苦性寒，去心热，益肝胆，厚肠胃，治骨蒸劳热，五心烦热。（五心者，心窝、手心、足心是也）。治三消。（三消者，一渴而多饮为上消，《经》谓膈消是也；消谷善饥为中消，《经》谓消中是也；一渴而便数有膏为上消，《经》谓肾消是也。上消者，心移热于肺也；中消者，胃热也；下消者，肾热也）。疗五痔，（五痔者，一肛边生鼠乳出在外，时时出脓血者，牡痔也；一肛边肿，生疮而出血者，牝痔也；一肛边生疮，痒而复痛，出血者，脉痔也；一肛边肿、核痛，发寒热而出血者，肠痔也；一因便而清血随出者，血痔也）。又能治温疟泻痢，女子胎蒸，消果子积。为小儿惊痛良药。朱二允曰：解吃烟毒，合茶服之甚效。（清·何本立《务中药性·卷四·草部》）

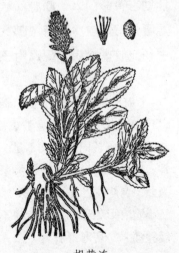

胡黄连

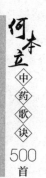

胡椒

胡椒大热大辛味，暖胃快膈能下气，
阴毒腹痛胃寒吐，散寒消痰消食滞，
牙齿疼痛散浮热，大肠寒滑之冷痢，
澄茄主治略相同，二味多食反伤肺。

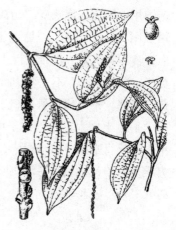

胡椒

【何氏自注】胡椒辛热纯阳，暖胃快膈，下
气消痰，治寒痰食积，肠滑冷痢，阴毒腹痛，胃
寒吐水，牙齿浮热作痛。合荜拔研末，散齿上，
即时缓痛。若加痛，即石膏证也，杀一切鱼肉鳖
草之毒。食料宜之，嗜之者众，多食损肺走气，动火发疮，痔瘘脏毒，皆不宜食
荜澄茄一类互种，主治略同。（清·何本立《务中药性·卷九·木部》）

胡芦巴

胡芦巴性壮元阳，冷气潜伏不归元，
能助右肾命门火，膀胱疝气并小肠，
温暖丹田阳虚冷，寒湿脚气用之良，
一切元脏虚冷病，配添附子与硫黄。

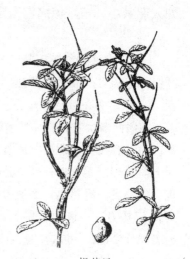

胡芦巴

【何氏自注】胡芦巴苦温纯阳，入右肾命门，
暖丹田，壮元阳，治肾脏虚冷，阳气不能归元，
与附子、硫黄同补命火不足。治瘕疝冷气，与茴
香、巴戟、川乌、川楝、吴茱萸并炒为末，酒湖
为丸，名胡芦巴丸，治大人、小儿小肠奔豚偏坠，
及小腹有形如卵，上下走痛不可忍者，及寒疝阴
囊肿痛，一切寒湿脚气，阳元不足之证。又张子
和《儒门事亲》云：有人病目不睹，思食若豆，即胡芦巴，频频不缺，不周岁而
目中微痛，如虫行人眦，渐明而愈。按此亦因其益命门之功，所谓益火之源，以
消阴翳是也。（清·何本立《务中药性·卷五·草部》）

胡萝卜

胡萝卜性色带赤，不论生熟皆可食，
性温味辛微蒿臭，能安五脏健气力，
宽胸利膈滑润肠，无分有疾与无疾，
下气补中调和胃，少食无损而有益。

【何氏自注】胡萝卜气味甘平，无毒。能宽中下气，散肠胃邪滞。安益五脏，有益无损。（清·何本立《务中药性·卷十四·菜部》）

脂麻

脂麻甘平清润肺，润养五脏补肺气，
填精补髓乌髭发，祛风除湿逐风痹，
小儿头疮生嚼敷，大小肠涩能通利，
壁虱专疗癫疯疾，麻油解毒诸疮配。

【何氏自注】脂麻，一名胡麻，一名巨胜子，性味甘平，能补肺气，益肝肾，润五脏，填精髓，坚筋骨，明耳目，耐饥渴，可以辟谷，但滑肠。与白术并用为胜。乌髭发，利大小肠。又云：治风先治血，血活则风散。胡麻入肝益血，故风药中常用之，郑奠一用壁虱、胡麻佐苦参、蒺藜，治大风疥癞，屡有愈者。能凉血解毒，生嚼敷小儿头疮，又炒焦嚼敷软疖，神效。油滑胎，疗疮熬膏药多用之，取其凉血解毒，止痛生肌也。（清·何本立《务中药性·卷十三·谷部》）

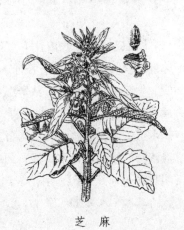

芝麻

虎耳草

虎耳草，治聤耳，捣汁滴耳内。痔疮肿痛者，阴干，烧烟，桶中熏之。（清·何本立《务中药性·卷七·草部》）

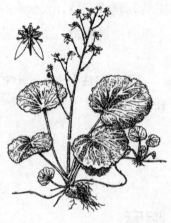

虎耳草

琥珀

琥珀性味气甘平，松脂入土久结成，
心肝血分消瘀血，镇心定魄定神魂，
癥瘕破血生肌肉，金伤止血效如神，
明目磨翳镇惊吓，通利小便治五淋。

【何氏自注】琥珀甘平，乃松脂入土年久结成。故能通塞以镇心定魂魄，疗癫邪。从镇坠药，则安心神。色赤入手少阴、足厥阴血分，故能消瘀血、破癥瘕、生肌肉、合金疮；从辛温药，则破血生肌。其味甘淡上行，能使肺气下降而通膀胱。《经》曰：饮食入胃，游溢精气，上输于脾，脾气散精，上归于肺，通调水道，下输膀胱。凡渗药皆上行而后下降，故能治五淋，利小便，燥脾土。从淡渗药，则利窍行水。然石药终燥，若血少而小便不利者，反致燥急之苦。又能明目磨翳。凡入药，用柏子仁末瓦锅煮半日，捣为末用。（清·何本立《务中药性·卷八·木部》）

瓠瓜

瓠瓜性滑甘平味，除烦止渴润心肺，
石淋黄肿腹胀满，通利水道通便闭，
口内鼻中肉烂疼，丹石热毒心中悸，
蔓须花叶解胎毒，龈肿露齿用子治。

【何氏自注】瓠瓜，匏瓜，壶芦瓢瓜，葫芦瓠，瓡悬瓠，蒲芦蒲瓜，皆此一类之瓜名也。时珍曰：此物名象其形，有可为酒器、饮器者，有可为瓢者，有可为乐器者，其圆者曰瓠，亦曰瓢，因其可以浮水，如泡如漂也。凡蓏属皆得称瓜，故曰瓠瓜、匏瓜、壶瓜，古人壶、瓠、匏三名皆可通称，初无分别，故孙愐《唐韵》云：瓠音壶，又音护、瓠、㽅、瓢，陶隐居《本草》作瓠、瓡。云是瓠类也。许慎《说文》云：瓠，匏也，又云：瓢，瓠也；匏，大腹瓠也。陆机《诗疏》云：壶，瓠也；又云：匏，瓠也。庄子云：有五石之瓠，诸书所言，其字皆当现壶同音，而后世以长如越瓜，首尾如一者为瓠，音护，瓠之一头有腹长柄者，为悬瓠，为蒲瓜，无柄而圆大形扁者为匏，匏之有短柄大腹者为壶，壶之细腰者为蒲芦，各分名色，迥异于古。以今添详其形状，虽各不同，而苗、叶、花、子性味则一，故兹不复分条焉。悬瓠，今人所谓茶瓢是也，蒲芦今之药壶芦是也。熟义恭《广志》谓之约腹壶，以其腹有约束，亦有大小二种也。壶芦有　种苦如胆者，有毒，食之令人吐利不止。本草虽有治肿、下水、吐蛔、疗疮之方，即稳合之证，亦宜少许。（清·何本立《务中药性·卷十四·菜部》）

川椒

川椒辛热纯阳气，发汗散寒咳伤肺，
能补右肾命门火，入脾燥湿温暖胃，
消食消胀消癖积，杀虫安蛔止久痢，
寒冷风湿皆可医，椒目行水消肿痔。

【何氏自注】川椒辛热纯阳。入肺发汗散寒，治风寒咳嗽。入脾暖胃燥湿，消食除胀，治心腹冷痛，澼痢痰饮，水肿吐泻。《千金方》：有人冷气入阴囊肿满，生椒择净帛裹着丸囊厚半寸，须臾热气大通，日再易，肿消，瘥。《梅师》用桂末涂亦良。入右肾命门补火，治肾气上逆，能下行导火归元，每日吞二十粒，大能温补下焦，阳衰溲数，皆下焦虚寒，能坚齿明目，破血通经，除癥安蛔、虫见椒则伏，仲景蛔厥乌梅丸用之。凡虫啮腹痛者，面白唇红，时发时止。杀鬼疰、虫鱼之毒，最杀劳虫，危氏神授丸用川椒炒出汗，为末，米饮下二钱。有人病传尸劳，遇异人传此方，服至二斤，吐出虫如蛇而安。惟肺胃素热者忌服。丹溪曰：食椒既久，则火自水中生，多被其毒也。秦

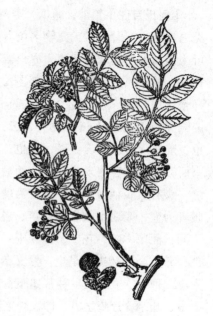

花 椒

产者为秦椒，俗名花椒，实稍大。蜀产者，肉厚皮皱，为川椒。闭口者杀人，勿用。微炒出汗，捣去里面之皮，取红用、名椒红。得盐入肾、入肺，杏仁为使。畏款冬花、防风、附子、雄黄、麻仁、凉水。椒乃玉衡星之精，辟疫伏邪。故岁旦饮椒柏酒。椒子名椒目，味苦辛，专行水道，不行谷道，能治水虫，除胀定喘，及肾虚耳鸣。（清·何本立《务中药性·卷九·木部》）

花乳石

花乳石入足厥阴，专治吐血出斗升，
能使瘀血化为水，打扑损伤血奔心，
死胎胞衣能催下，产后恶血血运昏，
金疮止血脓不作，多年障翳遮目睛。

【何氏自注】颂曰：花乳石古方未有，近世合硫黄同煅研末，敷金疮如神。人有仓卒中金刃伤者，不及煅制，但刮末敷之亦效。时珍曰：花乳石，旧无气味，今尝试之，其气平，其味涩而酸，盖厥阴经血分药也。其功专于止血，能使血化为水。酸以收之也，而又能下死胎，落胞衣，去恶血，恶血化则胎与胞无阻滞之患矣。东垣所谓胞衣不出，涩剂可以下之，故赤石脂亦能下胞胎，与此同义，葛可久治吐血出斗升，有花乳石散，《和剂局方》治诸血及损伤金疮、胎产，有花乳石散。皆云能化血为水，则此石之功，盖非寻常草木之比也。（清·何本立《务中药性·卷十一·金石部》）

滑石

滑石甘寒不伤胃，渗湿补脾甘益气，
寒能泻热降心火，开腠发表太阴肺，
下走膀胱而行水，通利六腑九窍闭，
中暑烦渴呕吐泄，黄疸水肿湿热痢。

【何氏自注】滑石之性，滑利窍，淡渗湿，甘补脾胃而益气，寒泻热而降心火。色白入肺，上开腠理而发表，肺主皮毛也，下走膀胱而行水，通六腑九窍津液，为足太阳膀胱经本药。治中暑烦渴，积热呕吐。黄疸、水肿、脚气、淋闭，偏主石淋、水泻、热痢，六一散加红曲治赤痢，加干姜治白痢，又治吐血、衄血，诸疮肿毒，为荡热除湿之要药。能消暑散结，通乳滑胎。时珍曰：滑石利窍，不独小便也，上开腠理而发表，是除上中之湿热，下利便溺而行水，是除中下之湿热，热去则三焦静而表里和，湿去则阑门通，而阴阳利矣。河间益元散通治上下表里诸病，盖是此意。益元散，一名天水散，一名六一散，取天一生水，地六成之之义，滑石六钱，甘草一钱，或加辰砂。盖滑石止渴，非实止渴，乃资其利窍，渗去湿热，则脾胃中和，而渴自止耳，若无湿小便利而渴者，内有燥热，宜滋润，或误服此，则愈亡津液，而渴转甚矣，故好古以为至燥之剂。石苇为之使。宜甘草，乃走泄之剂，故宜甘草以和之。（清·何本立《务中药性·卷十一·金石部》）

桦皮

桦皮北地所产木，皮作靴衬裹蜡烛，
烧烟熏纸成古画，油烟染须黑且速，
气味苦平疗黄疸，时行伤寒解热毒，
乳痈烧灰调酒饮，肺风诸疮皆可服。

时珍曰：桦木生辽东及临洮河州西北诸地，其木色黄，有小斑点红色。能收肥腻，其皮厚而轻虚软柔。皮匠家用衬靴里，及为刀靶之类，谓之暖皮。以皮捲蜡可作烛点，画工以皮烧烟熏纸，作古画古字，故名樗，俗省作桦字也。又能染须发，用桦皮一片，包侧柏一枝，烧烟，香油碗内盛烟，以手抹在须鬓上即黑也。其味苦，其性平，能疗诸黄疸，治伤寒时行热毒，豌豆等疮，乳痈肺风诸毒，烧灰存性，调酒服。遍身疮疥如疠及瘾疹瘙痒，面生风刺，妇人粉刺，并用桦皮散主之。其方桦皮（烧灰）四两，枳壳（去瓤，炒）四两，荆芥穗二两，炒甘草五钱，共为细末，杏仁（水煮过，去皮尖）二两，研成泥和匀，每服二钱，食后温酒调服，疮疥甚者日三服。厉风恶疮，宜先服此方数剂。（清·何本立《务中药性·卷九·木部》）

槐花

槐花未开槐米是，已开未开性不异，
同凉血分大肠肝，风热目赤赤白痢，
吐衄唾咯舌衄血，崩漏尿血肠风痔，
痈疽疔肿诸热毒，中风失音咽喉痹。

【何氏自注】槐花苦凉，入肝与大肠血分而
凉血，血凉则阴自足。治风热目赤，赤白泻痢，
吐衄唾咯，崩漏尿血，一切诸血。若舌上无故出
血如线者，名舌衄，炒研，掺之。治疗疮肿毒，
一切痈疽发背，不问已成未成，但焮痛者，皆治，
徽炒，酒煎服。凡人中热毒，眼花头晕，口渴舌
苦，心惊背热，四肢麻木，觉有红晕在背后者，
即取槐花一大抄，炒成褐色，用酒煎热服，取汗
即愈。如未退再炒一服极效。纵成脓者，亦无不
愈。中风失音，槐花炒变色，三更后仰卧嚼咽，
甚效。妇人白带不止，炒槐花、煅牡蛎，酒调服。
喉痹，炒研，吹喉，良。（清·何本立《务中药性·卷八·木部》）

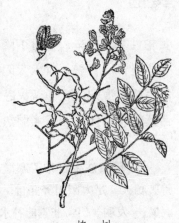

槐　树

槐角

槐角苦寒性纯阴，入足厥阴润肝经，
头眩烦闷疏风热，肠风五痔血热清，
阴疮湿痒乳痕核，明目止泪眼花昏，
杀虫固齿乌髭发，益气补髓又补精。

【何氏自注】槐角即槐实也，苦寒纯阴，入肝经气分。疏风热，润肝燥，凉
大肠。治烦闷风眩，痔血肠风。粪前有血名外痔，粪后有血名内痔，谷道努肉名
举痔，头上有孔名痔瘘，疮内有虫名虫痔。大法用槐角、地榆、生地凉血，芩
连、知柏清热，防风、秦艽祛风湿，芍、归、人参和血生血，枳壳宽肠、升麻

升提，治肠风略同。不宜专用寒凉，须兼补剂收功。阴疮湿痒。明目止泪，泪为肝热，能清肝也；固齿乌髭，十月上巳采，置渍牛胆中，阴干。每日食后吞一枚，明目补脑，发自还黑。肠风痔血，尤宜服之。又能杀虫，根皮洗痔亦佳。孕妇勿服，性滑堕胎。去单子及五子者，铜锤打碎，牛乳拌蒸。槐乃虚星之精也。

（清·何本立《务中药性·卷八·木部》）

黄柏

黄柏性寒苦微辛，性沉下降故属阴，
补水坚肾润肾燥，直入太阳膀胱经，
能泻相火退归位，虚劳火旺骨热蒸，
诸痿瘫痪小便结，下焦湿热总可清。

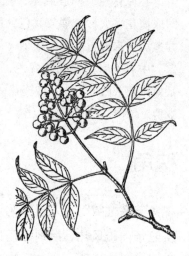

黄　柏

【何氏自注】黄柏苦寒微辛，沉阴下降，泻膀胱相火，足太阳引经药也。补肾水不足，坚肾润燥。《发明》曰：非真能补水也，肾苦燥，急食辛以润之。肾欲坚，急食苦以坚之也。柑火退而肾固，则无荡狂之患矣。按肾本属水，虚则热矣；心本属火，虚则寒矣。又能除湿清热，疗下焦虚骨蒸劳热者，阴虚生内热也。又治诸痿瘫痪。热胜则伤血，血不荣筋则软短而为拘，湿胜则伤筋，筋不束骨则弛长而痪。合苍术名二妙散，清热利湿，为治痿要药。或兼气虚血虚，脾虚肾虚，湿痰死血之不一，当随证加治。又肾火上浮，目赤、耳鸣及消渴、便秘、黄疸、水肿。按：王善夫病便闭，腹坚如石，腿裂出水，饮食不下。用治满利小便药，遍服不效。东垣曰：此奉养太过，膏粱和积热，损伤肾水，致膀胱干涸，小便不化，火又逆上，而为呕哕。《难经》所谓关则不得小便，格则吐逆者。《内经》所谓无阴则阳无以化也，遂处以比方大苦寒之剂，黄柏、知母各一两，酒洗，焙，研，桂一钱为引导，名滋肾丸。每服二百丸。少焉。前阴如刀刺火烧，溺出床下成流，肿胀遂消。又治水泻热痢，痔血肠风，漏下赤白，皆湿热为病也。又疗诸疮痛痒，头疮，研末敷之。凡口疮用凉药不效者，乃中气不足，虚火上炎。宜用反治之法、参术甘草补土之虚，干姜散火之标，甚者加附子或噙肉桂引火归元。又能杀虫安。久服伤胃，尺脉弱者禁用。若虚火上炎，服此苦寒之剂，有寒中之变。时珍曰：知母佐黄柏，滋阴降火，有金水相生之义。古云黄柏无知母，尤水母之无虾也。盖黄柏能制命门、膀胱阴中之火，知母能清肺金、滋肾水之化源。丹溪曰：君火者，人火也，心火也，可以水火灭，可以直折，黄连之属可以制之。相火者，天火也，龙雷之火也，阴火也，不可以水湿制之，当从其性而伏之，唯黄柏之属可以降之。按：火有虚火、实火、燥火、湿火、郁火、相火之异，虚火宜补，实火宜泻，燥火宜滋润，郁火宜升发，湿火由湿郁而为热，多病附肿。《经》所谓诸腹胀大，皆属于热；诸病胕肿，皆属于火是也。宜利湿清热而兼补脾，相火寄于肝肾，乃龙雷之火，非苦寒所能胜，宜滋阴养血，壮水之主，以制阳光。又按：诸病之中，火证为多，有本经自病者，如忿怒生肝火，焦思生心火之类是也。有子母相克者，如心火克肺金，肝火克脾土之类也。脏腑相移者，如肺火咳嗽，久则移热于大肠而泄泻，心火烦焦，久则移热于小肠而为淋闭之类是也。又有别经相移者，有数经合病者，当从其重者而治之。川产肉厚色深者良。生用降实火，蜜炙则不伤胃，炒黑能止崩带，酒制治上，蜜炙治中，盐制治下。（清·何本立《务中药性·卷八·木部》）

黄丹

黄丹入药莫过剂，坠痰去怯定心悸，
惊痫癫狂中忤恶，寒热疟疾止下痢，
消积杀虫治惊疳，熬膏拔毒去目翳，
铅粉主治性略同，丹入血分粉入气。

【何氏自注】成无己曰：仲景龙骨牡蛎汤中用黄丹，乃收敛神气，以镇惊也。好古曰：涩可去脱面固气。时珍曰：黄丹体重而性沉，味兼盐、矾，走血分，能坠痰去怯，故治惊痫、癫狂、吐逆、反胃有奇功。能消积杀虫，故治疳疾、下痢、疟疾有实绩。内服用水漂去盐硝、砂石，微火炒紫色，摊地上去火毒。外用熬膏药，贴恶疮肿毒，能解热拔毒，去腐长肉。胡粉即铅粉，亦可代黄丹熬膏药。（清·何本立《务中药性·卷十一·金石部》）

黄瓜

黄瓜甘寒有小毒，利水清热止渴速，
小儿热利同蜜煮，水病肿胀醋煮熟，
咽喉肿痛透硝吹，火眼肿痛水点目，
汤火伤灼取水扫，损多益少莫多服。

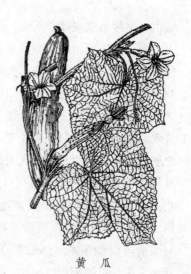

黄 瓜

【何氏自注】黄瓜。性味甘寒，有小毒。损
处多端，不可多食，且不宜多用醋也。（清·何本
立《务中药性·卷十四·菜部》）

黄花菜

黄花菜性凉清热，安益五脏利胸膈，
导滞利湿疗酒疸，小便赤涩能通彻，
根汁止衄治沙淋，大便后血润燥结，
吹乳乳痈擂汁饮，消肿止痛以渣贴。

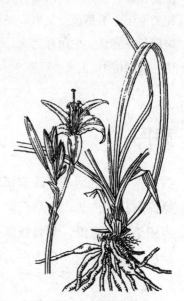

黄花菜

【何氏自注】黄花菜，即萱草，今人采其花燥
干而货之，名为黄花菜，其根似麦门冬。（清·何
本立《务中药性·卷十四·菜部》）

黄精

黄精原是土之精，久服不饥身体轻，
补中益气养阴血，益脾益胃润肺心，
添精补髓助骨力，祛风除湿壮健筋，
调和五脏无寒热，兼治癫疾虫蛀身。

【何氏自注】黄精能调和五脏气血，不寒不
燥，可谓佳矣。缘何服剂罕用，因其性行极缓，
不能骤以见功也。（清·何本立《务中药性·卷
一·草部》）

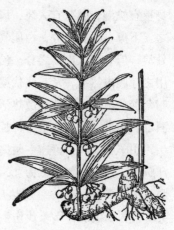

黄　精

黄连

黄连大苦大寒，入心泻脾镇肝强，
凉血燥湿散郁热，心积恶血痞胸膛，
解渴除烦止盗汗，调胃益胆又厚肠，
肠澼泻痢腹热痛，目疾胎毒痛肿疡。

【何氏自注】黄连大苦大寒，入心泻脾。王
海藏曰：泻心实泻脾也，实则泻其子。能镇肝凉
血，凡治血，防风为上部之使，黄连为中部之使，
地榆为下部之使。燥湿开郁解渴，单用能治消渴。

除烦益肝胆，厚肠胃，消心瘀，能去心窍
恶血，止盗汗，乃凉心之功。治肠澼泻痢，便血
曰澼，有脏连丸。湿、热郁而成痢，黄连治痢要
药。噤口者，热壅上焦，同人参煎汤呷之，但得
下咽便好。喻嘉言曰：下痢必先汗解其外，后调

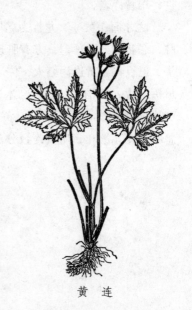

黄　连

其内，首用辛凉以解表，次用苦寒以攻里。《机要》云：后重宜下，腹痛宜和、身重宜除湿，脉弦宜去风，风邪内结宜汗，身冷自汗宜温，脓血稠黏宜重剂以竭之。下痢，赤属血分，白属气分。戴氏曰：俗谓赤热白寒者，非也，通作湿，热处治，但有新久虚实之分。治痞满燥湿开郁，仲景治九种心下痞五等泻心汤，皆用之疗腹内热痛，及心痛伏梁，伏梁乃心积退。目痛眦伤者，用人乳浸点，或合归芍等分煎汤，热洗，散热活血，治痛疽疮疡。凡诸痛痒疮，皆属心火。又能解酒毒、胎毒，小儿初生，合甘草为末，蜜糖调化咽之。又《传信方》羊肝丸治目疾，用羊肝一具，黄连一两捣丸，凡是目疾皆治。能定惊者，能镇肝也，又能止汗解毒。治疳同猪肚蒸为丸，能杀蛔，蛔得苦则伏，惟求寒为病者禁用，不宜久服，久服黄连、苦参，反热从火化也，䚡庵曰：炎上作苦，味苦必燥，燥则热矣。且苦寒沉阴，肃杀伐伤生和之气也。按：此言不惟黄连、苦参，凡药寒有寒毒，热有热毒，药以医病，中病即止，过服久服，益于此而损于彼矣，抑或反戈自戕耳。韩懋曰：黄连与肉桂同行，能交心肾于顷刻。时珍曰：治痢用香连丸，姜连丸用黄连、干姜；姜黄散用黄连、生姜；左金丸用黄连、吴茱萸。治口疮，用黄连、细辛，治下血，用黄连、大蒜。一阴一阳，寒因热用，热因寒用，最得制方之妙。治心火生用、虚火醋炒，肝胆火猪胆汁炒，上焦火酒炒。有吞酸嘈杂等证，有吐酸者，名酢心，宜黄连、吴茱萸降火开郁。若中焦火姜汁炒，下焦火敲水或童便炒，食积火黄土炒；治湿热在气分，吴茱萸汤炒，在血分，干漆煎水炒，点眼赤，人乳浸。时珍曰：诸法不独为之引导，盖辛制其苦寒，咸寒制其燥性，用者详之。

之才曰：黄芩、龙骨为之使，恶菊花、玄参、僵蚕、白鲜皮，畏款冬花、牛膝，忌猪肉。时珍曰：方有脏连丸、黄连猪肚丸，岂忌肉而不忌脏腑乎？能杀乌头、巴豆毒。黄连泻心火，佐以龙胆草泻肝胆火，石膏泻胃火，白芍泻脾火，知母泻肾火，黄柏泻膀胱火，木通泻小肠火。黄芩泻肺火，栀子佐之；泻大肠火，黄连佐之；柴胡泻肝胆火，黄连佐之；泻三焦火，黄芩佐之。郑奠一曰：热郁恶心，兀兀欲吐，用黄连数分甚效。（清·何本立《务中药性·卷四·草部》）

黄芪

黄芪固表益元气，温补三焦壮脾胃，
补气生血血生肌，补金生水补肾义，
内伤虚火与虚热，虚汗虚喘诸虚治，
疮痘用托排脓浆，表旺实火阴虚避。

【何氏自注】黄芪固表者，表虚无汗能发，有汗能止。元气者，有生之初之气也。温补者，其性温也，气虚体寒之人，用彼温补也。若气禀阳旺之人，反不相宜也。三焦者，上、中、下三焦也，在人身躯壳之内空处也。从胸至颈为上焦，心、肺所居处也。从胸至脐为中焦，脾胃所居之处也。从脐至小腹为下焦，肝、肾、大小肠、膀胱所居之处也。脾俗名为联贴，形似杀草之茅镰，故又名茅镰，饮食入胃，由脾运化，脾虚不能运化，则百病生焉，十二辰属牛羊膍，即百叶肚也，鸡鸟胵也，惟猴无脾以行消食也。胃即肚也，补气生血者，血阴而气阳也，阳生则阴长也，肌，肉也。补金生水，肺属金，肾属水，金为水母，虚则补其母，母能令子实，补肺所以益肾也，肾即腰子也。内伤者，七情、六欲、饮食、房劳之病也。疮痘用者，补气生血化成脓浆也，表旺者，寒邪盛也，实火者，口渴、舌燥，唇红、爪赤、咽喉肿痛、大便干结、小便赤热，一派实火之证也。阴虚避者，芪性甘温，补阳之力峻，恐阳愈盛而阴愈虚也。表旺、实火、阴虚，三者皆当避也。此举一隅以为例，则三隅而可知。后凡有甘温大热者仿此。

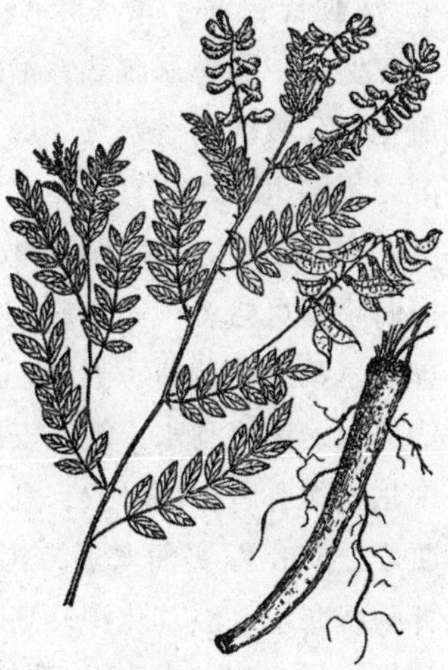

黄　芪

之才曰：茯苓为之使，恶龟甲、白鲜皮，畏防风。东垣曰：黄芪得防风，其功益大。乃相畏更相使也。（清·何本立《务中药性·卷一·草部》）

黄芩

黄芩性寒泻诸热，枯芩实芩有分别，
枯泻肺火实大肠，下气降火消痰膈，
往来寒热少阳证，五淋黄疸澼痢泄，
目赤痛肿孕安胎，失血喉腥因火迫。

　　【何氏自注】黄芩味苦入心，性寒胜热，泻
中焦实火，除脾家湿热，治澼痢腹痛，澼者，便
血也。凡腹痛，有寒热、虚实、食积、瘀血、痰
湿之不同也。寒痛宜温，热宜清，虚宜补，实宜
下，食宜消导，瘀血宜行散，痰湿宜化痰利湿。
痛时手不可按者，为实痛。按之而痛稍止者，为
虚痛。又能治黄疸、五淋、血闭、痈疽、疮疡及
诸失血，消痰利水，解渴安胎。东垣曰：黄芩之
中枯而飘香者，泻肺火，利气消痰，除风热，清
肌表之热；细实而坚者，泻大肠火，养阴退阳，
补膀胱寒水，滋其化源。高下之分与枳实、枳壳
间例。元素曰：黄芩之用有九：泻肺热，一也，
清上焦热、皮肤风热风湿，二也；去诸热，三也；
利胸中气，四也；消痰膈，五也；除脾经诸湿，
六也；夏月须用，七也；妇人产后养阴退阳，八

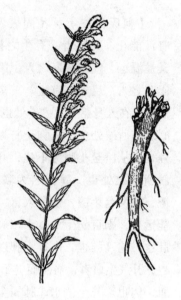

黄　芩

也；安胎，九也；酒炒上行，主上部积血，非此不能除。下痢脓血，腹痛后重，
身热久不能止者，与芍药、甘草同用之。凡诸疮痛不可忍者，宜芩、连苦寒之
药，详七下分身稍及引经药用之。丹溪曰：黄芩降痰，假其降火也。凡去上焦湿
热，须以酒洗过用。枯芩泻肺火，须桑白皮佐之。若肺虚者，多用则伤肺，必先
以天门冬保定肺气而后用之。黄芩、白术乃安胎圣药，欲以黄芩为寒而不敢用，
盖不知胎孕宜清热凉血、血凉则血不妄行，乃能养胎。黄芩乃上中二焦药，能降
火下行，白术能补脾也。罗天益曰：肺主气，热伤气，故身体麻木。又五臭入肺
为腥，故黄芩之苦寒，能泻火补气而利肺，治喉中腥臭。颂曰：张仲景治伤寒心
下痞满泻心汤丸四方，皆用黄芩，以其主诸热，利小肠故也。又太阳病下利不
止，喘而汗出者，葛根黄芩黄连汤。乃主妊娠安胎，散亦多用之。时珍曰：洁古

张氏言黄芩泻肺火，治脾湿；东垣李氏言枯等治肺火，实芩泻大肠火；丹溪朱氏言黄芩治上中二焦火；而张仲景治少阳证小柴胡汤，太阳少阳合病下利黄芩汤，少阳证下后，心下满而不痛泻心汤，并用之；成无己言黄芩苦而入心，泻痞热，是黄芩能入手少阴阳明、手足太阴少阳六经矣。盖黄芩气寒味苦，色黄带绿，苦入心，寒胜热，泻心火，治脾之湿热，一则金不受刑、一则胃火不流入肺，即所以救肺也肺虚不宜者，苦寒伤脾胃，损其母也。少阳之证，寒热往来，胸胁痞满，默默不欲饮食，心烦喜呕，或渴或咳，或小便不利。虽曰病在半表半里，而胸胁痞满，实兼心肺上焦之邪。心烦喜呕，默默不欲饮食，又兼脾胃中焦之证，故用黄芩以治手足少阳相火，黄芩亦少阳木经药也。成无己注《伤寒论》，但云柴胡、黄芩之苦。以发传邪之热，芍药、黄芩之苦，以坚敛肠胃之气，殊昧其治火之妙。杨士瀛《直指方》云：柴胡退热，不及黄芩。盖亦不知柴胡之退热，乃苦以发之，散火之标也；黄芩之退热，乃寒能胜热，折火之本也。仲景又云：少阳证，腹中痛者，去黄芩，加芍药；心悸，小便不利者，去黄芩，加茯苓。似与《别录》"治少腹绞痛，利小肠"之文不合，成氏言黄芩寒中，苦能坚肾，故去之，盖亦不然。至此当以意逆之，辨以脉证可也。若因饮寒受寒，腹中痛，及饮水心下悸，小便不利，而脉不数者，是里无热证，则黄芩不可用也。若热厥腹痛，肺热而小便不利者，黄芩其可不用乎？故善观书者，先求之理，毋徒泥其文。昔有人素多酒欲，病少腹绞痛不可忍，小便如淋，诸药不效，偶用黄芩、木通、甘草三味煎服，遂上。王海藏言：有人因虚服附子药多，病小便闭，服芩、连药而愈，此皆热厥之病也，学者其可拘乎？时珍云：予年二十时，因感冒咳嗽既久，且犯戒，遂病骨蒸发热，肤如火燎，每日吐痰碗许，暑月烦渴，寝食几废，六脉浮洪。遍服柴胡、麦门冬、荆沥诸药，月余益剧，皆以为必死矣。先君偶思李东垣治肺热如火燎，烦躁引饮而昼盛者，气分热也，宜一味黄芩汤，以泻肺经气分之火，遂按方用枯芩一两，水几钟，煎一钟，顿服。次日身热尽退，而咳嗽皆愈。药中肯綮，如鼓应桴，医中之妙，有如此哉。山茱萸、龙骨为之使，恶葱实，畏丹砂、丹皮、藜芦。（清·何本立《务中药性·卷四·草部》）

黄药子

黄药子性平无毒，凉泻马心肺热服，
诸疮恶毒能敷散，吐血衄血止血速，
项下瘿瘤第一方，同酒糟火内煨熟，
蛇犬咬伤涂疮口，天泡水疮研末扑。

【何氏自注】黄药子根气味苦平，无毒。《大明》曰：性凉，能治马心肺热疾，诸恶疮肿、喉痹、蛇犬咬毒，研水服之，亦含亦涂，能凉血降火，消瘿解毒。颂曰：孙思邈《千金月令》方，疗忽生瘿瘤一二年者，以黄药子根半斤，用无灰酒一斗，投药入瓶，固济瓶口，以糠烧一复时，待酒冷乃开，时时饮一杯，不令绝酒气，经三五日后，常把镜自照，觉消即停饮，不尔便令人项细也。又能治吐血咯血，同蒲黄研末，掌中舐之。鼻衄不止，研末，每服二钱，天泡水疮，以末扑之。（清·何本立《务中药性·卷七·草部》）

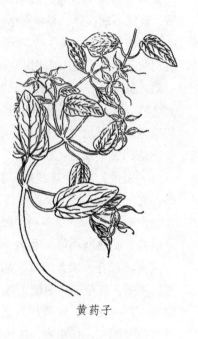

黄药子

茴香

茴香辛温气芳香，祛散肾邪救肝伤，
温暖丹田补命火，小肠冷气散膀胱，
癫疝阴疝阴囊肿，干湿脚气寒湿殃，
开胃下食止呕吐，多食损目且发疮。

【何氏自注】茴香有大茴，有小茴，有八角茴香，其性大同而小异。大茴辛热，入肾与膀胱，暖丹田，补命门，开胃下食，调中止呕。疗小肠冷

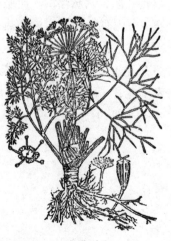

小茴香

气，癞疝阴肿。疝有七种，气、血、寒、水、筋、狐、癞也，乃肝经病，不属肾经，以厥阴肝脉络阴器也，多因寒湿所致，亦有挟虚者，当加参、术于温散药中，治干湿脚气。不宜多食，多食损目发疮。

小茴辛平，理气开胃，亦治寒疝，食料宜之。大如麦粒、轻而有细棱者，名大茴，出陕西；他处小者名小茴；自番舶来八瓣者。名八角茴香，炒黄用，得酒良，得盐则入肾，发肾邪，故治阴疝。受病于肝，见证于肾，用小茴一两为末，猪尿脬一个，连尿入药，酒煮烂为丸服。（清·何本立《务中药性·卷五·草部》）

火麻仁

火麻子仁性滑利，缓脾润燥大肠肺，
汗多津枯大便难，小便频数火攻胃，
通乳催生顺倒产，老人产后大便闭，
传治大肠出粪门，干落又出奇怪异。

【何氏自注】火麻仁甘平，滑利，脾胃大肠之药，能缓脾润燥，治阳明病，胃热汗多而便难，三者皆燥也，汗出愈多，则津枯而大便愈燥，仲景治脾约有麻仁丸。成无己曰：脾欲缓，急食甘以缓之，麻仁之甘，以缓脾润燥。张子和曰：燥皆三阳病。又能破积血，利小便，通乳催生，倒产者，吞十四粒即正。夏子益《奇疾方》治截肠怪病，大肠头出肛门寸余，极其痛苦，干则自落，又出，名为截肠病。若肠尽则不可治矣。但觉截时，用器盛脂麻油坐浸之，饮火麻仁汁数升即愈也，火麻子乃木谷也，故亦能治风，极难去壳，帛裹置沸汤，待冷悬井中一夜，晒干，就新瓦上去壳，捣用。畏茯苓、白薇、牡蛎。（清·何本立《务中药性·卷十三·谷部》）

藿香

藿香辛甘性微温，温散手足二太阴，
快气和中开胃口，霍乱吐泻绞腹心，
肺虚有寒上焦热，芳香之气畅脾经，
胎气不安吐酸水，能降诸气又能升。

【何氏自注】藿香叶辛甘微温，入手足太阴
经，快气和中，开胃止呕。若胃弱胃热而呕者，
忌用。能去恶气，进饮食。治霍乱吐泻，心腹绞
痛，肺虚有寒，上焦壅热。能理脾肺之气，古方
有藿香正气散，正气通畅则邪逆自除。出《交广
方》，茎有节，叶微似茄，古惟用叶，今枝、梗亦
用，因叶伪者多也。（清·何本立《务中药性·卷
五·草部》）

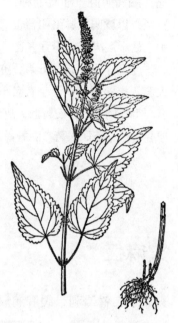

藿　香

鸡卵

鸡卵之性有两分，卵白性寒黄性温，
合而台之安五脏，补气补血开声音，
散热止嗽止久痢，顺产安胎定悸惊，
功性虽佳勿多食，过食停滞反闷心。

【何氏自注】鸡卵气味甘平，无毒。孙真人曰：微寒，畏醋。鼎曰：勿多食，
令人腹中有声，动风气。和葱、蒜食，令人气短；同韭子食，成风痛。共鳖肉
食，损人；共獭肉食，成遁尸，同兔肉食，成泄痢；妊妇以鸡卵鲤鱼同食，令儿
生疮；同糯米食，令儿生虫。时珍曰：小儿患痘疹，忌食鸡卵。及闻煎食之气，
令生翳膜。（清·何本立《务中药性·卷十五·禽兽部》）

鸡冠花

鸡冠花性微甘味，苗子皆凉性不异，
一切血病皆可服，吐衄便血赤白痢，
脱肛下血粪后红，肠风泻血五般痔，
产后血痛经不止，赤白崩带赤白配。

（清·何本立《务中药性·卷七·草部》）

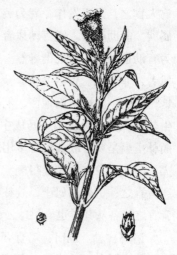

鸡冠花

鸡胵皮

鸡胵皮性甘涩滞，能消水谷止泻痢，
除热止烦止遗精，酒积膈消疗反胃，
崩带肠风小便血，牙疮乳蛾喉肿痹，
小儿食疟诸口疮，痈疽已溃敛口配。

【何氏自注】鸡胵皮，一名鸡内金，气味甘平，无毒，男用雌，女用雄。
（清·何本立《务中药性·卷十五·禽兽部》）

鸡肉

鸡肉总言性甘温，黄白红黑各分经，
补虚温中功则一，雄鸡属阳雌属阴，
乌骨鸡治鬼击死，鸡冠血涂额与心，
本草主治书九页，摘出要言略注清。

【何氏自注】宗奭曰：巽为风，为鸡，鸡鸣
于五更者，日至巽位，感动其气而然也。今有风

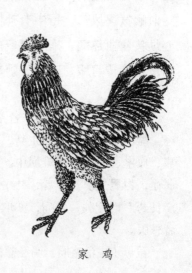

家　鸡

病人食之，无不发作，巽为鸡，信可验矣。丹溪曰：鸡属土而有金、木、火，又属巽，能助肝火。寇言动风者，习俗所移也。鸡性补，能助湿中之火，病邪得之为有助也，鱼、肉之类皆然。且西北多寒，中风者诚有之也。南方气温多湿，有风者，非风也。皆湿生痰，痰生热，热生风耳。时珍曰：《礼记》云：天产作阳，地产作阴，鸡卵生而地产，羽不能飞，虽为阳精，实属风木，是阳中之阴。故能生热动风，风火相扇，乃成中风。朱驳冠说为非，亦非矣。颂曰：鸡虽有小毒，而补虚羸是要，故食治方多用之。时珍曰：鸡虽属木，分而配之，则丹雄鸡得离火，阳明之象；白雄鸡得庚金，太阴之象；故辟邪恶者宜之，乌雄鸡属水，故胎产者宜之；黄雌鸡属土，故补脾胃者宜之；而乌骨者，又得水木之情气，故虚热者宜之，各从其类也。吴球云：三年翙鸡常食，治虚损，养血补气。

　　诸鸡食忌。诜曰：鸡有五色者，黑鸡白首者，六指者，四距者，鸡死足不伸者，并不可食。时珍曰：《延寿书》云：阉鸡能啼者，有毒，四月勿食抱鸡肉，令人作痈成漏。通明曰：小儿（五岁以下）食之生蛔虫，鸡肉不可合葫、蒜、芥、李食，不可合尤肝、犬肾食，并令人泄痢，同兔肉食成痢，同鱼汗食成心瘕，同鲤鱼食成痈疖。同獭肉食成遁尸，同生葱食成虫痔，同糯米食生蛔虫。（清·何本立《务中药性·卷十五·禽兽部》）

益母子

益母子性治略同，调经益精明目矇，
活血顺气逐风热，行中有补惟子隆，
心烦头痛血热病，崩中带下白与红，
胎产百病皆可服，茺蔚补阴功无穷。

　　【何氏自注】益母草一名茺蔚，味辛、苦，微寒，入手厥阴心包、足厥阴肝经。能消水行血，去瘀生新，调经解毒。瘀血去，则经调。治血风、血运、血痛、血淋、胎漏、产难崩中、带下。带脉横于腰间，病生于此，故名为带。赤属血，白属气。气虚者，补中益气兼升提。血虚者，养血滋阴而兼调气，为经产良药。消疔肿、乳痈，亦取其散瘀解毒，通大小便。然辛散之药，瞳子散大者忌服。

　　益母子主治略同。调经益精明目，血滞病目者宜之。活血顺气逐风，气行则血行，血活则风散，行中有补。治心烦头痛，血虚而热之候。胎产带崩，令人有子，有补阴之功。时珍曰：益母根、茎、花、叶、实，皆可同用。若治疮肿胎产，消水行血，则宜并用。若治血分风热，明目调经，用子为良。盖根、茎、花，叶专于行，子则行中有补也。（清·何本立《务中药性·卷三·草部》）

稷米

稷米甘寒配六谷，脾胃虚寒补不足，
补中益气肥身体，合成羊肉煮成粥，
寒血解暑止干呕，身有冷病不宜服，
痈疽发青熬黑涂，能解丹石苦瓠毒。

【何氏自注】时珍曰：稷与黍一类二种，黏者为黍，不黏者为稷，稷可作饭，黍可酿酒，犹稻之有粳与糯也。孙真人云：稷、脾之谷也，脾病者宜食之。（清·何本立《务中药性·卷十三·谷部》）

鲫鱼

鲫鱼性比诸鱼异，鲫鱼属土故开胃，
消渴饮水消水肿，调中实肠止热痢，
小儿哮喘妇人崩，酒积肠风滴血痔，
隔食反胃呕吐食，诸疮肿毒疗疝气。

【何氏自注】丹溪曰：诸鱼属火，独鲫鱼属土，虽有调胃实肠之功，若多食亦能动火。（清·何本立《务中药性·卷十六·鳞介部》）

碱

碱性辛苦温涩滞，消食磨积能破气，
噎膈反胃散痰结，过服多服则伤胃，
发面浣衣涤油垢，痈疽去腐点疣痣，
去湿涂痔杀牙虫，拳毛倒睫去目翳。

【何氏自注】碱性辛苦涩温，能消食磨积，去垢除痰，治反胃噎膈。点痣黡疣赘，与石矿灰等分，用小麦秆灰汁煎干为末，挑痣三点即瘥。发面，浣衣。去油垢多用之。此物乃蒿蓼之属，烧灰淋汁熬成，每百斤入粉面三斤，则凝淀如石。（清·何本立《务中药性·卷十二·卤石水土部》）

姜黄

姜黄辛苦黄入脾，兼入肝经血分宜，
下气破血除风痹，气胀血积心腹脐，
扑损破血消痈肿，手臂疼痛辟邪迷，
经闭癥瘕产后血，小儿胎寒腹痛啼。

【何氏自注】姜黄味苦、辛，性温，色黄入脾，兼入肝经。理血中之气，下气破血，除风消肿，功力烈于郁金，治气胀血积，产后败血攻心，通月经，疗扑损，消痈散瘀血，治癥瘕血块，止暴风痛，冷气下食，心腹结积，祛邪辟恶，能入手臂，治风寒湿痹，小儿胎寒腹痛，其证啼哭吐乳，大便色青，状若惊搐，出冷汗。其方用姜黄一钱，乳香二钱，没药二钱，为末，蜜丸，芡实大。每服一丸，钩藤煎汤化下。时珍曰：姜黄、郁金、莪术三物，形状功用皆相近，但郁金入心治血，而姜黄兼入脾，兼治气，莪术则入肝，兼治气中之血，为不同尔。古方五痹汤用片子姜黄，

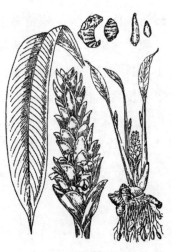

姜　黄

治风寒湿气手臂痛。戴原礼《要诀》云：片子姜黄能入手臂治痛，其兼理血中之气可知也。（清·何本立《务中药性·卷三·草部》）

豇豆

豇豆角甘微咸味，补肾健脾调营卫，
理中开胃和五脏，生精补髓益元气，
小便余沥食能止，吐逆消渴止泻痢，
饮汁能解鼠莽毒，惟有水肿人勿噬。

【何氏自注】豇豆，味甘咸平，无毒。有红、白数种，其豆可菜，可果，备用最多，豆中上品。（清·何本立《务中药性·卷十四·菜部》）

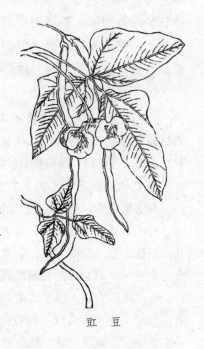

豇　豆

僵蚕

僵蚕辛咸性微温，祛风化痰风热清，
头风齿痛咽肿痹，中风痰壅喉失音，
丹毒瘙痒瘰疬核，妇人下乳小儿惊，
痰疟崩带诸血病，腹内龟病破瘕癥。

【何氏自注】僵蚕辛咸微温，僵而不腐，得清化之气，故能治风化痰，散结行经。蚕病则僵，故因以治风，能散相火逆结之痰，其气味俱薄，轻浮而升，入肺、肝、胃三经。治中风失音，头风齿痛，喉痹咽肿，炒为末，姜汤调下一钱，当出顽痰。又治丹毒瘙痒，皆风热为病，瘰疬结核，痰疟血病，崩中带下，风热乘肝之病，小儿惊疳，肤如鳞甲，由气血不足，亦名胎垢，以僵蚕煎汤浴之。下乳汁，灭瘢痕。若诸证由于血虚，而无风寒客邪者勿服。恶桑螵蛸、桔梗、茯苓、草薢。（清·何本立《务中药性·卷十七·虫部》）

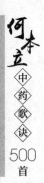
金银花

金银花叶性同功，又名左缠藤忍冬，
味甘补虚养阴血，性寒解毒治疮痈，
肠癖血痢腹胀满，清热止渴湿热风，
喉痹乳蛾诸热毒，五种尸疰二便通。

【何氏自注】金银花甘寒入肺，散热解毒，
清热即是解毒。补血者，凡味甘，皆补。疗风寒
养血止渴。丹溪曰：痈疽愈后发渴，黄芪六一汤，
吞忍冬丸切当，忍冬养血，黄芪补气、渴何由
作。治痈疽癣疥，杨梅恶疮，肠癖血痢，五种尸
疰，经冬不凋。一名忍冬，又名左缠藤，花叶同
功。花香尤佳，酿酒代茶，熬膏并妙。忍冬酒治
痈疽发背，一切恶毒。初起便服，奇效，干者亦
可，不及生者力速。忍冬五两，甘草一两，水二
碗，煎至一碗，再入酒一碗略煎，分三服，一日

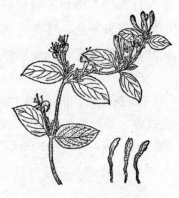

金银花

一夜吃尽。重者日二剂，服至大小肠通利，则药力到。忍冬丸照前分两，酒煮晒
干，同甘草为末，以所煮余酒打糊为丸。陈藏器曰：热毒血痢，浓煎服之，若为
末以糖调，常服，能稀痘疮。（清·何本立《务中药性·卷七·草部》）

金樱子

金樱子性甘酸味，性入三阴肾脾肺，
甘以悦脾止虚泻，酸以敛肺止久痢，
梦泄遗精小便数，温涩固精精滑秘，
合同芡实水陆丹，熬膏调酒活血气。

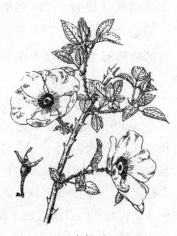

金樱子

【何氏自注】金樱子味酸涩，性温，入脾肺
肾三经。固精秘气，治梦泄遗精。和芡实为丸名

水陆丹，能益气固精。得痢便数，取其涩也。丹溪曰：经络隧道以通畅平和，而昧者取涩性为快，熬膏食之。自作不靖，咎将谁执。时珍曰：无故而食，以取快欲则不可。若精气不固者服之，何咎之有：取半黄者去刺核用。（清·何本立《务中药性·卷八·木部》）

荆芥

荆芥入肝经气分，炒黑血分诸血困，
发汗散风祛风湿，伤寒头痛中风证，
清头利咽治眼花，助脾消食产后病，
吐衄肠风痔漏崩，瘰疬疮家称为圣。

【何氏自注】荆芥辛苦而温，芳香而散，入肝经气分，兼行血分。其性升浮能发散，又能止冷汗，散风湿，清头目，利咽喉，治伤寒头痛，中风口噤，身强项直，口面㖞斜，目中黑花，其气温散，能助脾消食，通利血脉，治吐衄肠风，崩中血痢，产后血运，产后血去过多。腹内空虚，则自生风，故常有崩运之患，不待外风袭之也。荆芥最能散血中之风，又能治瘰疬疮肿，清热散瘀，破结解毒，为风病、血病、疮家圣药。李士材曰：风在皮里膜外，荆芥主之，非若防风能入骨肉也。之才曰：反鱼蟹、河豚、驴肉。（清·何本立《务中药性·卷二·草部》）

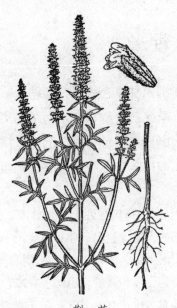

荆　芥

143

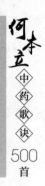

荆沥

荆沥性平甘淡味，去风化痰祛涎沫，
中风失音痰迷心，开通经络行血气，
头运目眩心烦热，消渴惊痫解热痢，
气虚食少人勿服，协同姜汁不凝滞。

【何氏自注】荆沥，即牡荆，俗名黄荆。截取尺余，架砖上，中间火炙，两头承取汁用：气味甘平，除风热，化痰涎，开经络，行血气。治中风失音，惊痫痰迷。眩运烦闷，消渴热痢，为祛风化痰妙药。气虚食少者忌之。《延年秘录》云：热多用竹沥，寒多用荆沥。丹溪曰：虚痰用竹沥，实痰用荆沥，并宜姜汁助送，则不凝滞。（清·何本立《务中药性·卷九·木部》）

粳米

粳米甘凉补脾胃，能助五脏六腑气，
早晚三收稻总名，南稻北粟地土异，
晚比早稻性更凉，清热止渴功加倍，
新米动气多胀满，陈久和缓不凝滞。

【何氏自注】粳米甘凉，得天地中和之气，能和胃补中，色白入肺，除烦清热，煮汁止渴，仲景白虎汤、桃花汤、竹叶石青汤并用之。以清热补不足，张义潜粥记，能畅胃气，生津液，每晨空腹食之，所补不细。汪䴔庵曰：今人终日食粥，不知其妙，追病中食之，觉与脏腑相宜，迥非他物之所能及也。粳米乃稻之总名也，有早、中、晚三收，晚者得金气多，性更凉，尤能清热。北粳凉，南粳温。白粳凉，红粳温。新米食之动气，陈糜米冲淡，可以养胃。煮汁煎药，亦取其调肠胃，利小便，去湿热，除烦渴之功。《集成》云：陈米饭紧作团，火煅存性，麻油腻粉调，敷一切恶疮，百药不效者。

洗米水能清热，止烦渴，凉血，利小便。（清·何本立《务中药性·卷十三·谷部》）

韭菜

韭菜辛温酸涩味，肝经血分行肺气，
归心益胃助肾阳，散瘀逐痰疗胸痹，
吐衄损伤一切血，噎膈反胃忧郁致，
汁徐狗咬蛇虫毒，收敛脱肛洗肠痔。

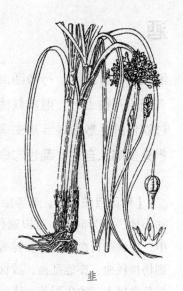

韭

【何氏自注】韭菜，辛温，微酸，肝之菜也。
入血分而行气，归心益胃，助肾补阳，除胃热，充
肺气，散瘀血，逐停痰。治吐衄，损伤，一切血
病，捣汁童便和服。噎膈，反胃，能消瘀血停痰
在胃口，致反胃及胃脘痛。丹溪曰：有食热物及
郁怒，致死血留胃口作痛者，宜加韭汁，桔梗入药，开提气血，有肾气上攻，致
心痛者，宜韭汁和五苓散为丸，空心茴香汤下。治反胃，宜用牛乳，加韭汁、姜
汁，细细温服，盖韭汁散瘀，姜汁下气消痰和胃，牛乳解热润燥补虚也。《单方
总录》曰：食不得入，是有火也；食久反出，是无火也。治法虽有寒热虚实之
别，要以安其胃气为本，使阴阳升降均平，呕逆自顺而愈矣。肠痔、脱肛，捣汁
洗之。能解药毒、食毒、狂犬、蛇虫毒。多食昏神，热病后不宜食。不可同蜜
食。（清·何本立《务中药性·卷十四·菜部》）

韭子

韭子性温味甘辛，入足厥阴并少阴，
补益命门及肝肾，下元虚冷助精温，
溺血遗沥小便数，腰膝冷痛脚痿筋，
妇人白淫与白带，男子白浊梦遗精。

【何氏自注】韭子，辛甘而温，补肝肾，助命门，暖腰膝。治筋痿、遗尿、
泄精、溺血、白淫、白带。《经》曰：足厥阴病则遗尿。思想无穷，入房太甚，
发为筋痿，及为白淫。韭子同龙骨、桑螵蛸，能治诸病，以其入厥阴，补肝肾命
门，命门者，藏精之府也。（清·何本立《务中药性·卷十四·菜部》）

酒

酒性少饮方为贵，行血活血和血气，
入药引药往上行，戚友叙情宽胸臆，
过饮伤神耗散血，湿热生痰诸疾致，
损处多端人自忖，乱性忘命忘礼义。

【何氏自注】酒，辛者能散，苦者能降，甘者居中而缓，厚者热而毒，淡者利小便，用为向导，可以通行一身之表，引药至极高之分。热饮伤肺，温饮和中，少饮则行血和气，壮神御寒，遣兴消愁，辟邪逐秽，暖水脏，行药势，过饮则伤神耗血，亦能乱血，故饮之身面俱赤，损胃烁津，动火生痰，发怒助欲，酒是色之媒人，致生湿热，诸病饮过，则相火昌炎，肺金受烁，致生痰嗽，脾因火而困急，胃因火而呕吐，心因火而昏狂，肝因火而善怒，肝因火而善，胆因火而忘惧，肾因火而精枯，以致吐血、消渴、劳伤、蛊膈、痈疽、失明，为害无穷。汪颖曰：人知戒早饮，而不知夜饮更甚，醉饱就床，热壅三焦，伤心损目。夜气收敛，酒以发之，乱其清明，劳其脾胃，停湿动火，因而致病者多矣。朱子云：以醉为节可也。凡一切毒药，与酒同食者，难治。又云：酒得咸而解者，水制火也。酒性上而咸润下也。

畏枳椇、葛花、赤豆花、绿豆粉者，寒胜热也。（清·何本立《务中药性·卷十三·谷部》）

桔梗

桔梗上浮似舟辑，能泻肺经气分热，
心胃气血举开提，表散寒邪利胸膈，
头面咽喉口舌疮，痰壅喘咳鼻齆塞，
目赤舌痛心肺火，内漏下痢肺火迫。

【何氏自注】好古曰：桔梗之性微温，味苦、辛。味厚气轻，阳中之阴，升也，入手太阴肺经。

元素曰：桔梗清肺气，利咽喉，其色白，故为肺

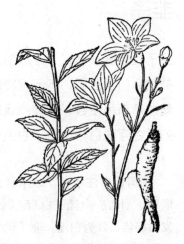

桔梗

部引经，与甘草同行，为舟楫之剂。如大黄苦泄峻下之药，欲引至胸中至高之分成功，须用辛甘之剂升之。臂如铁石入江，非舟楫不载。所以诸药有此一味，不能下沉也。时珍曰：朱肱《活人书》治胸中痞满不痛，用桔梗、枳壳，取其通肺利膈下气也。张仲景《伤寒论》治寒实结胸，用桔梗、贝母、巴豆，取其温中消谷破积也。又治肺痈唾脓，用桔梗、甘草，取其苦辛清肺，甘温泻火，又能排脓血，补内漏也。其治少阴证二三日咽痛，亦用桔梗、甘草，取其苦辛散寒，甘平除热，合而用之，能调寒热也。后人易名甘桔汤，通治咽喉口舌诸病。宋仁宗加荆芥、防风、连翘、遂名如圣汤，极言其验也。案王好古《医垒元戎》载之颇详，云：失音，加诃子；声不出，加半夏，上气，加陈皮；涎嗽，加知母、贝母；咳喘，加五味子；酒毒，加葛根；少气，加人参；呕，加半夏、生姜；唾脓血，加紫菀；肺痿，加阿胶；胸膈不利，加枳壳；心胸痞满，加枳实；目赤，加栀子、大黄；面肿，加茯苓；肤肿，加黄芪；发斑，加防风、荆芥；疫毒，加牛蒡子、大黄；不得眠，加栀子。丹溪曰：干咳嗽，乃痰火之邪郁在肺中，宜苦梗以开之。痢疾腹痛，乃肺金之气郁在大肠，亦宜苦梗开之，后用痢药。此药能开提气血，故气药中宜用之。之才曰：畏龙胆草、白及，忌猪肉。（清·何本立《务中药性·卷一·草部》）

菊花

菊花得受金水精，益金益水是此因，
生金平木肝风息，助水制火固凉心，
明目养血去翳膜，风热眩运头目清，
湿痹游风同一理，黄白红紫各分经。

【何氏自注】菊花味兼甘苦，性禀平和，备受四气，冬苗、春叶、夏蕊、秋花包，以霜露，得金水之精居多。能益金水二脏，以制火而平木，木平则火息，火降则热除。故能养目血，去翳膜。治头目眩运，散湿痹游风。黄者入阴分，白者入阳分，红紫入血分，以单瓣味甘者入药。

之才曰：枸杞、地骨皮为之使。（清·何本立《务中药性·卷七·草部》）

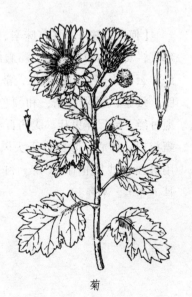

菊

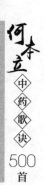

柑瓤

甘瓤大寒性无毒，肺胃有火人所欲，
醒酒止渴利小便，多食生痰泻完谷，
皮能下气调中气，伤寒食复与劳复，
叶治聤耳流脓水，捣汁滴耳愈即速。

【何氏自注】食复，劳复，乃病伤寒愈后，或伤饮食，或劳役复发也。
（清·何本立《务中药性·卷十·果部》）

卷柏

卷柏生破止炒黑，癥瘕血闭久子绝，
女子阴中寒热痛，肠风脱肛散淋结，
五脏百邪鬼魅啼，月候不匀通经脉，
头风痿躄止咳嗽，强阴益精和颜色。

【何氏自注】卷柏气味辛、平。主治五脏
邪气，女子阴中寒热痛，癥瘕血闭绝子。《本
经》云：止咳逆，治脱肛，散淋结，中风头
眩，痿躄，强阴益精，和颜色。《别录》曰：
通月经，治尸疰鬼疰。腹痛百邪、鬼魅啼泣。
甄权曰：镇心，除面皮于头风，暖水脏。生
用破血，炒黑止血。（清·何本立《务中药
性·卷三·草部》）

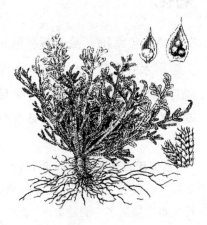

卷　柏

148

决明子

决明子性入肝经，味咸补肾益肾精，
补肝明目利五脏，热泪风眼风热清，
敷散太阳头目肿，鼻衄不止贴胸心，
圃中种有蛇不入，研末水调搽疮疗。

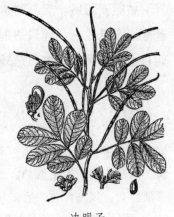

决明子

【何氏自注】时珍曰：《相感志》言，圃中种决明，蛇不敢入。丹溪言，决明解蛇毒，本于此也。惟决明子入肝经，除风热，益肾精，明目。瞳子神光属肾，日华子曰：明目甚于黑豆，作枕治头风。其新鲜苗角不宜食，食之反生风也。恶火麻仁。（清·何本立《务中药性·卷七·草部》）

口津唾

口津唾味甘咸平，皮毛小疮唾涂灵，
以唾舔目退目翳，舌舔指甲擦目明，
鬼能变化畏口唾，多唾鬼身现真形，
毒蛇鳌伤先尿洗，次用唾涂效如神。

【何氏自注】时珍曰：唾津，乃人之精气所化。人能每日漱口擦齿，以津洗目，及常时以舌舔拇指甲楷目，久久令人光明不昏。又能退翳，凡人有云翳，但每日令人以舌舔数次，久则真气及，自然毒散翳退也。《范东阳方》云：凡人魇死，不得叫呼，但痛咬脚跟，及掐拇指甲根，多唾其面，徐徐唤之自省也。按：《黄震日抄》云：晋时南阳宗定伯夜遇鬼，问之，答曰：我，新死鬼也。问其所恶，曰：不喜唾耳。急持之他为羊，恐其变化，因大唾之，卖得千钱，始知鬼畏唾也。（清·何本立《务中药性·卷十八·人部》）

苦参

苦参味苦气纯阴，入肾补阴固益精，
养肝益胆安五脏，天行时毒大热清，
苦能燥湿寒胜热，肠风热痢积聚癥，
明目止泪疗黄疸，大风疥癞虫蛀身。

【何氏自注】苦参苦燥湿，寒胜热，沉阴主胃、补阴益梢，养肝胆，安五脏。湿热去则血气和平，而五脏自安；利九窍，生津止渴，明目止泪，泪为肝热。治温病血痢，纯下清血者，风伤肝也，宜散风凉血，下如豆汁者，湿伤脾也，宜清热渗湿。治肠风溺赤、黄疸、酒毒。热生风，湿生虫，又能祛风逐水杀虫，治大风疥癞，然大苦大寒，肝肾虚而无热者，勿服。张从正曰：凡药皆毒也，虽苦参甘草，不可不谓之毒，久服必偏胜为患。《经》曰：五味入胃，各归其所喜，攻久而增气、物化之常也，气增而久，夭之由也。王冰注曰：气增不已，则脏有偏胜，偏胜则脏有偏绝，故令人暴夭。《笔谈》云：久用苦参擦牙，遂病腰痛，由其气伤肾也。《经》又曰：大毒治病，十去其六；常毒治病，十去其七；小毒治病，十去其八；无毒治病，十去其九，谷肉菜果，食养尽之，无使过之，伤其正也。按：人参补脾，沙参补肺，紫参补肝，丹参补心，玄参补肾，苦参不在五参之内，然名参者皆补，糯米泔浸去腥气，蒸用。

玄参为使，恶贝母、菟丝、漏芦，反藜芦。(清·何本立《务中药性·卷四·草部》)

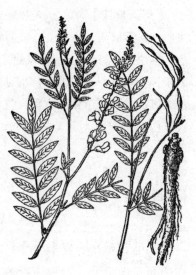

苦　参

苦瓜

苦瓜苦寒性无毒，暑热之时可常服，
劳乏心烦清心火，热泪赤眼食明目，
一切热证俱无忌，寒体之人自不欲，
子性苦甘固益气，能熄欲火壮阳速。

【何氏自注】苦瓜，味苦寒，无毒，能除邪
热，解劳乏，清心明目。子味苦甘，无毒，益气
壮阳。（清·何本立《务中药性·卷十四·菜部》）

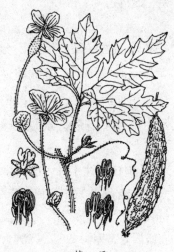

苦　瓜

苦荬

苦荬性寒微苦味，益心和血兼益气，
能调十二经脉通，霍乱吐泻止热痢，
喉痹肿痛蛇虫咬，血淋尿血熏洗痔，
汁涂疗肿拔根出，恶痈滴卜立时溃。

【何氏自注】苦荬，苦寒，无毒，不可共蜜
食，令人作肉痔。脾胃虚寒人不宜食。（清·何本
立《务中药性·卷十四·菜部》）

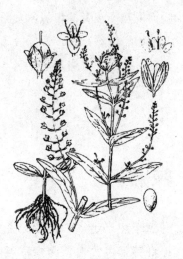

水苦荬

款冬花

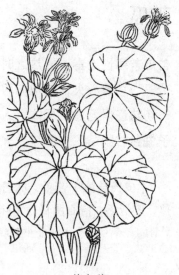

款冬花

冬花辛温性纯阳，治嗽不分热与凉，
泻热润肺除烦渴，哮喘咳逆肺气昂，
痰嗽带血肺痈血，喉痹亦由肺火强，
定惊明目平肝热，紫菀同行性更长。

【何氏自注】好古曰：款冬花性纯阳，入手太阴肺经。《本草汇》曰：隆冬独秀，先春开敷，得胃之体，先肝之用，故为温肺理嗽之最。大抵咳必因寒，寒为冬气，入肺为逆。款冬花非肺家专药，乃使肺邪从肾顺流而出也。款冬花同百合等分蜜丸，名百花膏，治咳嗽痰血。凡阴虚劳嗽通用款冬花、紫菀、百部、百合、沙参、生地、麦冬、五味、知、柏、芩、芍。如内热骨蒸，加牡丹皮、地骨皮。若嗽而复泻者，为肺移热于大肠、脏腑俱病；嗽而发热不止者，为阴虚火炎，皆难治。定惊明目者，款冬花之性又能平肝也。之才曰：得紫菀良，杏仁为之使，恶皂荚、消石、玄参，畏贝母、辛夷、麻黄、黄芪、黄芩、连翘、青葙，虽畏贝母，得之反良。（清·何本立《务中药性·卷一·草部》）

辣椒

辣椒辛热辛走气，九损一益君须记，
少食开胃进饮食，多食损肝肠与肺，
咳嗽吐衄肠胃血，热证逢之更加倍，
助火昏目损目睛，上闭咽喉下发痔。

【何氏自注】辣椒，有名海椒者，有名斑椒者，有名辣子者，各方土名不同，皆一物也。（清·何本立《务中药性·卷十四·菜部》）

萝卜

萝卜生升熟降气，其性属土补脾胃，
解酒止渴利二便，宽中化痰消食滞，
散瘀止嗽止吐衄，生捣汁疗噤口痢，
遇烟熏伤噙汁解，面毒豆腐积能制。

【何氏自注】萝卜，一名莱菔，辛甘，属土。生食升气，熟食降气，宽中化痰，散瘀消食。丹溪曰：气升则食自降。治吐血、衄血、咳嗽、吞酸，利二便，解酒毒、制面毒、豆腐积，生捣汁治噤口痢，止消渴，涂跌打、汤火伤灼。多食渗血，故白人髭发。服地黄、首乌者忌之。生姜以制其毒。夏月食其菜数斤，秋少患痢，冬月以菜叶摊屋瓦上任霜霄打压，至立春收之，煎汤饮治痢极佳。若有人避难入石洞中，贼烧烟熏之，口含莱菔一块，烟不能毒，嚼汁搐水亦可。王荆公患偏头痛，捣莱菔汁，仰卧，注两鼻孔内，数十年之患，注二次而愈。（清·何本立《务中药性·卷十四·菜部》）

莱菔子

莱菔子性辛入肺，甘走脾经消食滞，
升散风寒吐风痰，宽胸利膈消胀气，
气嗽痰喘咳脓血，后重腹疼调下痢，
饮食停滞痘疹隐，冲利大肠风气闭。

【何氏自注】莱菔子，辛入肺，甘走脾，长于利气，生能升，熟能降。升则吐风痰，散风寒，宽胸膈，发痘疹，降则定痰喘咳嗽。调下痢后重、止腹内痛，皆利气之功。丹溪曰：莱菔子，治痰有冲墙倒壁之功。痰嗽，喘促、吐脓血，研末煎汤服。（清·何本立《务中药性·卷十四·菜部》）

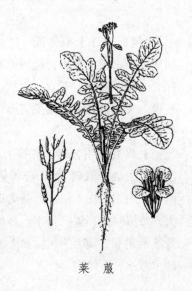

莱菔

兰草

兰草性与泽兰异，泽兰入血兰草气，
饮食肥甘成消渴，久积陈郁疏气滞，
杀虫辟恶行水道，胸中痰癖又诸痹，
东垣方中常用之，其味甘寒能清肺。

【何氏自注】泽兰走血分，故能消水肿，除痈毒，破瘀除癥，而为妇人要药。兰草走气分，故能利水道。除痰癖，杀虫辟恶，而为消渴良药。《经》曰：谷食肥甘，搏为消渴，治之以兰除陈气也（清·何本立《务中药性·卷三·草部》）

狼毒

狼毒苦辛有大毒，黑豆水煮醋炒熟，
每服或分或几厘，九种心痛止痛速，
连年积冷在心胸，阴疝睾丸缩入腹，
生用涂箭射猛兽，落马坠车瘀血逐。

【何氏自注】狼毒苦、辛，有大毒。用则必须黑豆煎水漂去其毒，能治九种心痛，一虫、二蛙、三风、四悸、五食、六饮、七冷、八热、九气也。又治连年积冷流注心胸，及落马、坠车、瘀血、中恶等证。

九痛丸方用狼毒（炙香），吴茱萸（汤泡），巴豆（去油，取霜），干姜（炮），人参各一两，附子（炮，去皮）三两，共为末，炼蜜丸梧桐子大，每服一丸，温酒送下。搽涂疥癞疮毒，及熬膏涂箭射兽，则生用也。（清·何本立《务中药性·卷五·草部》）

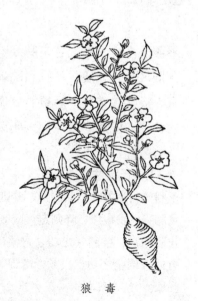

狼　毒

雷丸

雷丸生时在竹林，竹叶津气所结成，
必候雷鸣惊竹叶，叶水坠地得此名，
功专杀虫清胃热，筋肉变化似虫形，
消积除热追蛊毒，腹内应声虫食人。

【何氏自注】雷丸味微甘平，有小毒，入胃、
大肠经，功专消积杀虫，逐蛊毒，清胃中热。昔
杨勔得异疾，每发语，腹是有小声应之，久渐声
大，有道士曰：此应声虫，但读本草，取不应者
治之。读至雷丸不应，服之而愈。筋肉化虫之疾，
详雄黄性下，雷丸乃竹之余气，得霹雳而生故名。
厚朴、芫花为之使，恶葛根。

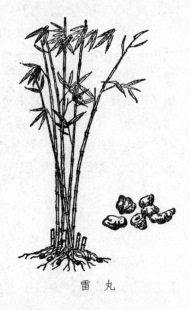

雷丸

梨

梨性甘寒故凉心，醒酒止渴能生津，
润肺降火利二便，中风痰喘喉失音，
伤寒发热口干燥，小儿心脏风热昏，
脾虚泄泻不宜食，乳娘血虚防闭经。

【何氏自注】梨性寒，味甘微酸。能润肺凉
心，消痰降火，止渴解酒，利大小肠。治伤寒发
热，热嗽痰喘，中风失音，捣汁频服。《圣惠方》：
梨汁煮粥，治小儿心脏风热昏燥，切片贴汤火
伤。多食冷利，脾虚泄泻及乳妇血虚人忌之。生
者清六腑之热，熟者滋五脏之阴，实火宜生，虚
火宜熟。《泊宅编》云：有仁宦病消渴，医谓不
过三十日死。亟弃官归，途遇一医，令置北梨二
担，食尽则瘥。宦如其言，食及五六十枚，而病

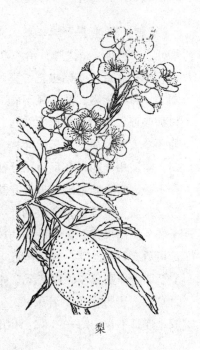

梨

愈。又杨吉老介，医太甚著，一士有疾，厌厌不聊，往谒之，杨曰：君证热已极矣，气血消烁，此去二年，当以疽死，不可为也。士不乐而退，闻茅山有道士医术通神，而不欲自鸣，乃衣仆衣，诣山拜之，愿执薪水之役。道士留置弟子中。久之以实白，道士诊之，笑曰：汝便下山，但日日吃好梨一颗，如生梨已尽，则取干梨泡汤食滓饮汁，疾自当平。士人如其戒。经一岁复见吉老，见其颜貌腴泽，脉息和平，惊曰：君必遇异人，不然岂有生理。士人备告，吉老具衣冠望茅山设拜，自咎其学之未至此也。时珍曰：《别录》著梨，只言其害，不言其功，陶隐居言梨不入药，盖古人论病，多主风寒，用药皆是桂、附，故不知梨有治风热、润肺凉心、消痰降火解毒之功也；今人痰病、火病房多，梨之有益，盖不为少，须知有是病，服是药耳。（清·何本立《务中药性·卷十·果部》）

藜芦

藜芦气味寒辛苦，浓煎入口即便吐，
风痫证用吐痰涎，中风不省及不语，
吹鼻通顶令人嚏，喉痹鼻瘜肉塞阻，
久年疟痢肿疸黄，疮毒杀虫吐毒蛊。

【何氏自注】藜芦辛寒，至苦，有毒，入口即吐。善通顶，令人嚏，治蛊毒咳逆，泄痢肠澼，头疡疥瘙恶疮，杀诸虫毒，去死肌；疗哕逆喉痹不通，鼻瘜肉阻，及中风不省，黄疸肿疾，痰疟风痫等证。颂曰：藜芦服钱匕，则恶吐，人又用通顶令人嚏，而别本云治哕逆，未详其义。时珍曰：哕逆用吐药，亦反胃用叶法去痰积之义。吐药不一，常山吐疟痰，瓜蒂吐热痰，乌附尖吐湿痰，莱菔子吐气痰，藜芦则吐风痰者也。按：张子和《儒门事亲》云：一妇病风痫，自六七年得惊风后，每一二年一作，至五七年五七作，二十岁至四十岁则日作，或甚至一日十余作。遂昏痴健忘，求死而已。值岁大饥，采百草食。于野中见草若葱状，采归蒸熟饱食，至五更，忽觉心中不安，吐涎如胶，连日不止，约一二斗，汗出如洗，甚昏困。三日后，遂轻健，病去食进，百

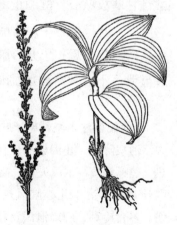

藜　芦

脉皆和。以后食葱访人，乃憨葱苗也，即《本草》藜芦是矣。时珍曰：荆和王妃年七十，病中风，不省人事，牙关紧闭。先考太医吏日月池翁诊视，药不能入，自午至子，不得已。打去一齿，浓煎藜芦汤灌之，少顷，噫气一声，遂吐痰而苏，调理而安。药不瞑眩，厥疾不瘳，诚然。

时珍曰：黑色曰藜，其芦有黑皮似棕皮裹之，故名藜芦，根似葱，俗名葱管藜芦是矣，北人谓之憨葱，南人谓之鹿葱。凡使取根去头，糯米泔汁煮之，晒干用。之才曰：黄连为之使，反细辛、芍药、人参、沙参、紫参，恶大黄。时珍曰：畏葱白，服之吐不止者，饮葱汤即止。（清·何本立《务中药性·卷七·草部》）

李

李子性温味甘酸，入足厥阴血分肝，
骨节间热去痼热，多食令人反不安，
核仁折扑散瘀血，李花合粉擦面光，
根皮能疗奔豚气，叶汁点治恶刺疮。

（清·何本立《务中药性·卷十·果部》）

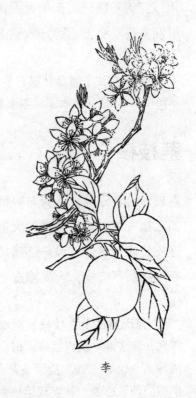

李

鲤鱼

鲤鱼甘平下水气，消肿能通小便利，
黄疸脚气喘嗽满，发散风寒能平肺，
怀妊身肿胎不长，恶风入腹通乳闭，
疝瘕伏梁结在心，童便浸煨止反胃。

【何氏自注】鲤鱼从头至尾无论大小皆兰十六鳞，诀曰：脊上两筋及黑血有毒，宜去之，为食品上味。时珍曰：鲤乃阴中之阳。其功长于利小便，故能消肿胀。黄疸、脚气、咳嗽。湿热之病，作脍则性温，故能去疸结冷气之病。烧之则从火化，故能发散风寒，平肺通乳，解肠胃及肿毒之邪。按：河间云：鲤之治水，鸭之利水，所谓因其气相感也。惟有风疾及天行病后，下痢、宿癥，俱不可食，食之动风。丹溪曰：诸鱼在水，无一息之停，皆能动风，动火，不独鲤也。（清·何本立《务中药性·卷十六·鳞介部》）

鳢鱼

鳢鱼俗名乌鱼是，夜朝北斗取此义，
面目浮肿身肿满，脚气风气水气治，
用以疗病不得已，无病之人休酷嗜，
肝肠敷疮引虫出，胆汁吹喉治喉痹。

【何氏自注】鳢鱼甘寒有小毒，无益于人，能发病疾，疗病亦取其一二端耳，不得已也。（清·何本立《务中药性·卷十六·鳞介部》）

荔枝核

荔枝核性甘涩味，入肾与肝散气滞，
妇人血气胃脘痛，肾囊肿大诸疝气，
连皮烧研止呃逆，风牙疼痛加盐配，
壳治痘疹不起发，合同榴皮止久痢。

【何氏自注】荔枝核甘涩而温，入肝肾，散滞气，辟寒邪。治胃脘痛，煅存性五钱，香附一两为末，每服三钱，盐汤或米饮下，名蠲痛散，单服醋汤下亦效。其实双结核似睾丸，睾丸乃外肾子也，故治癫疝卵肿，煅存性，酒调服。加茴香、青皮，炒为末，酒服丸亦良。壳，发痘疮不起者，煎汤饮之。呃逆不止者，荔枝七个连皮核，烧研存性，为末，白汤调下立止。风牙疼痛，荔

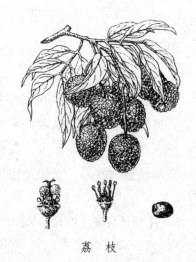

荔 枝

枝连壳烧存性，研末擦牙即止。《孙氏集效方》用大荔枝一个，剔开填盐满壳，煅，研，擦之更佳。赤白久痢，用壳，炒，研，石榴皮炒，研，甘草炙干，共合为末，每以半两水煎服即止。时珍曰：荔枝气味纯阳，其性畏热，鲜者多食，即龈肿口痛，或衄血也，及火病人尤宜忌之。按：《物类相感志》云：食荔枝多则醉，以荔枝壳浸水饮之即解。此即食物不消，仍以本物煨存性，合消导药消之之义。（清·何本立《务中药性·卷十·果部》）

板栗　茅栗

板栗茅栗性不异，活血补肾厚肠胃，
生食能疗腰脚弱，人畜咬伤烧灰制，
折伤敷肿散瘀血，筋断骨碎俱可治，
小儿不可与多食，生则难化熟滞气。

【何氏自注】板栗、茅栗，大小不同，而性不异。味咸，性温，无毒。主治：益气厚肠胃，补肾气。生食治腰脚不遂。疗筋骨断碎，瘀血肿痛，生嚼涂之有效。时珍曰：一毬三颗，其中扁者名栗楔，主治筋骨风痛，活血尤效，每日生食七枚，破冷痃癖，又生嚼署恶刺，出箭头，敷瘰病肿毒、诸痛。思邈曰：栗，肾之果也，肾病宜食之。通明曰：相传有人患腰脚弱，住栗树下，食数升便能起行，此是补肾之义。然应生啖，若服饵则宜蒸曝之。宗奭曰：栗之补肾，为其味咸、又滞气也。时珍曰：栗于五果属水，水潦之年，则栗不熟，类相应也：有人内寒暴泄如注，令食煨栗二三十枚顿愈。肾主大便，栗能通肾，于此可见。《经验方》治肾虚腰脚无力，以袋盛

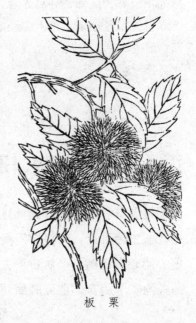
板　栗

生栗悬干，每日吃十余颗，次食猪肾粥助之、久必强健。盖风干之栗，胜于日曝，而火煨油炒胜于煮蒸。仍须细嚼，连液吞咽。则有益。若顿食至饱，反致伤脾矣。按：苏子由诗云："老去自然腰脚病，山翁服栗旧传方，客来为说晨与晚，三咽徐收白玉浆。"此得食栗之诀也。（清·何本立《务中药性·卷十·果部》）

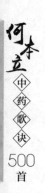
连翘

连翘微寒苦入心，气分湿热往上奔，
心包大肠三焦胆，疮科带管十二经，
血凝气聚皆可散，消肿止痛排脓升，
经闭淋闭由湿热，上焦诸火总能清。

【何氏自注】连翘性凉，轻清升浮，味
苦，入手少阴心、手厥阴心包气分而泻火，
兼除手少阳三焦、足少阳胆、手阳明大肠气
分湿热，散诸经血凝气聚、荣气郁遏、卫气
壅滞遂成疮肿，又能利水通经、杀虫止痛、
消肿排脓，皆结者散之。凡肿而痛者为实邪，
肿而不痛者为虚邪，肿而赤者为结热，肿而
不赤者为留气停聚。为十二经疮家圣药。经
曰：诸疮痛痒，皆属心火。（清·何本立《务
中药性·卷一·草部》）

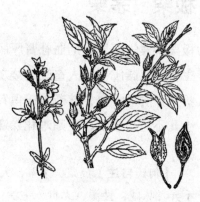

连 翘

莲（须、花、心、蓬）

莲须性温味甘涩，入肾固精止梦泄，
莲花催生治难产，天泡湿疮荷花贴，
莲心清心止遗精，产后口渴去血热，
莲蓬酒煮下胎衣，血胀腹痛功最捷。

【何氏自注】须、花、心、蓬，本一而分四用。（清·何本立《务中药性·卷
十·果部》）

莲子（石莲子）

莲子性温甘涩味，涩情厚肠定心智，
安靖上下君相火，梦遗白浊滑泻痢，
妇人崩带小儿疳，虚损百病皆可嗜，
脾肺气血俱全美，只有大便燥结忌。

石莲莲子共一母，干老连壳落入土，
千年不坏坚如石，由此取名石莲子，
噤口痢疾功更胜，开胃进食清脏腑，
淋浊心烦用石莲，余性相同无彼此。

【何氏自注】莲子甘温而涩。脾之果
也，脐者，黄宫，故能交水火而媾心肾，
安靖上下君相火邪。古方治心肾不交，劳
伤白浊，有莲子清心饮补心肾，有瑞莲丸
益血气。涩精气，厚肠胃，除寒热，治
脾泄久痢，白浊梦遗，女人崩带，及诸血
病，惟大便燥结勿服。用则去心、皮、蒸
熟焙干。得茯苓、山药、白术、枸杞良。

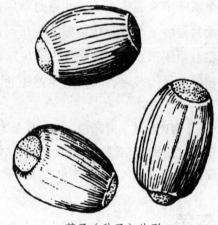

石莲子，即莲一子经秋已老，自入
沉水，陷在泥中，久年不坏者，为石莲
子。能清心除烦，开胃进食，治噤口痢
疾、淋浊诸证。此物入水则沉，入卤则

莲子（种子）外形

浮，落田野中石年不坏，人得食之，乌须黑发。肆中伪者，其味极苦，非石莲
也。（清·何本立《务中药性·卷十·果部》）

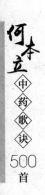

粱米

粱米气味性甘平，益气和中助精神，
客风顽痹身烦热，霍乱下痢止泻停，
小儿脑热鼻无涕，生矾水调贴囟门，
赤丹小疮如火炙，研末蜜水调涂灵。

【何氏自注】宗奭曰：青粱白粱，性皆微凉，独黄粱性味甘平，乃得上之中和之气多也。（清·何本立《务中药性·卷十三·谷部》）

蓼实

蓼实味辛能温中，入肾明目耐寒风，
面目浮肿下水气，疬疡敷洗疮疖痈，
霍乱烦渴煎水服，头疮杀虫涂见功，
苗叶酿酒治风冷，其余功用略相通。

【何氏自注】时珍曰：古人种蓼为蔬，收子入药，今惟酒曲用其汁耳。蓼类多喘，有香蓼、青蓼、紫蓼、赤蓼、木蓼、水蓼、马蓼。入药以香蓼、青蓼、紫蓼为良。（清·何本立《务中药性·卷七·草部》）

菱角

菱角今名古名芰，两角三角性不异，
气味甘寒解酒热，清暑除烦定心悸，
伤寒积热止消渴，过食腹胀反伤胃，
澄粉安中益五脏，花壳染须止泻痢。

【何氏自注】菱角性味甘寒，能安中消暑，止渴，解酒。但不宜多食，过食则腹作胀，若过食腹胀者，可暖姜、酒服之，即消。亦可含吴茱萸咽津。菱花随

月而转，犹葵花之随日也。澄粉食亦佳，能安中，益五脏。菱花及壳，皆可作染须药。(清·何本立《务中药性·卷十·果部》)

羚羊角

羚羊角入足厥阴，并手太阴少阴经，
清肝明目去障翳，搐搦祛风舒筋伸，
伤寒伏热烦狂怒，癖血疝痢肿毒清，
食噎不通辟邪恶，惊痫梦魇安定心。

【何氏自注】时珍曰：羊，火畜也。而羚羊则属木，故其角入厥阴肝经甚捷，同气相求也。肝主木，开窍于目，其发病也，目暗障翳，而羚羊角能平之。肝主风，在合为筋，其发病也，小儿惊痫，妇人子痫，大人中风搐搦，及筋脉挛急，历节掣痛，而羚羊角能舒之。魂者，肝之神也，发病则惊骇不安，狂越僻谬，魇寐卒死，而羚羊角能安之。血者，肝之藏也，发病则瘀滞下注，疥痛、毒痢、疮肿、瘰疬、产后血气，而羚羊角能散之。相火寄于肝胆，在志为怒，病则烦懑气逆，噎塞不通，寒热及伤寒伏热，而羚羊角能降之。羚之性

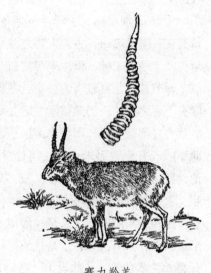

赛力羚羊

灵，而筋骨之精在角，故又辟邪恶而解诸毒。能碎金钢石与佛牙及极坚之物，此角皆能碎之。(清·何本立《务中药性·卷十五·禽兽部》)

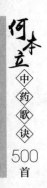

零陵香

零陵香草味甘辛，其气芳香畅脾经，

牙痛鼻齆祛瘜肉，心痛腹胀头旋昏，

虚劳疝瘕逐恶气，明目止泪疗泄精，

香家而脂澡皂用，女人浸油饰头馨。

【何氏自注】时珍曰：香草芳馨，其气辛散上达，故心腹恶气，齿痛鼻塞，皆用之。脾胃喜芳香，芳香可以养鼻是也，不宜多服，多服作喘，为能耗散真气也。

附释：《本草纲目》泽兰、兰草、零陵香草三物，各家注释，反复相称，不得其正。李时珍曰：古人入药之兰草，非是韭叶兰之兰草，乃似泽兰之兰草。兰草、泽兰一类二种，俱生卑湿之所，紫茎素枝赤节绿叶，叶对节生，有细齿，但以茎圆节长叶光有歧者为兰草，茎微方节短叶微有毛者为泽兰。今时市肆，惟知叶有毛者之泽兰，不知似泽兰之兰草是何物也。盖泽兰处处有之，人所易识，而兰草古之都梁所产，即今之武冈招也，永州、道州、镇江以及近武冈州郡，皆莳此草。既有莳者而未见售，何也？缘因零陵香草产于古零陵，今之永州所属之地，斯时广西全州多生此草。按：全州乃零陵旧治，故名零草，用以作香皂、面脂、衣香、烧香，妇女浸油涂头，消行甚广，所出不足所用，货者以镇江、道州、永州、武冈所产之兰草，形似零草，由此采取各州之兰草，混作零草，然而形虽相似，而不甚香，于是扎成把子，以零草作面，将兰草包入中心，此弊行之久矣。兰草之名，从此没矣。兹特以中明之，欲人少易晓也。（清·何本立《务中药性·卷三·草部》）

刘寄奴

刘寄奴草味苦温，金疮止血有缘因，
气血胀满心腹痛，下气破血通月经，
霍乱水泻成血痢，大小便血散结癥，
跌打损伤散瘀血，小儿尿血夜啼声。

【何氏自注】刘寄奴草，苦温无毒。时珍曰：
按李延寿在《南史》云：宋高祖刘裕，小字寄奴。
微时伐荻新州，遇一大蛇，射之。明日往，闻杵
臼声，寻之，见童子数人，皆青衣于林中捣药，
问其故，答曰：我主为刘寄奴所射，今合药敷之。
裕曰：神何不杀之? 曰：寄奴，王者，不可杀也。
裕叱之，童子皆散，乃收药而反。每遇金疮敷之
即愈。能治血气胀满，心腹胀痛，下气破血，霍
乱水泻成血痢，大小便血，通月经，散癥结，折
伤散瘀血，小儿尿血夜啼。时珍曰：刘寄奴草一
茎直上，叶尖长，糙涩而深，背淡，九月茎分开
数枝，一枝攒簇十朵小花，白瓣，黄蕊，如小
菊花状，花罢有白絮，如苦荬花之絮，其子细
长，亦如苦荬子。(清·何本立《务中药性·卷
七·草部》)

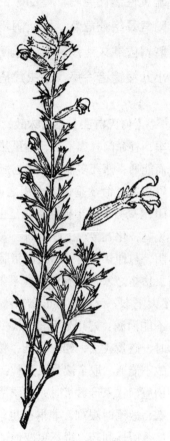

阴行草（刘寄奴）

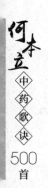

硫黄

硫黄性热性纯阳，能助命门真火强，
阳气暴绝救危急，挽回阴毒之伤寒，
脾胃虚寒久泄泻，老人虚闭利大肠，
小儿慢惊诸冷病，杀虫疗疮土硫黄。

【何氏自注】硫黄味酸，有毒，乃阳精所化，大热纯阳，与大黄极寒并号将军，补命门真火不足，性虽热而疏利大肠，与燥涩者不同。热药多秘，惟硫黄暖而能通；寒药多泄，惟黄连肥肠而止泻。若阳气暴绝，阴毒伤寒，久患寒泻，脾胃虚寒，命欲垂尽者，用之亦救危，妙药也。治寒痹冷澼，足寒无力，老人虚闭，《局方》用半硫丸治之是也。妇人阴蚀，小儿慢惊，暖精壮阳，杀虫疗疮，辟鬼魅，化五金。王好古曰：太白丹、来复丹，皆用硫黄，佐以硝石，至阳佐以至阴，与仲景白通汤以人尿猪胆汁意同，所以治内伤生冷，外冒暑热霍乱诸病，能去格拒之寒，兼有伏阳，不得不尔，如无伏阳，只是阴虚，更不必以阴药佐之。《夷坚志》云：唐与正亦知医，能以意治病，吴巡检病不得溲，卧则微通，立则不能涓滴，遍用通利药不效，唐问其平日自制黑锡丹常服，因悟曰：此必结砂时，硫黄飞去，铅未得死，铅砂入膀胱，卧则偏重，犹可以溲，立则正塞水道，故不能通。取金液丹二百粒，分为十服，瞿麦汤下，铅得硫则化，水道遂通。汪讱庵曰：家母舅童时亦病尿塞，服淋药罔效，老医黄五聚视之，曰：此乃外皮窍塞，故溺时艰难，非淋证也，以牛骨作楔，塞于皮端窍，渐渐展开，勿药而愈，使重服通利药，得不更变他证乎。乃知医理非一端也。硫黄出产不一，取黄色不臭者，入猪大肠内煮三时，用番舶来者更佳，其青色腥臭，土硫黄，只可入疮药，不可服饵。畏细辛、诸血及醋。（清·何本立《务中药性·卷十二·卤石水土部》）

龙胆草

胆草味苦性寒凉，益肝益胆泻火强，
能除下焦之湿热，寒湿脚气并疸黄，
目肿睛赤胬肉出，骨蒸盗汗热发狂，
咽喉风热温热痢，小儿惊痫热毒疡。

【何氏自注】龙胆草大苦大寒，沉阴下行。益肝胆而泻火，相火寄于肝阳，有泻无补，泻其邪热，即所以补之也。兼入膀胱肾经。除下焦之湿热，与防己同功，酒浸亦能上行外行，治骨间寒热，肾主骨也。治惊痫邪气，肝经风火也。时气温热，热痢疸黄、寒湿脚气：足伤寒湿，则成脚气，肿而痛者为湿脚气，宜清热利湿搜风。又有挛缩枯细，痛而不肿音名干脚气，宜养血润燥。治咽喉风热，赤睛胬肉。能泻肝胆之火，故能明目。元素曰：柴胡为主，胆草为使，目疾要药。讱庵曰：目疾初起宜发散，忌用寒凉，又治热毒疮疡，其性大苦大寒，病愈则止，过服恐伤胃中生发之气，反助火邪，亦久服黄连反从火化之义也。

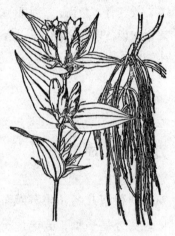

龙胆草

　　甘草水浸一宿，焙干用。小豆、贯众为之使，恶地黄。（清·何本立《务中药性·卷四·草部》）

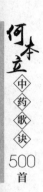

龙骨（齿）

龙骨寒涩足厥阴，手足少阴阳明经，
收敛浮越之正气，涩肠益肾固遗精，
惊痫疟痢吐衄血，崩带脱肛定喘声，
止汗敛疮涩止脱，龙齿安魂能镇心。

【何氏自注】龙骨气味甘平，入肾脏，故益肾药宜用之。时珍曰：涩可去脱。故成氏云：龙骨能收敛浮越之正气，固大肠而镇惊。又主带脉为病。龙者，东方，故其骨与角齿，皆主肝病。许叔微云：肝藏魂，能变化，故魂游不定者，治之以龙齿，即此义也。得人参、牛黄良。畏石膏、铁器。忌鱼。以黑豆汁煮，研末，水飞用。（清·何本立《务中药性·卷十六·鳞介部》）

龙脑薄荷

龙脑薄荷有儿名，小苏鸡苏似其形，
依性另外是一种，专治血分忖此情，
吐血衄血咳唾血，崩带下血痔血淋，
喉腥口臭口甜苦，考实何物用有凭。

【何氏自注】时珍曰：龙脑薄荷，一名鸡苏，其功专于理血下气，清肺辟恶消谷，故《太平和剂局方》治吐血衄血，唾血咳血，下血血淋，口臭口苦，口甜喉腥，邪热诸病，有龙脑薄荷丸。方书多不录者，因不识何物也，据时珍言似水苏，方茎中虚，叶似苏叶而微长，密齿面皱色青，叶对节生，气甚辛烈，盖此形色。今时四川龙安府上士人负来中坝场充土藿香货，中坝药肆亦作藿香售，其形色气味与时珍所言无二，士人亦言能消谷下气，忖情即是此物，无如失传久矣。后之贤者是否再行考实，加书明之可也。（清·何本立《务中药性·卷二·草部》）

漏芦

漏芦性寒治热痛，小肠尿血大肠风，
排脓生肌杀虫疥，痔漏湿痹皆可宗，
金疮止血续筋骨，瘰疬皮肤热毒攻，
小儿肚热风赤眼，妇人调经乳汁通。

【何氏自注】漏芦咸软坚，苦下泄，寒胜热。
主治皮肤热毒，恶疮疽痔，湿痹疮痒。通线脉，下
乳汁，止遗溺，通小肠。泄精尿血，肠风，散风赤
眼，小儿壮热，扑损，续筋骨，乳痈瘰疬金疮，止
血，排脓生肌，杀虫。东垣云：手足阳明药也。古
方治痈疽，以漏芦扬为首称也，又预解时行痘疹
毒，取其寒胜热，又能人阳明也。时珍曰：出闽
中，茎如油麻，高四五尺，秋深黑如漆，采时用苗
乃真也。（清·何本立《务中药性·卷七·草部》）

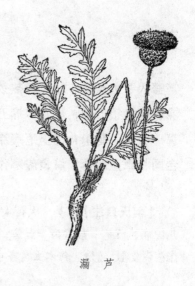

漏芦

芦根

芦根芦笋性不异，甘寒降火能开胃，
呕哕反胃霍乱吐，客热伤寒内热治，
肺脾肾热小便数，消渴烦闷热泻痢，
龟蟹河豚诸肉毒，芦根捣汁或煎剂。

【何氏自注】芦根味甘性寒，甘能益胃，寒
能降火。能治呕哕反胃，胃热火升则呕逆，食
不能下，《金匮》方用芦根煎服，又治消渴客热，
伤寒内热，止小便数，肺为水之上源，脾气散精
上归于肺，始能通调水道，下输膀胱。肾为水
脏，而主二便，三经有热，则小便数，甚至不能
少忍，火性急速故也。芦，中空，故入心肺，清

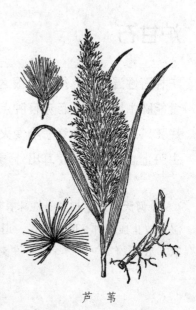

芦苇

169

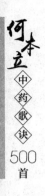

上焦热，热解则肺之气化行，而小便复其常道矣。甄权云：解火热开胃，治噎哕不止；《大明》云：治寒热时气烦闷泻痢，孕妇心热，及霍乱烦闷，煎汁服。解鱼蟹、河豚、诸肉之毒。（清·何本立《务中药性·卷四·草部》）

芦荟

芦荟大寒大苦味，功专清热杀虫殪，
凉肝明目镇心烦，小儿惊痫五脏疳，
鼻痒吹鼻杀脑疳，齿䘌疮瘘涂外痔，
合同甘草敷湿癣，脾胃虚寒作泻忌。

【何氏自注】芦荟，大苦大寒，功专清热杀虫，凉开明月，镇心除烦：治小儿惊痛、五疳。敷䘌齿、湿癣，同甘草和敷，吹鼻杀脑疳、鼻痒。小儿脾骨虚寒作泻者勿服。（清·何本立《务中药性·卷九·木部》）

炉甘石

炉甘石性温甘味，得受金银之精气，
金能胜木燥胜湿，目赤目肿点目翳，
烂弦风眼诸目疾，童子小便火煅制，
生肌止血消肿毒，聤耳出汁漏疮治。

【何氏自注】炉甘石性味甘温，阳明胃经药也。受金银之气，金胜木，燥胜湿，故止血消肿，收湿除烂，退赤去翳，为目疾之要药。凡用以火煅，童便淬七次，水飞。（清·何本立《务中药性·卷十一·金石部》）

鹿角

鹿角气味性咸温，生用散热逐邪侵，
醋磨涂疮消肿毒，折伤散瘀产血昏，
妇人胞中血停阻，猫鬼中恶痛伤心，
鹿胶功专于滋补，角霜性涩能固精。

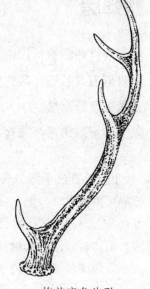

梅花鹿角外形

【何氏自注】时珍曰：鹿角生用散热行血，消肿辟邪；熟用则益肾补虚，强精活血。炼霜熬胶，则专滋补。斅曰：凡便鹿角胜于麋角，今医家多用麋角麋茸，云力紧于鹿也。时珍曰：苏东坡《良方》云：鹿，阳兽，见阴而角解；麋，阴兽，见阳而角解，补阳以鹿角为胜，补阴以麋角为胜，其不同也如此。但云鹿胜麋，麋胜鹿，疏矣。（按：此说与沈存中"鹿茸利补阴，麋茸利补阳"之说相反，以理与功推之，苏说为是）猫鬼即妖魅也，病人不肯言，以鹿角磨水服之，便言实也。（清·何本立《务中药性·卷十五·禽兽部》）

鹿茸

鹿茸甘咸性则温，气禀纯阳阳生阴，
生精补髓养气血，助阳健骨固强筋，
腰膝酸疼肾虚冷，耳聋眼黑头眩昏，
一切虚损劳伤病，崩带梦交止遗精。

【何氏自注】鹿属阳，夏至得阴气而解角；麋属阴，冬至得阳气而解角，乃阴阳反退也。（清·何本立《务中药性·卷十五·禽兽部》）

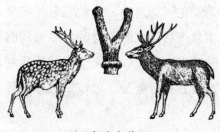

鹿及鹿茸

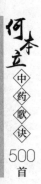

露蜂房

露蜂房性外科重，以毒攻毒治疮共，
附骨痈疽入脏腑，风热眼肿虫牙痛，
遗尿失禁起阴痿，小儿惊痫风瘛疭，
风痹痔漏敷瘰疬，瘙痒杀虫逐蛊用。

【何氏自注】露蜂房甘平，有毒。治惊痫瘛疭，附骨疽根在脏腑，和蛇蜕，乱发烧灰，酒服。按：附骨成脓，故名附骨疽。不知者误作贼风治。盖附骨疽，痛处发热，四体乍热乍寒，小便赤，大便闭而无汗，泄热发散则清。贼风，痛处不热，亦不发寒热，觉身冷欲得热熨则少宽，时有汗，宜风药治之。敷瘰疬成瘘，炙研，猪油调敷，止风虫牙痛，煎水含漱。时珍

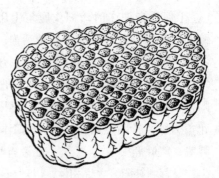

露蜂房（巢）外形

曰：阳明药也，取其以毒攻毒，兼杀虫耳，涂小儿重舌，烧灰和酒涂舌下。能起阴痿，烧灰敷阴下。取悬于树受风露者，炙用。治痈肿，醋调敷，煎水洗疮。之才曰：恶干姜、丹参、黄芩、芍药、牡蛎。（清·何本立《务中药性·卷十七·虫部》）

落花生

落花生时花落地，因此取名落花义，
生食煮食滑大肠，性味甘寒清润肺，
加盐煮食润肾燥，大便闭结能通利，
炒食甘香舒畅脾，爽口悦心大开胃。

（清·何本立《务中药性·卷十·果部》）

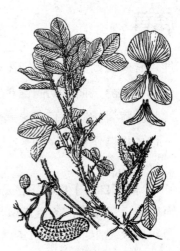

落花生

藺茹

藺茹其形似莱菔，味辛性寒有小毒，
散血排脓治血枯，大风蚀肉疥虫逐，
癥瘕瘜肉能破除，败疮死肌热痹木，
脚趾肿烂煎膏布，身体过充服消速。

【何氏自注】藺茹味辛，性寒，有小毒。能蚀恶肉，排脓血，杀疥虫，除湿痹，破癥瘕。《内经》同乌贼骨治妇人血枯。王冰言藺茹取其散恶血。又《齐书》云：郡王子隆，年二十身体过充，徐嗣伯合藺茹丸服之，自消。则藺茹亦可服食，但要斟酌尔。孟诜《必效方》：治甲疽生于脚趾边肿烂，用藺茹三两、黄芪二两，苦酒漫一宿，以猪脂五合合煎，取膏三合，日三涂之，即消。又《圣惠方》治头风旋眩，鸱头丸中亦用之。根形如莱菔。之才曰：甘草为之使，恶麦门冬。（清·何本立《务中药性·卷三·草部》）

绿豆

绿豆甘寒清头目，清热止渴利小便，
能解草木金石毒，连皮生研搅汁服，
豆粉清胃止热泻，敷肿止痛折伤足，
疮毒内攻护心散，疮痘溃烂干粉扑。

【何氏自注】绿豆甘寒，通行十二经，清热解毒。一切草木、金石、砒霜之毒，皆治之。能利小便，止消渴。治泄痢，连皮用，其凉在脾。粉扑痘疮溃烂，良。一市民诵观音经甚诚，出行折一足，哀叫菩萨，梦僧授一方，绿豆粉新桃炒紫色，井水调厚敷，杉木皮扎定，其效如神。凡痈疽恶疮，用绿豆粉一两，乳香五钱，灯芯同研，和匀，以甘草浓煎汤下一钱，若毒气冲心，有呕

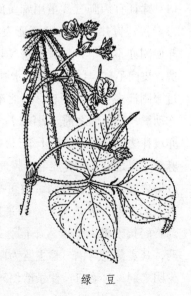

绿　豆

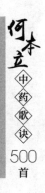

逆之证，大宜服此。盖绿豆压热下气，消肿解毒，乳香消诸痈肿毒，服至一两，则毒不致内攻也。（清·何本立《务中药性·卷十三·谷部》）

麻黄

中药歌诀 500 首

麻黄正入足太阳，少阴阳明心大肠，
肺家专药通九窍，发汗解肌散风寒，
痰哮气喘头疼痛，温疟咳嗽气上昂，
即当发汗不可过，止汗根节最为良。

【何氏自注】时珍曰：麻黄微苦而辛，性热而轻扬，僧继洪云：中牟有麻黄之地，冬不积雪，为泄内阳也。故过服则泄真气，观此则性热可知矣。入足太阳膀胱经，兼走手少阴心经、手阳明大肠经，而为肺家专药。发汗解肌，去营中寒邪、卫中风热。调血脉，通九窍，开毛孔，治伤风伤寒，头痛温疟，咳逆上气，因风寒入干肺经。《经》曰：诸气膹郁，皆属于肺。痰哮气喘，切庵曰：哮证宜泻肺气，虽用麻黄而不出汗。赤黑斑毒者，乃胃热也。一曰斑证表虚者，不得再汗，非便闭亦不可下，只宜清解其热。又能治毒风瘰痹，皮肉不仁，目赤肿痛，水肿风肿。不宜过剂，过服则汗多亡阳。汗者，心之液，过汗则心血为之动摇，乃骁悍之剂。丹溪曰：人参、麻黄同用，亦攻补法也。东垣曰：十剂云，轻可去实，葛根、麻黄之属是也。邪客皮毛，腠理闭拒，营卫不行，故谓之实，二药皆轻清，故可去之。时珍曰：麻

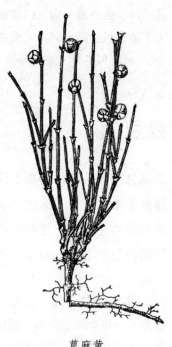

草麻黄

黄太阳经药，兼入肺经，肺主皮毛；葛根阳明经药，兼入脾经，脾主肌肉，二药皆轻扬发散，而所入不同。好右曰：麻黄治卫实，桂枝治卫虚，虽离太阳经药，其实营卫药也。心主营为血，肺主卫为气。故麻黄为手太阴之剂，桂枝为手少阴之剂。时珍曰：仲景治伤寒无汗用麻黄，有汗用桂枝，未有究其情微者。津

液为汗，汗即血也。在营则为血，在卫则为汗，寒伤营，营血内涩，不能外通于卫，卫气闭固，津液不行，故无汗发热而恶寒，然风寒皆由皮毛而人，皮毛肺之合也。盖皮毛外闭，则邪热内攻，故用麻黄、甘草同桂枝，引出营分之邪，而所入不同。好古曰：麻黄治卫实，桂枝治卫虚，虽皆太阳经药，其达之肌表，佐以杏仁泄肺而利气。汗后无大热而喘者，加石膏。《活人书》夏至后加石膏、知母，皆泄肺火之药。是麻黄汤虽太阳发汗重剂，实散肺经火郁之药。腠理不密，则津撒外泄，而肺气虚，虚则补其母，故用桂枝同甘草，外散风邪以救表，内伐肝木以防脾；佐以白芍，泄木而固脾；使以姜、枣，行脾之津液而和营卫，下后微喘者，加厚朴、杏仁，以利肺气也汗后脉沉迟者，加人参，以益肺气也；《活人书》加黄芩为阳旦汤，以泄肺热也，是桂枝汤虽太阳解肌轻剂，实为理脾救肺之药也。通明曰：麻黄发汗去根节，水煮十余沸，掠去浮沫，以免心烦，止汗则用根节。无时出汗为自汗，属阳虚；梦中出汗为盗汗，属阴虚，汗出不止者，用麻黄根、蛤粉、粟米等分为末，袋盛扑之。时珍曰：麻黄发汗，骏不能御；根节止汗，效如影响，物理不可测度如此。自汗有风湿、伤风、风温、气虚、血虚、脾虚、阴虚、胃热、痰饮、中暑、亡阳、柔痉等证，皆可加用。盖其性能行周身肌表，引诸药至卫分而固腠理，汗虽为心液，然五脏亦各有汗。《经》曰：饮食饱甚，汗出于胃；惊而夺精，汗出于心，持重远行，汗出于肾；疾走恐惧，汗出于肝；摇体劳苦，汗出于脾，不可不知也。之才曰：厚朴、白薇为之使，恶辛夷、石韦。

发明：麻黄峻在温覆之议，盖麻黄汤，乃仲景开表逐邪发汗第一峻药也，庸工不知其制在温覆取汗，方书温覆二字，即今时俗言以棉絮被盖覆发汗也。麻黄若不温覆取汗，则不峻也。世谓麻黄专能发表，不治他病，不知麻黄汤合桂枝汤名麻桂各半汤，用以和太阳留连未尽之寒热。去杏仁，加石膏，合桂枝汤名桂枝二越婢一汤，用以解太阳热多寒少之寒热，若阳盛于内而无汗者，又有麻黄杏仁甘草石膏汤，以散太阴肺之邪。若阴盛于内而无汗者，又有麻黄附于细辛甘草汤，以温散少阴肾家之寒；《金匮要略》以此方去桂枝，《千金方》以此方桂枝易桂，皆名还魂汤，用以治邪在太阴卒中暴厥，口噤气绝，下咽奏效，而皆不温覆取汗是知麻黄汤之峻与不峻，在温覆与不温覆，此仲景用方之心法，岂常人所能得而窥耶。（清·何本立《务中药性·卷二·草部》）

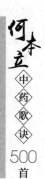
马勃

马勃味辛入肺经，清热解毒性上升，
喉痹咽痛鼻衄血，散血止嗽治失音，
恶疮马疥敷疮毒，生肌去腐肉生新，
普济消毒饮所用，能治时行大头瘟。

【何氏自注】马勃辛平轻虚，
清肺解热。东垣普济消毒饮用
之，散血止痛。喉痹咽痛者，吹
喉中良。或加白矾，或硝，扫喉
取吐痰涎，治失音，止衄血。外
用敷诸疮毒。（清·何本立《务
中药性·卷七·草部》）

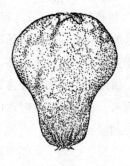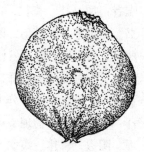

马　勃

马齿苋

马齿苋性味酸凉，散血解毒滑利肠，
祛风杀虫疗疳痢，血癖诸淋清热强，
小儿丹毒唇面疱，敷消多年恶疮疡，
六月采取元旦服，一年疫气能解懐。

【何氏自注】马齿苋，酸寒，散血解毒，祛
风杀虫。治诸淋疳痢，《海上方》捣汁，合鸡子白
服，治赤白痢。疗血癖恶疮，多年恶疮，敷两三
遍即瘥。烧灰煎膏，涂秃疮艰癣。小儿丹毒，捣
汁饮。以滓敷之。利肠滑产。元旦食之，可解
疫气、忌鳖同食。（清·何本立《务中药性·卷
十四·菜部》）

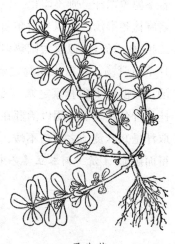

马齿苋

马兜铃

兜铃体轻似肺形，清热降气肺家平，
痰嗽喘促因肺热，补肺阿胶是此情，
肠风下血痔漏血，肺与大肠表里寻，
千金单服治水肿，吐虫吐蛊吐有名。

【何氏自注】时珍曰：马兜铃体轻而虚，熟则悬而四开，有肺之象，故能入肺。气寒味苦微辛，寒能清肺热，苦辛能降肺气。钱乙补肺阿胶散用之，非取其补肺，乃取其清热降气，邪去则肺安矣。其中所用阿胶、糯米，则正补肺之药也。肠风、痔漏属大肠，肺与大肠相表里，肺移热于大肠，故肠风，痔漏，清脏热则腑热亦清矣。《千金方》单服治水肿，以其能泻肺行水也。吐虫蛊有名者，服之能吐出其毒也。

附：马兜铃之根名独行根，微有香气，故又名土青木香，用以治鬼疰，积聚诸毒，热肿、蛇毒，水磨如泥敷之，日三四次，立瘥。又捣末水调涂疔肿，大效：又治头风瘙痒秃疮。惟吐蛊毒

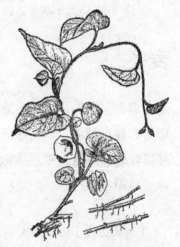

绵毛马兜铃（猴耳草）

用一二两，水煮取汁服，吐出恶物，其余不可多服，多则令人吐利不止也。古书所用之青木香出蜀地，今名川木香、南木香者是也，其性与广东舶上来者同类，但性缓力微，不及广木香，用者详之，不可紊乱，若吐虫吐蛊，则用马兜铃根，多一土字目别之，否则勿用也。（清·何本立《务中药性·卷一·草部》）

马钱子

马钱子性毒如狼，又名番木鳖古传，
俗云人吃则解热，狗若吃了则断肠，
此言半信半莫信，打药入厘胀非常，
既知有毒何必用，不若莫用更为强。

（清·何本立《务中药性·卷七·草部》）

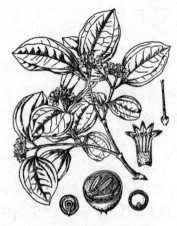

马钱子

麦冬

麦冬清心又润肺，降火生脉生精气，
虚劳客热止烦渴，呕吐痿厥火冲胃，
肺痿吐脓诸热毒，午后痰嗽阴火致，
浮肿消渴水道行，血热经枯通乳闭。

【何氏自注】麦门冬入手太阴气分，微寒能泻肺火，火退则金清，金旺则水生，阴得水养，则火降心平而精益，同人参、五味，名生脉散。盖心主脉，肺朝百脉，补肺清心，则气充而脉复。东垣曰：六七月间湿热方旺，人病骨乏无力，身重气短，头旋眼黑、甚则痿软，故孙真人以生脉散补其天元。真益脉者，人之元气也，人参之甘寒，泻热火而益元气；麦门冬之苦寒，滋燥金而清水源；五味子之酸温，泻丙火而补庚金，兼益五脏之气也。虚劳客热烦渴，皆心肺之虚热也。止呕吐者，呕吐之证，有因寒因食因痰因虚之不同。麦冬止呕者，乃治胃火上冲之呕也。痿魇者，手足缓疭。曰：痿魇，阳明湿热上蒸于肺，故致肺热叶憔，发为痿魇。《经疏》曰：麦冬实足阳明胃经清火之正药，但其性寒而泄，胃寒气弱之人，不可饵也。肺痿详天冬下。午后痰嗽者，属阴虚，午前嗽，属胃火者多，宜芩、连、栀、柏、知母、石膏。午后嗽，及日轻夜重，属阴虚者多，宜五味、

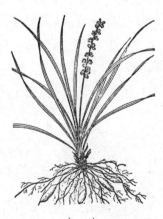

麦 冬

178

麦冬、知母、归、芎、芍、地等药。浮肿、消渴水道行者，肺清则水道下行，故治浮肿；火降则肾气上升，故治消渴。血热经枯通乳闭者，皆火炎血燥之故，麦冬能益水清火也。之才曰：地黄、车前为之使，恶款冬花，畏苦参、青葙、木耳。（清·何本立《务中药性·卷一·草部》）

麦芽

麦芽咸温调和胃，补脾宽肠破冷气，

心腹胀满祛痰结，消化米面果食滞，

孕妇勿服防落胎，能通产后大便闭，

乳胀回乳散乳核，谷芽消谷性同义。

【何氏自注】大麦芽性咸温，能助胃气行，而资健运，补脾宽肠，和中下气，消食除胀，散结祛痰，化一切米、面、果、食之积。通乳下胎，《外台》方：麦芽一斤，蜜一升，调服，下胎神验。薛立斋治一妇人丧子乳胀，几欲成痈，单用一二两炒，煎服，立消，其破血散气如此。《良方》云：神曲亦善下胎，皆不可轻用，久服消肾气，王好古曰：麦芽、神曲，胃虚人宜眼之，以伐戊己，腐熟水谷。李时珍曰：无积而服之，消人元气，与白术诸药，消补兼施，则无害也。（清·何本立《务中药性·卷十二·谷部》）

鳗鲡

鳗鲡白鳝是一味，专主杀虫风湿痹，

传尸劳瘵骨热蒸，补益虚损理脚气，

风瘙阴户蚀痒疼，疮瘘瘰疡崩带痔，

取油涂消白驳风，骨炙研末疗疳痢。

【何氏自注】颂曰：鱼虽有毒，以五味煮羹，能补虚损及久病劳瘵。时珍曰：白鳝所主诸病，共功在杀虫去风耳。与蛇同类，故主治近之。《稽神录》云：有人病瘵相传，死者数人，取病者置棺中弃于江以绝害，流至金山，渔人引起开视，乃一女子犹活，取置渔舍，每以鳗鲡食之遂愈，因为渔人之妻。张鼎云：烧

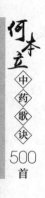

烟熏蚊，令化为水，熏毡及屋舍竹木，断蛀虫，置骨于衣箱，断诸蠹。观此则《别录》所谓"能杀虫"之说，益可见矣。腹下有黑斑者，有毒。无腮者，四目者，杀人。（清·何本立《务中药性·卷十六·鳞介部》）

蔓荆子

蔓荆子性苦微凉，轻浮升散足太阳，
阳明厥阴搜风热，通利九窍凉血强，
湿痹拘挛肝风病，头痛牙疼风邪戕，
目赤目泪目睛痛，熊脂调涂发则长。

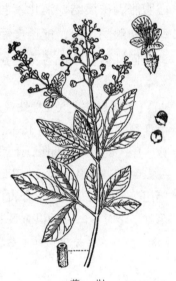

蔓　荆

【何氏自注】蔓荆子辛苦微寒，轻浮升散，入足太阳、阳明、厥阴经，搜风凉血，通利九窍。治湿痹拘挛，头痛脑鸣，太阳脉络于脑也，治目赤齿痛，齿虽属肾，为骨之余，而上龈属足阳明，下龈属手阳明。阳明风热上攻，则动摇肿痛，一切头面风虚之证：又能明目固齿，长发泽肌。研末合熊脂醋调涂发，能令发长，去衣膜打碎用，亦有酒蒸炒用者。恶石膏、乌头。（清·何本立《务中药性·卷八·木部》）

蔓青

蔓青根叶温无毒，其根盐腌可久蓄，
通利五脏肥健人，消食下气止嗽服，
子性苦辛消积癥，解毒利水能明月，
小儿血痢腹胀满，疮疽虫咬敷散速。

【何氏自注】蔓青，一名芜青，一名九英菘，一名诸葛菜。禹锡云：诸葛亮所止，令兵上种此，以为军粮，故蜀人呼为诸葛莱，斯时蜀人无有知此名者。或曰：据《本草》所书之形，即今名大头萝卜是也，北地所产者，亦似萝卜，较蜀之大头菜，气味不同也，抑或地土之故也。有谓在南为莱菔，在北为蔓青者，殊无定见。时珍曰：按二物根、叶、花、子都别，蔓青子似芥子而均圆，莱菔子似胡芦巴均不圆。如此分之，自明白矣。此物鲜者，南省罕有，用者亦稀。（清·何本立《务中药性·卷十四·菜部》）

芒硝

芒硝苦咸能下泄，荡涤三焦肠胃热，
咸能软坚辛润燥，通利大肠大便结，
疫痢积聚癖血块，淋闭黄疸小便涩，
痰核瘰疬通月经，阳强之病普兼摄。

【何氏自注】芒硝性寒味咸，微苦微辛。辛能润燥，咸能软坚，苦能下泄，寒能除热。朴硝酷涩，性急芒硝，经练稍缓。能荡涤三焦肠胃实热，推陈致新（按：致新则泻亦有补，与大黄同，盖邪气不除，则正气不能复也），又能治一切疫痢积聚结癖，留血停痰，黄疸淋闭，瘰疬疮肿，目赤障翳，通经坠胎。昔日丰城尉家有猫，子死腹中，啼叫欲绝，医以芒硝灌之，死子即下。后有一牛，亦用此法得活。本用治人，治畜亦验。《经疏》曰：硝者，消也，能消脏腑之积聚，其直往无前之性，所谓无坚不破，无热不荡者也。病非热邪深固，闭结不通，不可轻投，恐误伐下焦真阴故也。成无己曰：热淫于内，治以咸寒，气坚者以咸软之，热盛者以咸消之。故仲景大陷胸汤、大承气汤、调胃承气汤皆用芒硝以软坚去实热，结不致坚者不可用也。佐之以苦，故用大黄相须为使。许誉卿曰：芒硝消散，破结软坚；大黄推荡，走而不守，故二药相须，可为峻下之剂。王好古曰：本草言芒硝坠胎，然妊娠伤寒可下者，兼用大黄以润燥软坚泻热。而母子相安。《经》曰：有故无殒亦无殒也，此之谓欤。故母与胎俱无患也，芒硝乃以暖水淋朴硝，取汁，火炼半干，倾入盆内，经宿则生芒矣，故名芒硝。朴硝未经煎炼，其性重浊紧急，消熟牛羊皮家，用以消皮，故又名皮硝。芒硝既经煎炼，其性则和缓矣，以芒硝置之风日处，自化成粉，谓之风化硝，其性较芒硝而甘缓轻爽者也。（清·何本立《务中药性·卷十二·卤石水土部》）

没石子

没石子性味甘温，入肾固涩性属阴，
安神实肾乌髭发，和气益血暗生精，
阴疮阴汗烧灰扑，牙疼齿痛疳䘌侵，
血痢久痢产后痢，冷滑不禁温肾经。

【何氏自注】没石子，气味苦温，无毒。主治赤白久痢，肠滑不禁，产后下痢，肠虚冷痢。益血生精，和气安神，乌髭发，生肌肉。治肾虚阴痿，阴毒。烧灰治阴疮、阴汗、小儿疳䘌，牙齿疼痛等证。张仲景用治阴汗，烧灰扑之甚效。（清·何本立《务中药性·卷九·木部》）

没药

没药气味苦微辛，破血止痛性略温，
补心益胆助肝血，通行气血十二经，
恶疮痔漏月赤翳，产后血气痛破癥，
跌打杖疮消肿痛，乳香同行功平分。

【何氏自注】没药味苦微辛，入十二经，散结气，通滞血，消肿止痛生肌。寇宗奭曰：血滞则气壅，气壅则经络满急，故肿且痛。补心胆虚，肝血不足，推陈致新，能生好血。治金疮杖疮，血肉受伤，故瘀而发热作痛，恶疮痔漏，翳晕目赤，肝经血热，治产后血气疼痛，破癥堕胎。乳香治血，没药散血，皆能消肿止痛生肌，故每兼用。疮疽已溃者忌服。脓多者勿敷。出南番类珑珀者良。（清·何本立《务中药性·卷九·木部》）

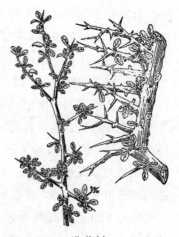

没药树

虻虫

虻虫似蜂似麻蝇，用则须从牛身寻，
取其善啖牛马血，以类推之破血凝，
仲景用治蓄血证，抵当汤丸不易名，
癥积坚结破瘀血，扑损死血用亦灵。

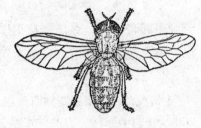

虻　虫

　　【何氏自注】时珍曰：按：刘河间云：蛀
虫食血而治血，因其性而用之也。成无己云：
若走血，血结不行者，以苦攻之，故治蓄血用
虻虫。虻虫乃肝经血分之药也。（清·何本立《务中药性·卷十七·虫部》）

礞石

礞石咸平其色青，重坠下行性属阴，
风木太过来制土，平肝下气治痫惊，
上中二焦之风热，通利痰积痛冲心，
小儿食积身羸瘦，妇人积年食滞癥。

　　【何氏自注】时珍曰：青礞石气味平咸，其性下行，阴也，洗也，乃厥阴之
药。肝经风木太过，来制脾土，气不运化，积滞生痰，壅塞上中二焦，变生风热
诸病，故宜此药重坠，制以硝石，其性疏快，使木平气下，而痰积通利，诸证自
除。汤衡《婴孩宝鉴》言礞石乃治惊利痰之圣药，吐痰在水上，以石末渗之，痰
即随水而下，则其沉坠性可知。然止可用之救急，气弱脾虚者，不宜久服。杨士
瀛谓其功能利痰，而性非胃家所好，如慢惊之类皆佐以木香。而王隐君则谓痰为
百病，不论虚实寒热，概用滚痰丸通治百病，岂理成哉！朱丹溪言一老人忽病目
盲，乃大虚证，一医以礞石药服之，至夜而死。吁！此乃盲医虚虚之过，礞石岂
杀人者乎，况目盲之病，与礞石并不相干。

　　制礞石法：选坚细青黑中有白星点者，打碎合硝石等分，拌匀，入坩锅内煅
至硝尽，石色如金为度。如无金星者，不入药。研末水飞，去硝毒用。（清·何
本立《务中药性·卷十一·金石部》）

密蒙花

密蒙花性微甘味，肝经血分散热气，
目中赤脉贯瞳仁，羞明怕日眼流泪，
赤肿多眵目不开，久患青盲退肤翳，
小儿疳气攻瞎眼，肝燥目疼总可治。

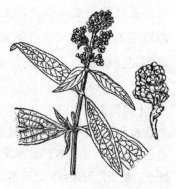

密蒙花

【何氏自注】密蒙花甘而微寒，入肝经血分，肝燥，散目中赤脉。治青盲肤翳，赤肿眵泪，小儿疳气攻眼。凡使，拣净，酒浸一宿，蜜拌蒸晒三次，听用。（清·何本立《务中药性·卷九·木部》）

密陀僧

密陀僧性味咸辛，消积坠痰镇痫惊，
久痢五痔截诸疟，惊气入心闭塞音，
止吐止渴疗反胃，每服不可过一分，
熬膏贴疮消肿毒，外治狐臭染须青。

【何氏自注】密陀僧性味辛平，有小毒，感铅银之气，其性重坠下沉，直走下焦，故能坠痰止吐，消积，定惊痫，治疟痢，止消渴，疗疮肿。洪迈《夷坚志》云：惊气入心络，暗不能言语者，用密陀僧一匕，茶调服，即愈。昔有人伐薪为狼所逐，而得是疾，授以此方而愈。乃惊则气乱，密陀僧之重以去怯而平肝也。其功力与铅丹同，故药中用代铅丹也。外用治痔瘘，用铜绿、陀僧各一钱，麝香少许为末，津和涂之。胁下狐臭，油调搽腋，以馒头一个，蒸熟劈开掺末夹腋下亦佳。疗冻疮用熟桐油润涂，鼻齄鼻皰及夏月汗斑，以姜片蘸末擦之。（清·何本立《务中药性·卷十一·金石部》）

蜜蜡

蜜蜡有黄有白色，专主下痢便赤白，
补中益气可度饥，金疮止血续筋绝，
肺虚咳嗽急心痛，诸般疮毒摊开贴，
妇人胎动血不止，拔发点孔白变黑。

【何氏自注】时珍曰；蜜成于蜡，而万物之至味，莫甘于蜜，莫淡于蜡，得非厚于此，必薄于彼耶。蜜之气味俱厚，属于阴也，故养脾；蜡之气味俱薄，属于阳也，故养胃。厚者味甘而性缓，质柔，故润脏腑。薄者味淡而涩，质坚，故止泄痢。张仲景治痢调气饮，治赤白痢，小腹痛不可忍，及面青手足俱变者。同黄蜡三钱，阿胶三钱，同溶化，入黄连末五钱，搅匀分三次热服，神妙。又千金胶蜡汤治热痢，及妇人产后下痢，用蜡二棋子大，阿胶二钱，当归二钱半，黄连三钱，黄柏一钱，陈米一合，水三升，煮米至一升，去米入药煎至一钟，温服，神效，甚捷。又华佗治老少下痢，食入即吐。用白蜜蜡方寸匕，鸡子黄一个，白蜜糖、苦酒、发灰、黄连末各半鸡子壳，先将蜡、蜜、苦酒、卵黄四味熬匀，乃纳连、发，熬至可丸乃止，二日服尽，神效无比。故书之于此，以便用也。（清·何本立《务中药性·卷十七·虫部》）

牡丹皮

丹皮微寒味苦辛，手足少阴并厥阴，
寒散血中之伏火，和血生血凉血清，
破积散瘀通经脉，五劳吐衄风痫惊，
除烦退热疗痈肿，能退无汗之骨蒸。

【何氏自注】牡丹皮味辛苦，性微寒，人手少阴心、足少阴肾、手厥阴心包、足厥阴肝，泻血中伏火，其色丹，故入血分。时珍曰：伏火，即阴火；阴火，即相火也。世人专以黄柏治相火，不知丹皮之功更胜。故仲景肾气丸用之，和血凉

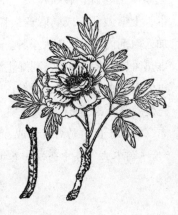

牡 丹

血而生血，血热则枯，凉则生。破积血，积血不去，则新血不生。通经脉，为吐衄必用之药。血属阴体本静，因相火所逼，故越出上窍，故又治中风，五劳、惊痫、癥瘕，筋脉伸缩抽掣为癥瘕，或手足抽掣，口眼㖞斜，卒然眩仆。吐涎身软，时发时止为痫，皆阴虚血热，风水相搏，痰随火涌所致也。又能除烦热，疗痈肿，皆凉血之功。下胎胞。退无汗之骨蒸。元素曰：丹皮治无汗之骨蒸，地骨皮治有汗之骨蒸。神不足者，手少阴心，志不足者，足少阴肾。仲景肾气丸用丹皮，治神志不足也。按《内经》云：水之静为志，故肾藏志，火之精为神，故心藏神。入药用单瓣红花者，酒拌蒸用。之才曰：枸杞为之使，畏牛膝、干漆、贝母、菟丝子、大黄，反乌头，恶干姜，忌蒜及胡荽、伏砒。李时珍曰：花白者补，赤者利，人所罕悟，宜别之。（清·何本立《务中药性·卷一·草部》）

牡蛎

牡蛎咸寒清虚热，入足少阴软坚结，
柴胡引去胁下硬，茶引能消项结核，
大黄引消股间肿，地黄为使益精涩，
化痰敛汗固二肠，痞满泄水开胸隔。

【何氏自注】牡蛎咸以软坚，消瘰疬结核，化顽痰、老血、癥疝积块。涩以收脱，治遗精崩带，上嗽敛汗，或同麻黄根糯米粉扑身止之，或加入煎剂内服，又固大小肠。其性微清热补水，治虚热风热，温疟赤痢，利湿止渴，为肝肾血分之药也。用盐水煮一伏时，煅粉；亦有生用者。贝母为之使。恶麻黄、辛夷、吴茱萸，得甘草、牛膝、远志、蛇床子良。乃海气化成，纯雄无雌，故名牡。（清·何本立《务中药性·卷十六·鳞介部》）

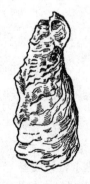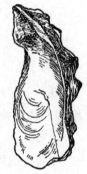

牡 蛎

木鳖子

木鳖子性原有毒，外科治疮治跌扑，
瘰疬乳痈肛门肿，消肿追毒生肌速，
内治疳积腹痞块，疟痢黄疸脚肿木，
煎济当用宜少用，去油纸包火煨熟。

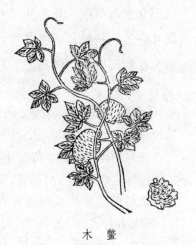

木　鳖

【何氏自注】木鳖子苦温，微甘，有毒。能
利大肠，治泻痢、疳积、瘰疬、疮痔、乳痈。消
肿追毒，生肌除黯。专入外科，若内服之剂，必
须煨熟去净油用。（清·何本立《务中药性·卷
七·草部》）

木耳

木耳甘平能益气，少食轻身强人智，
崩中漏下合发灰，木贼同医流冷泪，
牙疼荆芥水煎漱，肠风下血专主治，
多食衰精冷肾元，研末止痢鹿胶配。

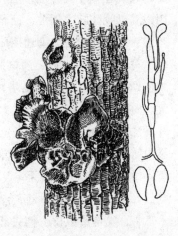

木　耳

【何氏自注】木耳甘平，有小毒，惟枫树生
者，令人笑不止，采归色变者，夜观有光者，赤
色者，仰生者，皆有大毒，并不可食受其毒者，
并捣冬瓜、蔓汁以解之。（清·何本立《务中药
性·卷十四·菜部》）

木瓜

木瓜性温酸涩味，理脾和胃收敛肺，
伐肝化食收气脱，止褐生津和气滞，
调和荣卫利筋骨，项强筋急止泻痢，
暑月霍乱脚转筋，腰痛无力疗脚气。

【何氏自注】木瓜酸涩而温，入脾肺血分，敛肺和胃，理脾伐肝，化食。酸能敛，敛则化，与山楂同。能止渴者，酸能生津也，气脱能收，气滞能和。调荣卫，利筋骨，去湿热，消水肿，治霍乱转筋，夏月暑湿伤脾胃，阳不升，阴不降，则挥霍撩乱，上吐下泻，甚则肝木乘脾而筋为之转也。《食疗》云：煮汁饮，良。时珍曰：肝虽主筋，而转筋必因风寒湿热袭伤脾胃所致。转筋必起于足腓，腓及宗筋，皆属阳明，木瓜治转筋，取其理脾以伐肝也，土病则金衰而木盛，故用酸温以收脾肺之耗散，而藉走筋以平肝邪，乃土中泄木以助金也。陶通明曰：凡转筋，呼木瓜

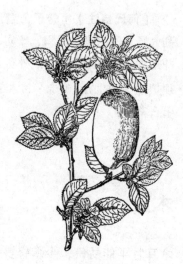

木　瓜

名，写木瓜字，皆愈。泻痢脚气，皆脾胃病也，脾主四肢，或寒湿伤于足络，或胃受湿热之物，上输于脾，下流至足，则成脚气。而脚气有恶寒发热，状类伤寒，唯胫肿掣痛为异耳。宜利湿清热，忌用补剂及淋洗。昔有患脚痹者乘舟见舟中一袋，以足倚之，及至登岸，足已善步矣。询袋中何物，乃木瓜也。治腰脚无力。多食损齿，骨痛癃闭，酸收太甚之过也。郑奠一曰：木瓜乃酸涩之品，世用治水肿腹胀，误矣。有大舟过金陵，爱其芬馥，购数百颗，置舟中，举舟人皆病溺不得出，医用通利罔效。迎予视之，闻四面皆木瓜香，笑谓诸人曰：彻去此物，溺即出点，不必用药，于是尽投江中，顷之，溺皆如旧。香薷饮中用之，和脾去湿，补肺金也，忌铁。（清·何本立《务中药性·卷八·木部》）

木槿皮

木槿根皮滑无毒，润燥活血洗明目，
醋调和胶搽诸癣，痔肿脱肛熏洗缩，
肠风泻痢血不止，痢后热渴作饮服，
花性相同不须分，多去风痰呕吐谷。

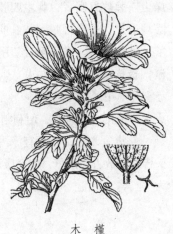

木　槿

【何氏自注】木槿根皮味苦性凉，活血润燥，
治肠风泻血。痢后热渴，作饮服。令人得睡。川
产者治癣疮，癣疮有虫，用木槿皮。肥皂浸水，
时时擦之，或加雄黄尤炒。（清·何本立《务中药
性·卷九·木部》）

木通

木通甘淡清肺热，心包心火二便结，
膀胱湿热淋不通，通利九窍通血脉，
胸烦咽痛日舌干，遍身拘痛疏关节，
脾热好眠消肿毒，催生调经下乳涩。

【何氏自注】木通古名通草，味甘淡，体轻虚，上通心包，降心火，清肺
热，心火降则肺热清矣。化津液，肺为水源，肺热清，则津液化而水道通。下
通大小肠、膀胱，导诸湿热由小便出，故导赤
散用之。凡利小便者，多不利大便，盖小便愈
通，大便愈燥也。木通能入大肠，兼通大便也。
能通利九窍、血脉关节，治胸中烦热，遍身拘
痛。杨仁斋云：遍身隐热疼痛，拘急足冷，皆
伏热伤血，血属于心，宜木通以通心窍，则经
络流行也。大渴引饮乃中焦火，淋沥不通乃下
焦火，心与小肠相表里，心移热于小肠则淋闭

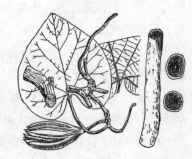

木　通

水肿，浮火者，利小便以消之；治耳聋者，泄胃火通窍也。目眩口燥舌干者，舌为心苗，喉痹咽痛，火炎上焦也，鼻衄热壅清道，则气窒不通。治失音者，清金燥也。脾热好眠者，脾主四肢，倦则好眠；心为脾母，心热清，则脾热亦除。能除烦退热，止痛排脓，破血催生，行经下乳。火不亢于内则气顺血行，故调经有准，乳汁循常。惟汗多者禁用。东垣曰：肺受热邪，津液气化之源绝，则寒水断流，膀胱受湿热癃闭约束，则小便不通，宜此治之。朱二允曰：火在上则门燥眼赤鼻干，在中则心烦呕哕浮肿，在下则淋闭足肿，必藉此甘和之性，泻诸经之火，火退则小便自利，便利则诸经火邪皆从小水而下降矣。

君火宜木通，相火宜泽泻，利水虽同，所用各别。时珍曰：水通有细孔，两头皆通，故古名通草，即今所谓木通也，今之名通草者，古名通脱木也，本草混注为一。名实相乱，今分出之。（清·何本立《务中药性·卷六·草部》）

木香

木香性温辛苦味，温能畅脾辛泄肺，
疏肝和胃温三焦、一切气痛皆可治，
痰壅气结痞癖瘕，时急后重泻与痢，
呕吐反胃气上冲，消食安胎通癃闭。

【何氏自注】木香辛苦而温，三焦气分之药，能升降诸气，泄肺气，疏肝气，和脾气。怒则肝气上，肺气调，则金能制木而肝平，木不克土而脾和。治一切气痛，九种心疼，痛属胃脘，或寒痛、热痛、气痛、血痛、湿痛、食痛、蛔痛、悸痛，盖心君不易受郁。真心痛音，手足冷过腕节，朝发夕死，夕发朝死，乃无治之证。疗呕逆反胃，霍乱泻痢，里急后重，同槟榔合用。刘河间曰：痢疾，行血则脓血自愈，调气则后重自除。治癃闭，痰壅气结，痞癖癥块、肿毒蛊毒，冲脉为病，气逆里急，杀鬼物，御瘴雾，去腋臭，实大肠，

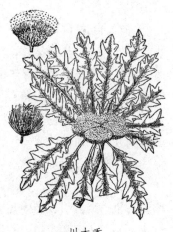

川木香

消食安胎，气逆则胎不安。不宜多服，过服损真气。丹溪曰：味辛气升，若阴火冲上者，反助火郁，当用黄柏、知母，少以木香佐之。王好古曰：《本草》云：主气劣、气不足，补也。通壅气，导一切气、破也；安胎、健脾胃，补也；除痃癖癥块，破也，其不同如此。浩古张氏但言调气，不言补也。机曰：与补药为佐则补，与泄药为君则泄也。时珍曰：本香乃三焦气分之药，能升降诸气，诸气膹郁，皆属于肺，故上焦气滞用之者，乃金郁则泄之也；中气不运，皆属于脾，故中焦气滞宜之者，郁则为痛，脾胃喜芳香也；大肠气滞则后重，膀胱气不化，则癃闭，气郁则为痛，故下焦气滞者宜之，乃塞者通之也，若理气则用生者，实大肠面裹煨熟用。（清·何本立《务中药性·卷五·草部》）

木贼

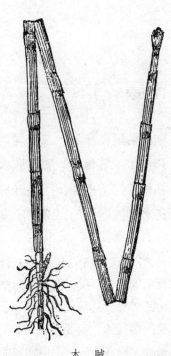

木贼发汗解肌热，升散火郁风湿克，
厥阴少阳血分走，目疾退翳膜自灭，
疝痛脱肛肠风痔，崩中赤痢诸血摄，
腹内有积消枳块，月水不断伊可绝。

【何氏自注】木贼性温，味微甘苦，中空轻扬。与麻黄同形，性亦能发汗解肌，升散火郁风湿。入足厥阴少阳血分，益肝胆，治目疾，退翳膜，翳乃肝邪郁遏，不能上通于目，及疝痛、脱肛、肠风、痔瘘、赤痢、崩中、积块、女人月水淋漓，诸血疾也。（清·何本立《务中药性·卷七·草部》）

木　贼

191

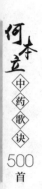
南瓜

南瓜之性无主治，性温味甘助脾胃，
润泽肌肤滑利肠，多食令人发脚气，
黄疸腹肿不宜食，泄泻下痢固宜避，
羊肉同食助气雍，无病之人随人意。

【何氏自注】南瓜，甘温，无毒。同猪肉食
良，同羊肉食则雍气也。（清·何本立《务中药
性·卷十四·菜部》）

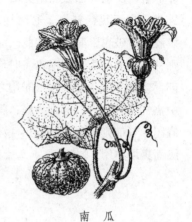

南　瓜

南藤

南藤清风二藤名，二味同功不同形，
风湿流入筋骨内，腰膝酸疼风湿浮，
损伤搔痒诸疮肿、周身麻痹血气凝，
历节鹤膝湿气闭，浸酒熬膏在于人。

【何氏自注】志曰：按《南史》云，解权谦，
雁门人。母有疾，夜祷，闻空中语云，得丁公藤
治之即瘥。访医及本草皆无此药。至宜都山中，
见一翁伐木。言是丁公藤，疗风疾。乃拜泣求。
翁并示以渍酒法，受毕，失翁所在。母服之遂愈
也。时珍曰：近俗医治诸风，以南藤和诸药熬膏
市之，号南藤膏。白花蛇喜食其叶，故治诸风尤
捷。南藤即丁公藤也，清风藤四时常青，另是一
种，主治相同也。（清·何本立《务中药性·卷
六·草部》）

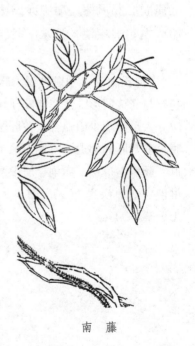

南　藤

硇砂

硇砂咸苦辛大热，破瘀散癥治噎膈，
食肉饱胀不消化，痰癖坚块久积结，
胬肉突出点目翳，疮毒去腐生肌捷，
有是之证服是药，必须少用多不得。

【何氏自注】硇砂之性，本草有云，肥健人，益阳事，暖子宫，唐宋医方有单服等语。盖欲得其功助阳以纵欲，而不虑其损阴以发祸也，此物大热，有毒，非平居可饵者。硇砂治病，原为噎膈反胃，积块内藏所用，其疾皆起于七情、饮食所致，痰气郁结，遂成有形，妨碍道路，吐食胀痛，以成痛疾，非此物岂能去之。其性善烂金、银、铜、锡，疱人煮硬肉人硇砂少许即烂，可以类推矣。所谓化入心为血者，甚言其不可多服尔。盖人之脏腑，多因触冒成病，而脾胃最易受触，饮食过多，则停滞难化，冷热不调，则呕吐、泻痢，而膏粱者为尤甚，口腹不节成病，必用消化者以化之，或曰：饮食既伤于前，何以反用毒药，又攻其后，岂不重伤乎？不若莫用硇砂、巴豆等，只用曲芽之类。不知古今立方，用药各有所主，曲芽只能消化米谷，如伤肉食，则非硇砂、阿魏不能治也。如伤鱼蟹，须用橘叶、紫苏、生姜。伤菜果，须用丁香、肉桂。伤水饮，须用牵牛、芫花。必审所伤之因，对用其药，则无不愈。其间多少，则随人气血而增损之。又有虚人陈积，不可直取，则以黄蜡合成丸服。盖蜡能久留肠胃，又不伤气，缓缓消磨至尽也。又有脾胃饮食迟化者，正宜助养脾胃，自能消磨，更不须用克化药。其久病积聚癥瘕者，须用三棱、鳖甲之类。寒冷成积者，轻则附子、厚朴，重则硝石、硫黄。瘀血结块者，则用大黄、桃仁之类。总而言之，有是病，服是药，方药对证，焉有不愈者乎！故药性不可不读。本草又言硇砂有毒，多服腐坏人之肠胃，恐人不知硇砂之毒之义，以为似砒石之毒，如砒石多寡皆杀人，此则多服杀人，其理何在？此物乃卤液结成，其味过于咸涩，似碱之质，不须以碱较之，譬如食盐无毒，单服多服可乎？此理甚明，人所易晓，多寡用者度之。此物出西戎，乃卤液结成，状如盐块，其性至透，必用黝罐盛悬火上，若近冷湿之处，即化成水，或渗失也。其色白净者良：以水飞过，醋煮干如霜用。中其毒者，生绿豆汁解之，忌羊血。（清·何本立《务中药性·卷十二·卤石水土部》）

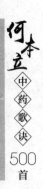

泥鳅（鳅鱼）

鳅鱼生性善穿泥，气味甘平舒畅脾，
暖中益气生津液，舌干口渴醒酒迷，
消渴饮水烧灰服，肠痔脱出能收回，
喉中物硬无可奈，线缚倒吞往上提。

【何氏自注】鳅鱼，俗名泥鳅，甘
平无毒，疗喉中物哽，用活鳅鱼线缚其
头，倒吞拽出。（清·何本立《务中药
性·卷十六·鳞介部》）

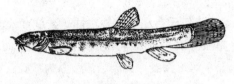

泥　鳅

牛蒡子

牛蒡子性消风热，理痰润肺利咽膈，
风湿瘾疹疮毒肿，腰脚肿痛手指节，
皮肤游风牙龋疼，通过二便散热结，
小儿痘疹塞咽喉，妇人吹乳消肿核。

【何氏自注】牛蒡子辛平润肺，解热散结，
除风湿，利咽膈，理痰嗽，消斑疹，利二便，行
十二经，散诸肿疮疡之毒，利腰膝凝滞之气。治
历节肿痛，风龋牙痛，妇人吹乳，咽喉痘疹，但
性冷而滑利，若痘证虚寒泄泻者忌服。（清·何本
立《务中药性·卷一·草部》）

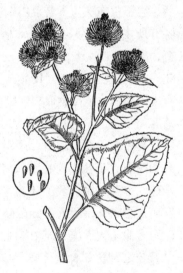

牛蒡子

牛黄

犬能守夜牛耕田，无此二物岂安眠，

功力于世人自村，有损有益我不言，

狗宝牛黄口吐出，牛黄可藉化痰涎，

狗宝虽云治噎膈，目睹服者竟不然。

【何氏自注】牛黄之性甘凉，能清心、肝、胆之热，利痰凉惊及中风人脏者宜之。(清·何本立《务中药性·卷十五·禽兽部》)

牛膝

牛膝酒蒸益肝肾，能引诸药下行性，

舒筋壮骨健腰膝，阴痿失溺久痢证，

生用散血破瘕结，心腹瘀痛淋血病，

闭经产难喉齿疼，惟有脾虚下陷禁。

【何氏自注】丹溪曰：牛膝能引诸药下行。时珍曰：牛膝乃足厥阴、少阴之药。大抵得酒则能补肝肾，生用则去恶血。其治腰膝骨痛、足痿、阴消失溺、久疟伤中少气诸病，取其补肝肾之功。其治癥瘕、心腹诸痛、痈肿恶疮、金疮折伤、喉齿、淋痛尿血、经候胎产诸病，皆取其去恶血之功也。惟有脾虚下陷禁者，脾土衰弱不能制水，以致梦遗失精，腿膝肿痛，腹胀泄泻，一切清阳下陷之证，皆在所禁，因其性下行滑窍也。之才曰：恶龟甲，畏白前，忌牛肉。(清·何本立《务中药性·卷一·草部》)

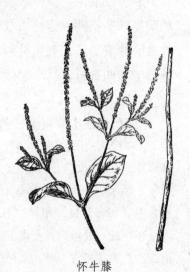

怀牛膝

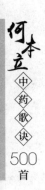

糯米

糯米甘温益脾肺，虚寒泄泻能温胃，
痘疮色白助脓浆，研粉扑汗同牡蛎，
熬成饴糖缓中脏，一切糯食性皆滞，
多食动火生湿热，病人中满腹胀忌。

【何氏自注】糯米甘温，能补脾肺，治虚寒。坚大便，缩小便，收自汗，同龙骨、牡蛎为粉扑汗，发痘疮，能解毒化脓。然性黏滞，病人及小儿中满腹胀者，皆忌之。糯米酿酒熬汤尤甚，汤即饴糖，能润肺和脾，化痰止嗽。张仲景建中汤用之，取其甘以补脾缓中。多食发湿热，动痰火，损齿。凡一切播食，不宜多食。（清·何本立《务中药性·卷十三·谷部》）

女贞子

女贞甘苦性温平，少阴之精所结成，
质耐岁寒冬不凋，因性贞洁得此名，
补益肝肾安五脏，强阴补中养精神，
健腰健膝明耳目，乌发黑须百病停。

【何氏自注】女贞子甘苦而平，少阴之精，隆冬不凋，益肝肾，安五脏，强腰膝，明耳目，乌髭发，补风虚、除百病。女贞（酒蒸）二十两，桑根（晒干）十两，旱莲草十两，蜜丸。能治虚损百病。如四月捣桑椹汁，七月捣旱莲草汁，和药不必用蜜。时珍曰：女贞上品妙药，古方罕用，何哉？女贞、冬青二种，其性则一也。（清·何本立《务中药性·卷八·木部》）

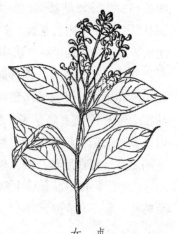

女 贞

藕

藕性生熟要两分，生性甘寒熟甘温，
生能凉血破瘀血，止渴除烦又生津，
熟食大能益五脏，开胃健脾补养心，
藕节消瘀止吐血，藕粉益胃似佳珍。

【何氏自注】藕性生则甘寒，凉血散瘀。宋时大官作血肴，庖人削藕皮误落血中，遂散涣不凝，故医家用以破血多效也。肴，血羹也。诀曰：产后忌生冷，独藕不同生冷者，为能破血也。又一人病血淋，痛胀欲死，李时珍以发灰二钱，藕汁调服，三日而愈。《梅师方》治产后余血上冲，藕煮汁饮极效。又能止渴除烦，《圣惠方》藕汁蜜和服，治时气烦渴，又能解酒毒、蟹毒。煮熟之性甘温，益胃补心，能实大肠，止泻。生捣罨金伤折损，熟捣涂折裂冻疮。《肘后方》卒中毒箭者，藕汁合童便饮，多食益善。

藕节性涩而平，能解热毒，消瘀血，止吐衄、血淋、血痢、一切血证。合生地汁、童便服良。藕澄粉亦佳。能安神益胃。（清·何本立《务中药性·卷十·果部》）

螃蟹

螃蟹咸寒散诸热，能解胸中邪气结，
喝僻面肿涂漆疮，养筋益气通经脉，
扑伤捣炒敷散瘀，筋断续筋接骨折，
疟疾黄疸湿热平，蟹爪下胎性最捷。

【何氏自注】螃蟹咸寒，能除热解结，散血通经，续筋骨。凡筋绝伤者，取螃蟹黄足髓热纳疮中，即续骨节脱离者。生捣热酒调服，以渣敷伤处，俟半口谷谷有声即好。能败漆，故涂漆疮甚验。然寒胃动风，有风疾人不宜食。蟹爪坠胎，产难及子死腹中者，服蟹爪汤即出。其鳌烧烟能集鼠于庭中，被蟹毒者，捣藕节热酒调服。凡六足四足、腹下有毛及异形者，并不可食。孕妇忌之。（清·何本立《务中药性·卷十六·鳞介部》）

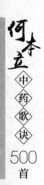

蓬砂

蓬砂咸寒破癥结，能清上焦胸膈热，
消痰止嗽生津液，喉痹咽痛口齿舌，
疮毒胬肉点目翳，散积去垢治噎膈，
小儿阴癀止鼻衄，饮食毒物骨哽塞。

【何氏自注】蓬砂性凉，味咸微甘，色白质轻，故除上焦胸膈之痰热，生津止嗽，治喉痹、口齿诸病，初觉喉中肿痛，含化咽津，则不成痹。能柔五金，而去垢腻，故抬噎膈、积块、结核、胬肉、目翳。骨哽，咸能软坚，含之咽汁，骨自下也。出西番者色白，南番者色黄，能制汞、哑铜，蓬砂、硇砂并可作金银之鋍。（清·何本立《务中药性·卷十二·卤石水土部》）

砒石

砒石大毒性大热，砒霜之性性尤烈，
久疟久痢哮喘病，善疗风疾在胸膈，
去腐杀虫枯痔瘘，牙疮瘰疬摊纸贴，
审证不的不宜用，不若不用免受责。

【何氏自注】此物大热、大毒，不论人畜服三、五、七分，便能烂肠而死。目睹受其害者不少，其实本不欲录，因古有治病之方，恐后人效尤，不知前贤用有节制，为此书戒；畏绿豆、冷水、羊血，受其毒者，以绿豆擂汁，冷水兑服解之。（清·何本立《务中药性·卷十一·金石部》）

枇杷叶

枇杷叶性苦降气，降火消痰能清肺，
肺热久嗽身如火，哕膈呕哕凋和胃，
解暑清热止衄血，产后口干脚气痹，
胸而生疮肺风疮，痘后溃烂洗久痔。

【何氏自注】枇杷叶苦平，清肺和胃而降气，气下则火降痰消，气有余便是火，火则生痰，治热咳，呕逆，口渴。时珍曰：火降痰顺则逆者不逆，呕者不呕，咳者不咳，渴者不渴矣。本草主治卒哕不止，呕哕不止，妇人产后口干，胸面生疮，肺风等疮。疗脚气，解暑毒，温病发哕，反胃呕哕，衄血不止，酒齄赤鼻，皆用水煎服。痔

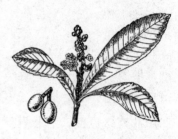

枇杷

疮肿痛，痘疮溃烂，煎汤洗之。冶肺热咳嗽。时珍曰：一妇肺热久嗽，身如火炙，肌瘦将成劳，以枇杷叶、款冬花、紫菀、杏仁、桑皮、木通等分，大黄减半，蜜丸，樱桃大，食法：夜卧各含化一丸，未终剂而愈。叶湿重一两，干重三钱者为气足，拭净其毛，毛射肺中令人咳。治胃病，姜汁炙。治肺病，蜜炙。（清·何本立《务中药性·卷九·木部》）

蒲公英

蒲公英性味甘平，入足太阴与阳明，
黄花属土解热毒，乳痈疔毒效如神，
能清肿核化食滞，试验奇方治诸淋，
通肾擦牙乌髭发，兼治噎膈亦有情。

【何氏自注】蒲公英，一名黄花地丁，味甘性平，花黄属土，入足太阴阳明经，能化热毒，解食毒，消肿核，专治乳痈。乳头属厥阴，乳房

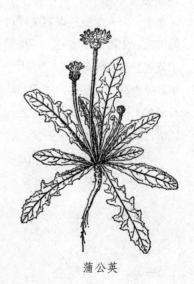

蒲公英

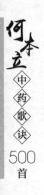

属阳明，同忍冬煎，入少酒服，捣敷亦良。疗毒恶疮，外敷内服。亦为通淋妙品，诸书不言治淋，试之甚验。擦牙乌髭发，白汁涂恶刺，凡螳螂诸虫，盛夏孕有游诸物上，必遗精汁，干久则有毒，人手触之成疾，名狐尿刺，渗痛不眠，百疗难效，取汁厚涂即愈。《千金方》极言其功。叶如莴苣，花如单瓣菊花，花罢有絮，断之茎中有白汁。郑方升曰：苗下掘数尺，根大如拳，旁有人形拱抱。捣汁酒服，治膈噎。（清·何本立《务中药性·卷七·草部》）

蒲黄

蒲黄血分入厥阴，生用性滑能通经，
行血消瘀疮疖肿，腹内血气痛攻心，
血癥儿枕跌打损，舌胀满口不出声，
吐衄尿血膀胱热，炒热止血止泄精。

【何氏自注】蒲黄甘、平，入手厥阴心包、足厥阴肝经血分，生则性滑，行血消瘀，通经脉，利小便，祛心腹、膀胱寒热，同五灵脂治心腹血气痛，名失笑散。疗扑打损伤，疮疖诸肿。按：许叔微《本事方》云：有士人妻，舌忽胀满口，不能出声。一老叟教以蒲黄频渗，比晓乃愈。又芝隐方云：宋度宗欲赏花，一夜忽舌肿满口，蔡御医用蒲黄、干姜末等分，干搽而愈。据此二说，则蒲黄之凉血活血可知矣。盖舌乃心之外候，而手厥阴心包相火乃心之臣使，得干姜是阴阳相济也。炒黑性涩，能止一切诸血、崩带、泄精等证。

附释：儿枕者，儿在母腹所居之处也。
（清·何本立《务中药性·卷三·草部》）

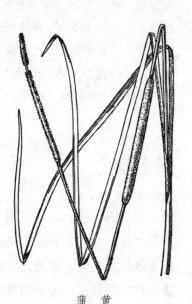

蒲　黄

蛴螬

蛴螬生在粪土中，夏至化蝉能飞空，
取汁点目去翳障，涂散痔疹诸疮痈，
胁下坚满散瘀血，折伤金疮破伤风，
小儿脐疮唇口紧，猪蹄同煮下乳通。

【何氏自注】蛴螬，一名地蚕。味微咸，性微温。陶曰：同猪蹄作羹食，甚下乳汁。颂曰：张仲景治杂病，大䗪虫丸方中用之，取其去胁下坚满也。时珍曰：许学士《本事方》治筋急，养血地黄丸中用之，取其治血瘀痹也。按：《陈氏经验方》云：晋书吴中书郎盛冲，母王氏失明，婢取蛴螬蒸熟与食，王以为美，冲还知之，抱母恸哭，母目即开。与本草治目中青翳白膜，《药性论》汁滴目中去翳障之说相合，予尝以此治人得验，因录之以传人。又按：鲁伯嗣《婴童百问》云：张太尹传治破伤风神效，方用蛴螬将驼脊背拘住，待口中吐水就取，抹疮上，觉身麻汗出，无有不活者。子弟额上跌破，七日成风，依此治之，时间就愈。此又符疗踒折、敷恶疮、金疮，内塞止血止痛之说也。盖此药能行血分，散结滞，故能治已上诸证。凡取用，或同糯米炒焦，或生用，酌而用之。恶附子。（清·何本立《务中药性·卷十七·虫部》）

牵牛

牵牛辛热能泄肺，右肾命名走精隧，
气分湿热不周流，大便小便少通利，
逐水消痰消水肿，大肠风痹与气闭，
喘满痃癖及气块，病在血分则当忌。

【何氏自注】牵牛味辛，性热，有毒，属火，善走，入肺经，泻气分之湿热。肺主气，火能平金而泄肺，能达右肾命门，走精隧，通下焦郁遏，及大肠风闭气闭。利大小便，逐水消痰，杀虫堕胎。治水肿喘满，痃癖气块：若湿热在血分，胃弱气虚人

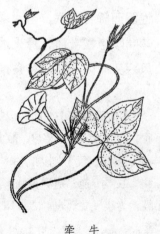

牵　牛

禁用。东垣曰：牵牛苦寒，误矣，其味辛辣，久嚼猛烈雄壮。所谓苦寒安在哉？乃泻气之药，比诸辛药泄气犹甚，若湿从下受，下焦主血，血中之湿，宜苦寒之味，而反用辛热之药，泄下焦之气，是血病泻气，使气血俱损也。王好古曰：以气药引则人气，以大黄引则入血。时珍曰：一妇肠结，旬日一行，甚于生产，年岁六十，服养血润燥药，则泥膈。服硝黄药，则若罔知。如此三十余年，其人体肥，膏粱而多郁，日吐酸痰乃宽。此乃三焦气滞，有升无降，津液皆化为痰，不能下滋肠腑，非血燥也。润剂留滞，硝黄入血不能入气，故无效。用牵牛为末，皂角膏丸，才服便通，自是但觉肠结，一服就顺，亦不妨食，且复精爽。盖牵牛能走气分，通三焦，气顺则痰逐饮消，上下通快矣。外甥柳乔，素多酒色，病下极胀痛，二便不通，不能坐卧，立哭呻吟者七昼夜，医用通利药不效，遣人叩予，予思此乃湿热之邪在精道，壅胀隧路，病在二阴之间，故前阻小便，后阻大便，病不在大肠膀胱也，乃用楝实、茴香、穿山甲诸药，入牵牛，加倍水煎服，一服而减，三服而平，牵牛能达右肾命门，走精隧，人所不知，惟东垣李明之知之，故明之治下焦阳虚，天真丹用牵牛，以盐水炒黑，入佐沉香、杜仲、破故纸、肉桂诸药，探得补泻兼施之妙，方见《医学发明》。又东垣治脾湿太过，通身浮肿，喘不得卧，腹大如鼓，海金砂散亦以牵牛为君，则东垣未尽弃牵牛不用，但贵施之得道耳。（清·何本立《务中药性·卷六·草部》）

前胡

前胡畅肺味甘辛，太阳厥阴二太阴，
性阴而降专下气，苦泄寒热厥阴经，
哮喘咳嗽霍乱痞，降火消痰实热清，
风寒头痛内外热，痰食推陈以致新。

【何氏自注】前胡辛以畅肺解风寒，甘以悦脾理胸腹，苦泄厥阴肝之寒热，散太阳膀胱经之邪，性阴而降，功专下气。气下则火降，痰亦降矣。所以能治痰热哮喘，咳嗽呕逆，痞满霍乱，及小儿疳气。有推陈致新之绩，为痰气要药也。之才曰：半夏为之使，恶皂荚，畏藜芦，忌火。（清·何本立《务中药性·卷二·草部》）

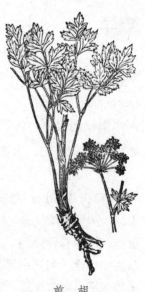

前　胡

芡实

芡实性平甘涩滞，补中生津能开胃，
去湿健脾止泻泄，聪耳明目强人智，
梦遗滑精小便沥，腰脊膝疼去湿痹，
白浊带下粉止渴，益肾涩精助元气。

【何氏自注】芡实，一名鸡头子，性味甘涩，
固肾益精，补脾去湿。治泄泻带浊，小便不禁，
梦遗滑精，同金樱为丸，名水陆二仙丹。疗腰
膝痹痛，吴子野曰：人之食芡，必咀啮而细嚼
之，使之津液流通，转相灌溉，其功胜于乳石
也。《经验后方》：煮熟研糕，合粳米粥食，能
益精气，若要涩精，则连壳用。作粉食，亦可
止渴而不伤胃。李惟熙曰：菱寒而芡暖，菱花背
日，芡花向日也。（清·何本立《务中药性·卷
十·果部》）

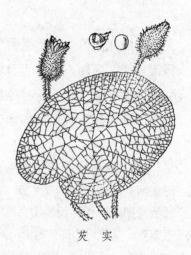

芡 实

茜草

茜草性温行血滞，心包肝经血分利，
行血止血消瘀血，崩运通经治风痹，
黄疸吐血并尿血，跌打死血亦能治，
痔瘘疮疖酒煎服，今时作色染绛是。

【何氏自注】茜草色赤入营分，气温行滞，
味酸走肝经，而咸走血。《本经》又云：苦寒入手
厥阴心包、足厥阴肝血分，能行血止血，能行故
能止。消瘀通经，又能止吐崩、尿血。经闭，酒
煎一两，通经甚效。治风痹、黄疸。疸病有五：

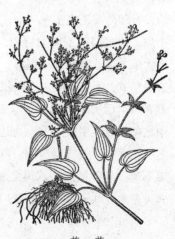

茜 草

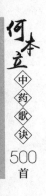

黄疸、谷疸、酒疸、黄汗疸、女劳疸，此盖蓄血发黄，不专于湿热者也。女劳疸必属肾虚，亦不可以湿热例治，当用四物，知、柏壮其水、参、术培其气，随证而用利湿清热之药。崩运扑损，痔瘘疮疖，惟血少者忌用。根可染绛。（清·何本立《务中药性·卷三·草部》）

羌活

羌活表散太阳风，少阴厥阴气分中，
风湿相搏头顶痛，周身百节痛见功，
督脉为病脊强厥，头旋目赤风邪壅，
血虚二活皆禁用，风病大小无不通。

【何氏自注】恭曰：疗风宜用独活，兼水宜用羌活。元素曰：风能胜湿，故羌活能治水湿。独活与细辛同用，治少阴头痛、头晕目眩，非此不能除。羌活与川芎同用，治太阳、少阴头痛，透关利节，治督脉为病，脊强而厥。好古曰：羌活乃是太阳、厥阴、少阴药，与独活不分二种。后人因羌活气雄，独活气细。故雄者治足太阳风湿相搏，头痛、肢节痛、一身尽痛者，非此不能除，乃却乱反正之主君药也；细者治足少阴伏风，头痛，两足湿痹不能动行者，非此不能治，而不治太阳之证。时珍曰：羌活、独活皆能逐风胜湿，透关利节，但气有刚劣不同尔。《素问》云：从下上者，引而去之。二味苦辛而温，味之薄者，阴中之阳，故能引气上升、通达周身，而散风胜湿也。嘉谟曰：羌活本手足大阳表里引经之药，又入足少阴、厥阴。名列君部之中，非比柔懦之主。小无不人，大无不通，故能散肌表八风之邪，利周身百节之痛。惟血虚者禁用也。（清·何本立《务中药性·卷二·草部》）

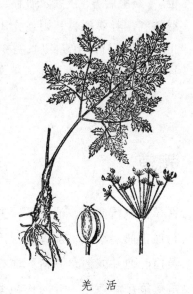

羌　活

蜣螂

蜣螂性寒味咸酸，专敷一切诸恶疮，
能拔箭镞射入骨，痔漏引虫出则安，
二便不通血淋证，赤白下痢掺脱肛，
大人癫狂腹胀满，小儿重舌惊痫疳。

【何氏自注】蜣螂，一名推车客。时珍曰：乃手足阳明、足厥阴之药，故所主皆三经之病。《总微论》言：古方治小儿惊痫，蜣螂为第一，而后医未见用之，盖不知此义耳；颂曰：箭镞入骨，不可移者，《杨氏家藏方》用巴豆微炒，同蜣螂捣涂，斯须痛定，必微痒忍之，待极痒不可忍，乃撼动拔之，立出，以生肌膏敷之即愈。(清·何本立《务中药性·卷十七·虫部》)

荞麦

荞麦味甘性微凉，消磨积滞能宽肠，
脾积泄泻久不正，噤口痢疾调砂糖，
男子白浊女白带，纹肠痧痛微炒黄，
咳嗽上气水肿喘，热毒溃烂敷疮疡。

【何氏自注】颖曰：《本草》言荞麦能炼五脏滓秽，俗言一年沉积在肠胃者，食之亦消去也。时珍曰：荞麦最降气宽肠，故能炼肠胃滓秽而治浊带，腹痛腹痛，上气之疾，气盛有湿者，宜之。若脾胃虚寒人食之，则脱元气，而落须眉，非所宜矣。孟诜云：益气力殆未然也。按：杨起《简便方》云：肚腹微微作痛即泻，泻亦不多，日夜数行，用荞麦面一味作饭，连食三四次即愈。予壮年患此两月，瘦怯尤甚，用消食化气药俱不效，一僧授此而愈，转用皆效，此可证其炼积导滞之功矣。《普济方》治小儿天吊及历节风方中亦用之。(清·何本立《务中药性·卷十三·谷部》)

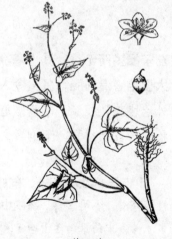

荞 麦

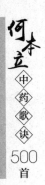
茄根

茄根散血消肿疮，血淋血痢湿热殃，
齿䘌口蕈醋浸漱，阴挺消灰调油安，
夏月趾肿不能行，冬月冻疮溃煎汤，
国公酒用祛风湿，马屎尿浸取牙方。

【何氏自注】茄根，主治能散血消肿，血淋疼痛及肠风下血，用干茄叶研末。以酒调服、久痢不止，茄根烧灰合石榴皮研末，用砂糖水调服，口中生草，以茄母烧灰，飞盐等分，时时擦之。女阴挺出，茄根烧存性为末，油调纸上，卷筒安入内，一日一换。夏月脚肿，冬月冻疮，茄根煎水熏洗。老人牙齿欲落不落，疼痛难堪，取牙之方，以茄根入马屎内浸三日，晒炒为末，一点即落，神妙。（清·何本立《务中药性·卷十四·菜部》）

茄子

茄子损多而无益，其性寒冷宜少食，
大便结者滑利肠，多食令人发癫疾，
外治烧灰乳裂涂，醋磨敷疮消肿赤，
秋茄多食损月睛，下痢食之转里急。

【何氏自注】茄子，气味虽然甘寒，无毒，性极寒滑，不可多食。蔬圃中惟此无益。（清·何本立《务中药性·卷十四·菜部》）

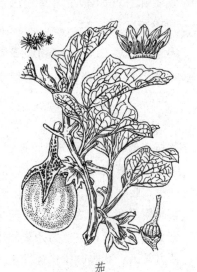

茄

芹菜

芹菜甘平清风热，益气养精活血脉，
能利口齿祛头风，身热烦渴鼻齆塞，
小儿吐泻便血淋，妇人崩中带赤白，
五种黄病捣汁饮，通利大肠小肠结。

【何氏自注】芹菜，有水芹、旱芹，惟有毛者
有毒，切不可食。有鳖瘕病者，不宜食。（清·何
本立《务中药性·卷十四·菜部》）

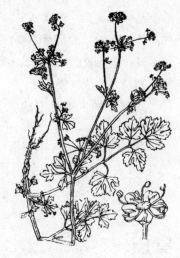

旱　芹

秦艽

秦艽燥湿又散风，肝胆肠胃四经功，
养血荣筋身挛急，风寒湿痹三气中，
虚劳寒热骨蒸热，口噤牙疼下龈痛，
肠风泻血大肠血，黄疸酒毒二便通。

【何氏自注】秦艽苦燥湿、辛散风。去肠胃
之热，益肝胆之气，养血荣筋，乃风药中润剂，
散药中补剂。治风寒湿痹，《经》曰：风寒湿三气
杂至合而为痹，风胜为行痹，寒胜为痛痹。湿胜
为着痹。痹在于骨，则体重；在脉则血涩；在筋
则拘挛；在肉则不仁；在皮则寒。通身挛急者，
血不荣筋也，虚劳骨蒸者。时珍曰：秦艽，手足
阳明经药也。兼入肝胆，故手足不遂，黄疸烦渴
之病须之，取其去阳明之湿热也。阳明有湿，则
身体酸疼。烦躁有热，则日晡潮热骨蒸。所以
《圣惠方》治急劳烦热，身体酸疼，秦艽、柴胡
各一两，甘草五钱，为末，每服三钱，白汤调下。

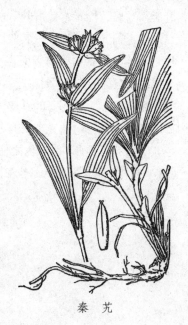

秦　艽

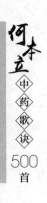

治小儿骨蒸潮热，减食瘦弱，用秦艽、炙甘草各一两，每用一二钱，水煎服之，加薄荷叶五钱，治疸黄酒毒，肠风泻血，口噤牙痛。牙齿下龈属手阳明大肠经。

洁古曰：秦艽能止下牙痛及本经风热，利大小便，湿胜风淫之证。

菖蒲为之使，畏牛乳。

附释：孪，手足曲病也。龈，齿根肉也。（清·何本立《务中药性·卷六·草部》）

秦皮

秦皮苦寒其色青，补肝益胆益肾阴，
清热明目退翳膜，目赤目肿睑挑针，
崩带收涩止下痢，肝热风痛胆热惊，
风寒湿邪成痹病，天道贵涩故补精。

【何氏自注】秦皮苦寒，色青性涩，实肝胆而益肾，能平木除肝热。故治目疾，洗目退赤退翳，疗惊痫。以其收涩而寒，故治崩带下痢，仲景白头翁汤用之。以其涩而补下焦，故能益精有子。时珍曰：天道贵涩，唯能收涩故能补。今人只知治目疾一节，几于废弃，良为可惋。出西土，皮有白点，渍水碧色，书字不脱者真。人戟为之使，恶吴茱萸。（清·何本立《务中药性·卷九·木部》）

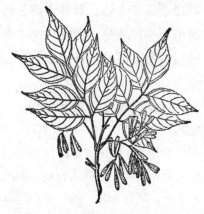

苦枥白蜡树（秦皮）

青菜

青菜气味性辛烈，开胃通窍利胸膈，
冷气不和肺气壅，咳嗽顺气化痰豁，
痔疮便血者最忌，久食积温反成热，
子性功与菜性同，阴疽冷痹研敷贴。

【何氏自注】青菜，一名芥，一名腊菜。辛温无毒。有疮疡、痔疾、便血者，勿食。同兔肉食，成恶邪病。同鲫鱼食，发水肿，多食反动气与风。生食发丹石毒，惟盐菜无忌。（清·何本立《务中药性·卷十四·菜部》）

青黛

青黛咸寒其色青，正泻肝火五脏分，
天行头痛诸风热，吐血咯血肺与心，
食积血痢解百毒，脐腹生疮连二阴，
伤寒发斑因蕴热。小儿丹毒疳热惊。

【何氏自注】青黛味咸性寒色青，泻肝，散五脏郁火，解中下焦蓄蕴风热。《衍义》曰：一妇人，患脐腹上下连二阴边生湿疮，他处并无，痒而且痛，大小便涩，出黄汗，食亦减、身面微肿。医作恶疮治，用鳗鲡鱼、松脂、黄丹之药涂之，热痛甚。问其人嗜酒食，喜鱼蟹发风等物。急令洗其膏药，以马齿苋四两，杵烂，入青黛一两，再研匀涂之。即时热减，痛痒皆去：仍以八正散，日三服之，分散客热，药干即上。如此三日，减二分之一，五日减三分之二，二十日愈。此盖中下焦蓄风热毒气也。若不外出，则内成肠痈恶痔。仍须禁酒、色、发风之物。然不能禁，后果患内痔。又能治伤寒发斑，吐咯血痢。惟阴虚火炎者忌用。合杏仁研，置柿饼中煨食，名圣饼子，治咯血，疗小儿惊痫、疳热、丹热，敷痈疮蛇犬蛟毒。亦能杀虫，即淀花也。（清·何本立《务中药性·卷四·草部》）

青矾

青矾性寒酸涩味，祛湿燥脾消积滞，

解毒涌吐化痰涎，黄肿胀满久疟痢，

肠风下血崩不止，木舌风眼喉肿痹，

癣疥牙虫诸疮毒，小儿食土疗疳气。

【何氏自注】青矾，一名皂矾，一名绿矾，煅赤者名绛矾，又名矾红，时珍曰：青矾性味酸涌涩收，燥湿解毒，化涎之功，与白矾同，而力差缓。按：三丰《仙传方》载伐木丸云：此方乃上清金蓬头祖师所传，治脾土衰弱，肝木气盛，木来克土，病心腹中痛，或黄肿如土色，服此能助上益元，用苍术二斤，米泔水浸二宿，同黄酒面曲四两，皂矾火煅赤色，醋拌晒干，入瓶火煅为末。醋糊丸，梧桐子大，每服三四十丸，或酒或米汤下，时珍尝以此方加平胃散，治一贱役中满腹胀，果有效验。此矾色绿味酸、烧则赤，能入血分伐木，又能燥湿化涎，利小便，消食积，故胀满、黄肿、疟疾、痔疾，乃往往用之，其源自张仲景用矾石、消石治女劳黄疸方中变化而来，又《传信方》办治喉痹用皂矾，入好米醋同研含之，咽汁立瘥。此方出于李谟，甚奇妙也。（清·何本立《务中药性·卷十二·卤石水土部》)

青蒿

青蒿之叶二面青，节间有虫便是真，

最得少阳春令早，故入少阳厥阴经，

苦寒能清血分热，蓐劳虚热侵骨蒸，

风毒热黄久疟痢，疮疥鬼气痊缠身。

【何氏自注】青蒿味苦性寒气香，得春木少阳之令最早，二月即生苗，故入少阳厥阴肝胆血分，治骨蒸劳热。童便捣叶取汁熬膏，并治蓐劳虚热，蓐劳即产后劳也。凡苦寒之药，多伤胃

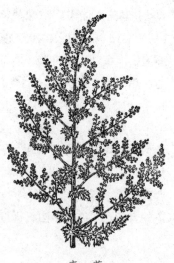

青　蒿

气，惟青蒿芬香入脾，独宜于血虚有热之人，以其不犯胃气也。又能治风毒热黄，久疟久痢，瘙疥恶疮，鬼气尸疰。时珍曰：月令通纂，言伏内庚日，取蒿悬门庭，可辟邪。冬至、元旦各服二钱亦良，则青蒿之治鬼疰，盖亦有所伏也。敩曰：叶、茎、根、子，使子勿使叶，使根勿使茎，四件若同使，翻然成痼疾。采得叶时，用七岁儿七个，溺，浸七日七夜，滤出晒干，听用。究理，宜用叶为是也（清·何本立《务中药性·卷四·草部》）

青皮

青皮辛苦其色清，入足厥阴少阴经，
左胁胀痛人多怒，削坚破滞气烈温，
除痰消痞开胸膈，下焦诸湿足太阴，
少腹疝痛乳痈肿，久疟热甚最能清。

【何氏自注】 青橘皮辛苦而温，色青性烈，入肝胆之分，疏肝泻肺。柴胡疏上焦肝气，青皮平下焦肝气，凡泻气药，皆云泻肺，能破滞消坚，除痰消痞，治肝气郁积，胁痛多怒，久疟结癖，能入肝散邪，入脾除痰，疟家必用之品。故清脾饮以之为君。又能治疝痛、乳肿。丹溪曰：乳房属阳明，乳头属厥阴，若乳母或因忿怒郁闷，厚味酿积，致厥阴之气不行，故窍不得出。阳明之血腾沸，故热甚而化脓，亦有其子有滞痰膈热，含乳而睡，嘘气致生结核者，初起便须忍痛揉软，吮令汁透，自可消散，治法以青皮疏肝滞。石膏清胃热，甘草节行浊血，瓜蒌实消肿追毒，或加没药、橘叶、金银花、蒲公英、皂角刺、当归，佐以少酒，若于肿处灸三五壮尤捷。久则凹陷，名乳岩，不可治矣。其味极辛，最能发汗，汗多及气虚之人禁用。陈皮升浮入脾肺至高，青皮沉降入肝胆至低，炒之以醋，所谓肝欲散，急食辛以散之，以酸泄之，以苦降之也。青皮乃橘之未黄者，古方未用，宋以后始与陈皮分用。（清·何本立《务中药性·卷十·果部》）

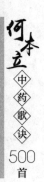

青葙子

青葙子性入厥阴，祛风散热镇肝经，
坚筋壮骨疗风痹，古方专治唇口青，
虫疥恶疮因风热、明目退翳散赤睛，
瞳子散大不宜服，性助阳火记在心。

【何氏自注】青箱子味苦微寒，入厥阴肝经。
祛风热，镇肝明目，治青盲障翳。坚筋骨，去风
寒湿痹，虫疥恶疮。其性能助阳火，惟瞳子散大
者忌服，唇青，厥阴证也。（清·何本立《务中药
性·卷七·草部》）

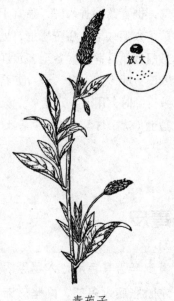

青葙子

青鱼

青鱼甘平祛风痹，脚肿脚弱祛脚气，
煅骨能疗心腹疼，睛汁注目能夜视，
胆汁苦寒散热毒，目赤肿痛去目翳，
喉痹乳蛾口含吞，鱼骨哽咽涂外痔。

【何氏自注】青鱼甘平微毒，服术之人忌之，不可合芫荽、葵菜、豆、藿、
麦、酱同食。（清·何本立《务中药性·卷十六·鳞介部》）

秋石

秋石味咸性微温，益水降火故滋阴，
温暖丹田安五脏，虚劳咳嗽退骨蒸，
赤白带下噎膈食，小便白浊自遗精，
清润三焦软坚块，补肾明目能清心。

【何氏自注】时珍曰：古人惟取人中白、人尿治病，取其散血，滋阴降火、杀虫解毒之功也，王公贵人，恶其不洁，方士遂以人中白设法缎炼制为秋石。叶梦得《水云录》极称阴阳二炼之妙，而《琐碎录》乃云：秋石味咸走血，使水不制火，久服令人成渴疾，盖此物既经股炼，其气近温，服者多是淫欲之人，藉此放肆，虚阳妄作，真水愈涸，安得不渴耶！况甚则加以阳药助其邪火乎。惟丹田虚冷者，服之可耳。观病淋者，水虚火极，则煎熬成沙成石，小便之炼成秋石与此一理也。盖秋石气味咸温，本草所载主治，能滋肾水，润三焦，养丹田，安五脏，退骨蒸，软坚块。治虚劳咳嗽，白浊遗精，为滋阴降火之圣药，功性全美。若煎炼失道，反能为害。兹将制造秋石法附之。《嘉谟》曰：秋石须秋月取童子溺，每缸入石膏末七钱，用桑条搅，澄定，倾去清液，如此二三次，乃入秋露水一桶，搅澄，如此数次。滓秽涤净，咸味减除，以重纸铺灰上，晒干，完全取起。轻清在上者，为秋石；重沖在下者，刮去。古人立名，实本此义。男用童女溺，女用童男溺，亦一阴一阳之道也，世医不取秋时，杂收人溺，但以皂荚水澄，晒为阴炼，火煅为阳炼，尽失其道，何合于名？谋利败人安能应病？况经火炼，性即变温耶。又制造秋冰法：以秋石再研入罐内，铁盏盖定，盐泥固济，用火升起，盏上者，名秋冰，味淡而香，乃秋石之精英也。（清·何本立《务中药性·卷十八·人部》）

瞿麦

瞿麦苦寒治五淋，小便不通能使行，
小肠膀胱逐邪热，大小便血亦同情，
月经不通破血块，目翳退翳目自明，
痈肿消肿皆可用，不宜体虚尿多人。

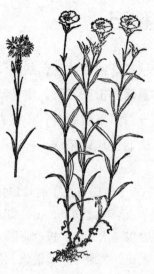

石竹（瞿麦）

【何氏自注】瞿麦味苦性寒，能降心火，利小肠，逐膀胱邪热，为治淋要药，故八正散用之，五淋大抵皆属湿热，热淋者，八正及山栀、滑石之类，血淋宜小蓟、牛膝，青肾虚淋，宜补肾，不可独泻，老人气虚宜参术兼木通、山栀。亦有痰滞中焦作淋者，宜行痰兼通利药。最忌发汗，汗之必便血。能破血利窍，决痈消肿，明目去翳，通经堕胎，性利善下，虚者慎用。寇宗奭曰：心经虽有热，而小肠虚者，服之则心热未清，而小肠别作病矣。产后淋，当去血。瞿麦、蒲黄，要药花大如钱，红白斑斓，色甚斌媚，俗呼洛阳花。用蕊壳，丹皮为使，恶螵蛸。（清·何本立《务中药性·卷六·草部》）

全蝎

全蝎属木其色青，其性有毒味甘辛，
中风抽掣身不遂，口眼㖞斜语塞声，
妇人带下子肠出，小儿脐风搐痫惊，
耳聋疟疾肾气瘄，诸风掉眩属厥阴。

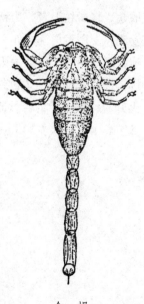

全　蝎

【何氏自注】全蝎辛甘，有毒，色肯属木，故治诸风掉眩，皆属肝木。惊痫抽掣，口眼㖞斜，白附、僵蚕、全蝎等分为末，名牵正散，酒服二钱甚效。疟疾风疮，耳聋带疝，厥阴风木之病。东垣曰：疝气带下，皆属于风。蝎乃治风要药，但宜加减用之。汪机曰：破伤风宜以全蝎、防风为主。若类中风及慢惊属虚者忌用。凡全用，去足焙干，或用尾，尾力尤紧。人被蝎螫者，涂蜗牛即解。（清·何本立《务中药性·卷十七·虫部》）

人参

人参大补真元气，益土生金定心悸，
添精助神明耳目，生脉生津益人智，
外感扶正以除邪，内伤虚证皆可恃，
惟有实火则不宜，参芦涌吐代瓜蒂。

【何氏自注】益土得，脾胃属上也，生金者，肺属金也。前篇黄芪性下已释之。土为金母，益土生金，益脾土，而生肺金也，悸，心里怔征仲仲也。外感者，外感风寒之病也。外感用参有宜不宜，其辨不可不明。盖人受外感之邪，必先汗以驱之。惟元气旺者外邪始乘药势以出，若素弱之人，药虽外行，气从中馁，轻者半出不出，重者反随元气入，发热无休矣。此体弱之人，必加人参入表药中，少助元气以为驱邪之主，使邪气得药一涌而出。所谓扶正以除邪也。古来表散，人参败毒散；参苏饮，和解；小柴胡、白虎汤、

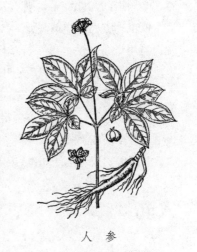

人 参

竹叶石膏等汤皆用人参，令内邪外出，亦此意也。盖不当用参，而杀人者，是与芪、术、归、桂、姜、附等药同行，温补之误。不谓与羌、独、柴、前、芎、半、枳、桔、芩、膏等药同行，汗和之法所致也。如此言论，凡外感必用人参扶正以除邪，非也。仲景麻黄汤，未用人参。要知至理，读古人书，体古入意：仲景麻黄汤，为寒冷之月即病伤寒太阳证，邪气在表，发热头痛，身痛腰痛，骨节痛，项背强，恶寒恶风，无汗而喘，脉浮而紧，此乃暴受寒邪，恶寒无汗，表实之证，体气尚壮。可一汗而愈，故不用人参也，东垣补中益气加发散治外感，何也？须知补中益气治外感而兼内伤者也。若伤寒表实之证，不兼内伤，在东垣亦遵仲景也。有是证服是药，药不对证，惟参、芪、桂、附。《伤寒例》曰：桂枝下咽，阳盛则毙。承气入胃，阴盛则亡：参、芪、桂、附、桂枝、大黄，岂能杀人。乃用者，虚虚实

实而杀之耳。总之，临证务要分清表里虚实、阴阳寒热，当用不当用，望闻问切，四者合一，自可知也。观其人，面白、面黄、面青黧黑悴者，皆脾肺肾气不足，此人参可用也，面赤、面黑、气壮神强，不可用也。切其脉，浮而芤、濡，虚大迟缓无力，沉而迟涩，弱细微代无力者、皆虚而不足，可用也，若弦长、紧实、滑数有力者，皆火郁内实，不可用也。不但伤寒为然，即杂证，当用不当，先贤谆谆笔之于书，较之洁古谓喘嗽勿用者，痰实气壅之喘也。若肾虚气短喘促者，必用也。仲景谓：肺寒而咳勿用者，寒束热邪壅郁在肺之咳也。若自汗，恶寒而咳者，必用也。东垣谓：久病郁热在肿勿用者，邪火郁于内，宜发不宜补也。若神虚火旺，气短自汗者，必用也。丹溪言：诸痛不宜骤用者，乃邪气方锐，宜散不宜补也。若里虚吐利，及久病胃肠虚痛喜按者，必用也。节斋谓：阴虚火旺勿用者，乃血虚火亢能食，脉弦而数，凉之则伤胃，温之则伤肺，不受补者也。若自汗气短，肢寒脉虚者，必用也。知此详审，则人参之可用不可用，思过半矣。内伤虚证已详黄芪下。恃，依也。实火亦详黄芪下。参芦，人参芦也。涌吐代瓜蒂者，痰壅胸膈，食停上脘，当用瓜蒂吐法，瓜蒂苦寒伤胃，人体虚弱者，以参芦代之，不致耗伤元气者也。此注藉人参而言，以后药味一以贯之。之才曰：茯苓为之使，畏五灵脂、恶皂荚、黑豆、紫石英、人溲、碱卤，反藜芦。言闻曰：东垣理脾胃，泻阴火。交泰丸内用人参、皂荚，是恶而不恶也。古方疗月闭，四物汤加人参、五灵脂，是畏而不畏也。又疗痰在胸膈，以人参、藜芦同用而取其涌越，是激其怒性也，此皆精微妙奥，非洞奥达权者不能知也。（清·何本立《务中药性·卷一·草部》）

人乳

人乳气味甘咸平，冲任之血所结成，
能润五脏补血液，悦泽肌肤助精神，
虚损劳瘵身瘦瘁，益气补中肥体形，
目赤肿痛风火证，点眼止泪目自明。

【何氏自注】人乳甘咸，能润五脏，补血液，止消渴，泽皮肤。治风火证。讱庵曰：老人便闭，服之最良。本血所化，目得血能视，用点赤涩多泪，热者，黄连浸点。然性寒滑，脏寒胃弱人不宜多服。时珍曰：人乳无定性，其人和平，饮食冲淡，其乳必平；其人躁暴，饮酒食辛，或有火病，其乳必然。又有孕之乳，名为忌乳，有毒，小儿食之，吐泻，成魃之病，内亦损胎。乳乃阴血所化，生于脾胃，摄于冲任，未受孕则下为月水，既受孕则留而养胎，已产则变赤为白，下为乳汁以饲小儿，乃造化之元微也。服之益气血，补脑髓，所谓以人补人也。（清·何本立《务中药性·卷十八·人部》）

人中白

人中白性味咸平，人溺沉下所结成，
降火散瘀清肺热，鼻衄不止服之停，
劳热消渴三焦火，诸窍出血用皆灵，
咽喉口齿痘倒陷，汤火灼伤止痛神。

【何氏自注】人中白，丹溪曰：能泻肝火、三焦火，并膀胱火，从小便中出。盖膀胱乃此物之故道也。时珍曰：人中白降相火、消瘀血、盖咸能润下走血故也。今人病口舌诸疮，用之有效，降火之验也。张杲《医说》云：李士常苦鼻衄，仅存喘息，张思顺用人中白散，即时血止，又延陵镇宫鲁棠，鼻衄如倾，白衣变红，头空空然，张润之用人中白药治之即止，并不再作。此皆散血之验也。（清·何本立《务中药性·卷十八·人部》）

肉苁蓉

苁蓉酸咸味辛温，滋润五脏入肾经，
补益命门之相火，绝阴不产绝阳兴，
腰膝冷痛崩与带，峻补精血止遗精，
强筋益髓长肌肉，骤服太多恐妨心。

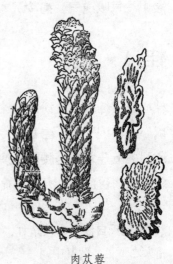

【何氏自注】肉苁蓉味辛，酸咸，其性温，入肾经血分，补命门相火，滋润五脏，益髓强筋。治五劳七伤、绝阳不兴，绝阴不产，腰膝冷痛，崩带遗精，峻补精血。时珍曰：补而不峻，故有苁蓉之号，骤用恐妨心，滑大便也。（清·何本立《务中药性·卷五·草部》）

肉苁蓉

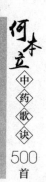

肉豆蔻

肉蔻辛温逐冷气，温中补脾善暖胃，
心腹胀痛中恶吐，祛痰解酒消食滞，
小儿伤乳脾虚泄，涩肠止泻止冷痢，
久泻虚泻之要药，泻痢初起不可试。

【何氏自注】肉豆蔻辛温气香，理脾暖胃，下气调中，逐冷祛痰，消食解酒，治积冷心腹胀痛，挟痰挟食者并宜之。疗中恶吐沫，小儿吐逆，乳食不下。又能涩大肠，止虚泻冷痢，泻痢初起者不宜用。凡使，以糯米粉裹，煨熟用。忌铁。（清·何本立《务中药性·卷五·草部》）

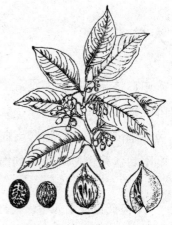

肉豆蔻

肉桂

肉桂纯阳性大热，肝肾血分两经捷，
补益命门相火亏，调和营卫通血脉，
能引真火宿丹田，发汗止汗利关节，
腹中冷气咳逆气，瘤冷沉寒湿盛泄。

桂心

桂心委实桂木心，纷纷论论失其真，
以心入心调营血，内寒腹冷和气温，
通利关节开九窍，腰膝风痹续骨筋，
疮痘脓浆引血化，九种心痛手少阴。

【何氏自注】肉桂辛甘，大热，气厚纯阳，入肝肾血分，平肝补肾，补命门相火之不足。两肾中间，先天祖气，乃真火也。人非此火，不能有生。无此真阳之火，则无以蒸糟粕而化精微，脾肾衰微，气尽而亡矣。能益阳消阴，治痼冷沉寒。又以发汗，疏通血脉，宣导百药，辛则善散，热则通行，去荣卫中风寒，止阳虚自汗，疗腹内冷痛，咳逆结气。咳逆亦由气不归元，桂能引火归宿丹田。木得桂则枯，削桂钉术根，其木即死。故能抑肝风而扶脾土，肝木盛则克土。辛散肝风，甘益脾土，从治。目赤肿痛，以热攻热，名曰从治。又脾虚恶食，命火不足，湿盛泄泻，土为木克，不能防水。古行水方中亦多用桂，如五苓散、滋肾丸之类。补劳明目，通经堕胎，辛热能动血敌也，得人参、甘草、麦门冬良。

桂心，有云即肉桂去内外皮者，非也，委实桂树之木心也。以心入心。尤茯神之心，名黄松节也。其味微辛、主治九种心痛，腹内冷气痛，脚不仁；补劳伤，调荣卫，通九窍，利关节，续筋骨。治腰膝风痹，疮痘引血化脓浆也。（清·何本立《务中药性·卷八·木部》）

乳香

乳香气味性辛温，香窜入心手少阴，
活血调气温补肾，祛风定痛敷筋伸，
心腹诸痛中风噤，耳聋癫狂邪气侵，
产难折伤行血滞，疮毒内攻能护心。

【何氏自注】乳香一名薰陆香，其气香窜入心，苦温补肾，辛温通十二经，能祛风伸筋，筋不伸者，敷药加用。活血调气，托里护心，香蔽疮孔，能使毒外出不致内攻，生肌止痛，治心腹诸痛，口噤耳聋，痈疽疮肿，产难折伤，取其活血止痛。亦治癫狂，以能去风散瘀。灵苑辰砂散，辰砂一两，乳香、枣仁各五钱，酒下，恣饮沉醉。听睡一二日勿动，惊醒则不可治。《本事》加人参一两，名定志膏。形如乳头明透者良，性黏难研，用钵坐热水中研之则易细。（清·何本立《务中药性·卷九·木部》）

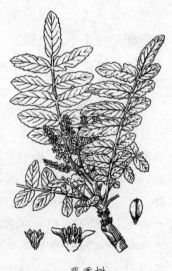

乳香树

三棱

三棱能破血，肝经血痛心腹臆，
兼入脾经散瘀血，气胀血结食停滞，
疝癖癥瘕积聚块，产后腹痛月经闭，
疮肿坚硬肿痛消，扑损散血孕妇忌。

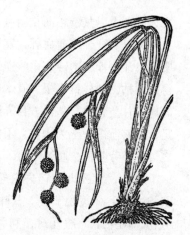

黑三棱

【何氏自注】荆三棱味苦、平，色白，属金。
入肝经血分，破血中之气，兼入脾经，散一切血
瘀，气结疮硬，食停老块坚积，乃坚者削之。从
血药则治血，从气药则治气，须辅之健脾补气药
良。昔有人患癥癖死，遗言令开腹取之，病块如石，纹理互色。削成刀柄，因刘
二棱，柄消成水，乃知此药可疗癥癖。又能治产后恶血，通月经，消扑损瘀血、
心腹血气诸痛。(清·何本立《务中药性·卷三·草部》)

三七

三七散血能止痛，跌打损伤杖伤共，
未杖先服免攻心，杖后敷之去瘀用，
吐衄崩痢经不止，产后恶血往下送，
目赤痛肿蛇虎咬，金伤止血军中重。

三七

【何氏自注】三七，一名山漆，味甘、微苦，
性温，乃阳明、厥阴之药。能止血散血定痛。金
刃箭伤，跌仆杖伤，血出不止者，嚼烂涂敷，或为末渗之，其血即止。亦主吐
血、衄血、下血、血痢、崩中、经水不止、产后恶血不下、血运血痛、目赤痛
肿、蛇伤虎咬。时珍曰：此药近时始出，南人军中用为金疮要药，云有其功，又
云，凡杖扑伤损，瘀血淋漓者，随即嚼烂，罨之即止，青肿者即消肿，若受杖
时，先服一二钱，则血不冲心，杖后服宜良。酒磨涂痈肿即散，已破者为末渗
之。(清·何本立《务中药性·卷三·草部》)

桑白皮

桑白皮性苦酸辛，性寒泻火清肺金，
通行水道利二便，咳嗽唾血热疾清，
水肿喘满散瘀血，汁涂鹅口不出声，
风寒咳嗽肺虚嗽；叮嘱慎用存于心。

【何氏自注】桑白皮甘辛而寒，能泄肺火。罗谦甫曰：是泄肺中火邪，非泄肺气也。火与元气不两立。火去则气得安矣。故《本经》又云益气。东垣曰：甘固元气之不足而补虚，辛泄肺气之有余而止咳。然性不纯良不宜多用。钱乙泻白散，桑皮、地骨皮各一两，甘草五钱，每服二钱，入粳米百粒煎。桑皮、地骨皮能泻火从小便出，甘草泻火缓中，粳米清肺养血，乃泻火诸方之准绳也。一妇，鼻久不闻香臭，后因他疾，缪仲醇为处方，每服桑皮至七八钱，服久而鼻塞忽通。又能利二便，散瘀血，下气行水，止嗽清痰，《发明》曰：肺中有水则生痰而作嗽，除水气正所以泻火邪，实则泻其子也，火退气平则补益在其中矣。治肺热喘满，唾血热渴，水肿腹胀。唯肺气虚及风寒作嗽者慎用。刮去外皮取白用。如恐泻肺，以蜜炙之可也。（清·何本立《务中药性·卷八·木部》）

桑寄生

桑寄生借桑树性，甘能益血苦坚肾，
坚发固齿长须眉，强筋壮骨助脚胫，
外治疮疡追风湿，妇人崩中漏下病，
怀孕腰痛血淋沥，安胎下乳产后证。

【何氏自注】桑寄生苦坚肾，助筋骨而固齿长发。齿者，骨之余；发者、血之余。甘能益血，主崩漏而下乳、安胎，三证皆由血虚，外科用以散疮疡，追风湿。他树多生寄生，以桑上采者为真，杂树恐反有害，茎叶并用。忌火。（清·何本立《务中药性·卷八·木部》）

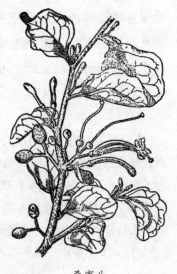

桑寄生

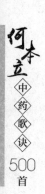

桑螵蛸

桑螵蛸性味咸平，入肝固肾补命门，
补益虚损五脏气，定心益智安神魂，
梦寐失精止遗溺，血闭腰疼通五淋，
阴痿白浊崩瘕疝，耳底疼痛效如神。

【何氏自注】时珍曰：桑螵蛸，肝肾命门药。权曰：男子身衰精自出，及虚而小便利者，加用之。颂曰：古方漏精及风药多用之。寇曰：男女虚损，肾衰阴疼，梦中失精，遗尿白浊，疝瘕，不可缺也。一男子小便日数十次，如稠米泔，心神恍惚，瘦瘁食减，得之女劳，服桑螵蛸散，药未终一剂而愈，其药安神魂，定心志。治健忘，补心气，止小便数，其方即桑螵蛸、远志、龙骨、石菖蒲、人参、茯神、当归、龟板（醋炙）各一两为末，卧时人参汤下二钱，如无桑上者即用他树者，以炙桑皮佐之，桑白皮行水，以接引螵蛸就肾经也。（清·何本立《务中药性·卷十七·虫部》）

桑椹

桑椹甘凉润黑色，入肾补水利关节，
聪耳明目益五脏，镇惊生神安魂魄，
行水消胀消肿满，生津止渴解酒热，
瘰疬结核功劳缓，久服白发变成黑。

【何氏自注】桑椹甘凉，色黑入肾而补水。利五脏，通关节，安魂镇神，聪耳明目，利水消肿，解酒止渴，乌髭黑发。晒干为末，蜜丸，良，取极熟者，滤汁熬膏，入蜜炼稠，点汤和酒并炒，入烧酒经年愈佳。又能治瘰疬，名文武膏。（清·何本立《务中药性·卷八·木部》）

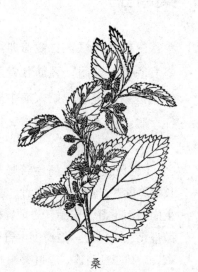

桑

桑叶

桑叶燥湿去风淫，甘寒凉血洗目明，
研末米饮止盗汗，消渴代茶不伤神，
桑枝行水利关节，痈疽不起火灸焠，
脚气湿痹浸酒饮，桑柴熬膏极易成。

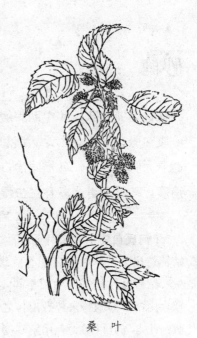

桑　叶

【何氏自注】桑叶甘寒，手足阳明之药，能凉血燥湿，去风明目。采经霜者，煎汤洗眼，去风泪，洗手足，去风痹。研末服，止盗汗。严州一僧，每就枕汗出遍身，比旦，衣服皆透，二十年不能疗。监寺教采带露桑叶，焙干为末，空心米饮下二钱，数日而愈，代茶止消渴不伤神，桑乃箕星之精，其木利关节，养津液，祛风痹。桑枝一斤，水三升，熬至二升，一月服尽，名桑枝煎，治风气脚气病。凡痈疽不起，瘀肉不腐，瘰疬、流注、膝疮顽绵不愈者，用桑木片扎成一把燃火吹息灸患处，内服补托之药良。（清·何本立《务中药性·卷八·木部》）

沙参

沙参性补五脏阴，专补肺气肺火清，
养肝益肾扶脾土，久嗽肺痿火克金，
皮肤游风疮疥癣，诸痛惊烦热结心，
寒客肺中不宜服，用代人参因火升。

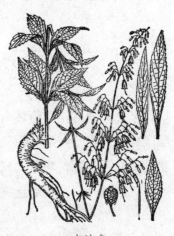

南沙参

【何氏自注】五脏者，心、肝、脾、肺、肾也。阴者，人参补五脏之阳，沙参补五脏之阴也。肺火清者，沙参性凉，能清肺火也。养肝益肾扶脾土者，养肝益肾扶脾土者，脾为肺母，肾为肺子，虚则补其母，实则泻其子也，肺痿者，肺叶焦痿也。火克金者，心火克肺金也，肤，皮上之浮皮也，肺上皮毛，游风疥癣皆皮毛之疾也。诸痛者，头目心胸、大腹、小腹之痛也。惊烦者，热结于心也。客，犹宾客之客，从外而入内也。寒客肺中，寒邪闭于肺也。用代人参者，肺热火炎，以沙参代人参也。之才曰：恶防己，反藜芦。（清·何本立《务中药性·卷一·草部》）

砂糖

砂糖性温纯甘味，和中助脾缓肝气，
心腹热胀口干渴，生津除烦润心肺，
能清大肠小肠热，乌梅同治口噤痢，
消痰止嗽解酒毒，多食生虫湿热致。

【何氏自注】砂糖乃蔗汁熬之，名石蜜，即白砂塘也。唐大历间，有邹和尚始传造出。性味甘温，能补脾缓肝，润肺和中，消痰史嗽。多食助热，损齿生虫。紫砂糖性稍平，功用相同。或云白者入气分，紫者入血分。以理度之可也。今人用白砂糖调药末外敷击打之伤，隐于皮下者即现，已瘀者可散，能活皮肤之血，此入气分可知矣。用紫砂糖、童便，对酒以水冲服，治产后瘀血作痛，此入血分又可知也。活血之功，本草未言，乃后人得效之方也。（清·何本立《务中药性·卷十·果部》）

砂仁

砂仁辛香和脾胃，下行达肾上行肺，
噎膈痞满并呕吐，消积醒酒行结滞，
霍乱转筋及奔豚，咳嗽上气泄泻痢，
冲和五脏暖丹田，安胎止痛逐冷气。

【何氏自注】砂仁辛温香窜，补肺益肾，和胃醒脾，快气调中，通行结滞，治腹痛痞胀。而痞满，有伤寒下早里虚，邪入而痞者，有食壅痰塞而痞者，有脾虚气弱而痞者，须分虚实治之。不宜专用利气药，恐变为鼓胀，鼓胀内胀而外有形，痞胀惟觉满闷而已，皆太阴受病也。疗噎膈呕吐，上气咳嗽，赤白泻痢，湿热积滞，客于大肠，砂仁亦入大小肠经，治霍乱转筋，奔豚崩带，祛痰逐冷，消食醒酒，止痛安胎，气行则痛止，气顺则胎安，能散咽喉口齿之浮热，化铜铁骨哽。王好古曰：得檀香，豆蔻入肺，得人参、益智入脾，得黄柏、茯苓入肾，得赤石脂入大小肠。《医通》曰：辛能润肾燥，引诸药归宿丹田，地黄用之拌蒸，亦取其能达下也。《经疏》曰：肾虚气不归元，用为向导，殆胜桂附热药为害也。（清·何本立《务中药性·卷五·草部》）

山茶花

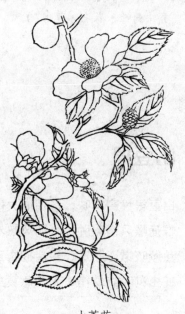

山茶花性甘微辛，气寒色赤入厥阴，
吐血衄血肠风血，红者为末酒调清，
加入童便与姜汁，散血功同代郁金，
汤火伤灼研成末，麻油调涂痛即轻。

【何氏自注】山茶花味甘微辛，气寒色赤入血分，治吐衄肠风，用红者为末，童便姜汁加酒调服，可代郁金。汤火伤灼者，研成细末，用麻油调涂，能清热止痛。（清·何本立《务中药性·卷九·木部》）

山茶花

山慈菇

山慈菇味微甘辛，功专清热解毒精，
醋磨散热涂痈肿，疮瘘瘰疬结核疔，
蛊毒蛇虫狂犬咬，风痰痫疾茶调清，
万病解毒言不尽，加人大戟与千金。

【何氏自注】山慈菇味甘，微辛，有小毒，功专清热散结。治痈疮疔肺，瘰疬结核，用醋磨涂；风痰痫疾，茶调引吐，解诸毒、蛊毒、蛇虫狂犬伤。万病解毒，即紫金锭也。（清·何本立《务中药性·卷七·草部》）

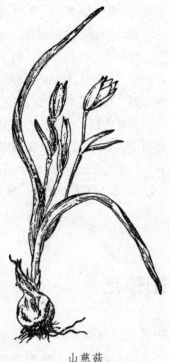

山慈菇

山豆根

山豆根性寒苦味，能泻心火能清肺，
喉痛喉风齿龈肿，大肠风热赤白痢，
热厥咳嗽心腹满，涂诸疮毒五种痔，
蛇虫狗咬蜘蛛伤，人马急黄血热致。

【何氏自注】山豆根苦寒，泻心火以保金气，去肺与大肠之风热。心火降，则不灼肺而金清。肺与大肠相表里，肺金清则大肠亦清。能消肿止痛，治喉痛喉风，龈肿街痛，喘满热咳，腹痛下痢，五痔诸疮。解诸药毒。敷秃疮，及蛇狗蜘蛛佼。疗人马急黄，皆血热极所致也。（清·何本立《务中药性·卷四·草部》）

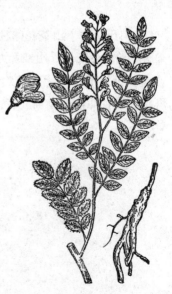

山豆根

山柰

山柰性温辛辣味，其香似属樟木气，
寒湿冷气攻心腹，暖中辟恶辟瘴疠，
霍乱吐泻胃不和，风虫牙痛吹鼻嚏，
头上白屑研末擦，面上雀斑陀僧配。

【何氏自注】山柰辛温，暖中辟恶，治心腹
冷痛，寒湿霍乱，风虫牙痛，研末随左右吹鼻取
嚏。头生白屑，研末擦之。面上雀斑，配合陀僧
以乳调之，夜涂旦洗自愈。（清·何本立《务中药
性·卷五·草部》）

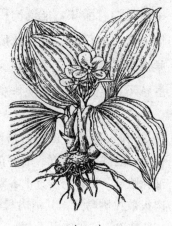

山　柰

山药

山药甘温补脾肺，益肾强阴固肠胃，
润泽皮毛清虚热，化痰祛涎止泻痢，
噤口痢疾调米饮，遗精健忘益心气，
生捣敷疮消肿核，劳伤虚损皆可治。

【何氏自注】山药，古名薯蓣。色白入肺，
味甘归脾，入脾肺二经，补其不足，清其虚热，
阴不足则内热，补阴故能清热。能固肠胃，润
皮毛，化痰涎，止渴痢，能渗湿，故化痰止泻。
《百一方》：山药，半生半熟，米饮下，治斤口痢
有益。又能补肾者，肺为肾母，故又益肾强阴，
治虚损劳伤。王冰云，八味丸，用之以强阴。脾

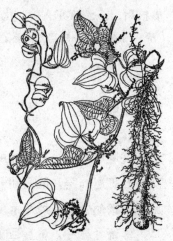

山　药

为心子，故又能益心气，子能令母实也。治健忘，遗情，切庵曰：山药性涩，故
治遗精、泄泻。生捣敷痈疮，消肿硬，山药能消热肿，盖补其气，则邪滞自行
也。（清·何本立《务中药性·卷十四·菜部》）

山楂

山楂性温甘酸味，能消肉积饮食滞，
健脾行气消痞满，散瘀化痰止水痢，
腰痛腿疼肠风血，破癥散瘕理疝气，
痘疹不快色干黑，儿枕作痛滞血闭。

【何氏自注】山楂俗书作山查，味酸甘咸，性温，能健脾行滞气，散瘀化痰，消食磨积。消油腻腥膻之积，与麦芽消谷者不同，凡煮老鸡硬肉投数枚则易烂，其消肉积可知。发小儿痘疹，止儿枕作痛，恶露积于太阴，少腹作痛名儿枕痛，砂糖调服。又能消痞满，止水痢，治腰痛腿疼，肠风下血，偏坠疝气，破癥散瘕，不宜多食，过食令人嘈烦易饥，反伐生发之气，破泄太过，中气受伤。凡服人参不相宜眷，服山楂即解。一补气，一破气也。有大小二种，小者入药。一名棠梂子，去皮核用，一云核亦有力，化食磨积，用核更甚。
（清·何本立《务中药性·卷八·木部》）

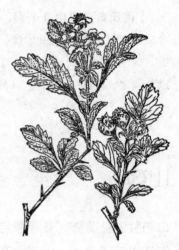

野山楂

山茱萸

山茱萸性涩酸温，补肾益肝固敛精，
安益五脏通九窍，助阳闭气又强阴，
温暖腰膝缩小便，风寒湿痹理肝经，
耳鸣耳聋肾虚冷，鼻塞目黄肝邪侵。

【何氏自注】山茱萸辛温酸涩，补肾温肝，入二经气分。固精闭气，强阴助阳，安五脏，通九窍。《圣济》云：如何涩剂以通九窍？《经疏》

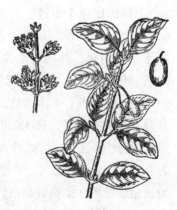

山茱萸

云，精气充则九窍通利。切庵曰：山茱萸通九窍，古今疑之，得《经疏》一言而意日豁然，始叹前人识见深远，不易测识，多有如此类者，即得《经疏》一语而扩充之，实可发医人之慧悟也。暖腰膝，缩小便，治风寒湿痹。温肝故能逐风。鼻塞目黄，肝虚邪客则目黄。耳鸣耳聋，肾虚则耳鸣耳聋。皆固精通窍之功。王好古曰：滑则气脱，涩剂所以收之，仲景八味丸用之为君，其性味可知矣。去核用，核则能滑精也。（清·何本立《务中药性·卷八·木部》）

杉木

杉木气味性微温，祛逐恶气痛攻心，
脚气肿满胁石块，霍乱奔豚气上升，
漆疮煮汤俟冷洗，肺痈痰滞喉闭音，
金伤止血汤火灼，木皮烧灰调油精。

【何氏自注】杉木辛温，主恶气，散风毒，治脚气肿满，心腹胀痛，洗毒疮。柳子厚纂《救死方》云：得脚气夜半痞绝，胁块如石，昏困且死，郑洵美传，杉木汤，食顷大下，块散气通，其方用杉木节一升，橘叶一升，无叶以橘皮代，大腹槟榔七枚，连皮捶碎，童便三斤，煮分二服。若一服得快利，即停后服。烧炭最发火疮。（清·何本立《务中药性·卷九·木部》）

鳝鱼

鳝鱼甘温调血气，能治风邪风湿痹，
妇人产后血淋沥，专贴一切冷漏痔，
鲜血能涂口㖞斜，耳痛鼻衄痘后翳，
头疗癥痞食不消，烧服止渴止恶痢。

【何氏自注】鳝鱼味甘，性大温。黄者无毒，黑者有毒，病后不宜食，多食令人吐利不止。（清·何本立《务中药性·卷十六·鳞介部》）

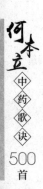

商陆

商陆甘遂与大戟，三味形异功则一，
水肿痿痹腹胀肿，痈肿喉痹不通吸，
性阴下沉能行水，湿热瘕疝泻蛊积，
煎剂必要白花者，敷疮贴脐又要赤。

【何氏自注】商陆味苦性寒，有毒，沉阴下行，与大戟、甘遂同功。时珍云苦寒，诸家皆云酸辛。能疗水肿胀满，肿属脾，胀属肝，肿则阳气犹行。如单胀不肿者，为蛊胀，为木横克土，难治，肿胀朝宽暮急为血虚，暮宽朝急为气虚，朝暮俱急为气血两虚。肿胀由心腹而散四肢者吉，由四肢而入心腹者危。男自下而上，女自上而下，皆难治。又能疗瘕疝痈肿，喉痹不通，薄

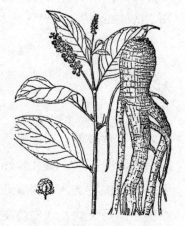

商 陆

切醋炒，涂喉外，良。湿热之病，泻蛊毒，敷恶疮，堕胎孕。恭曰：赤者但可贴肿，服之伤人，痢血不已，杀人，令人见鬼神。方家治肿满小便不利者，以赤根捣烂，入麝香三分，贴于脐心，以帛束之，得小便利即肿消。黑豆汤浸蒸用，得蒜良。（清·何本立《务中药性·卷六·草部》）

梢瓜

梢瓜味甘性寒凉，清胃泻热利小肠，
除烦止渴解酒毒，不可过食不可常，
口吻生疮烧灰擦，阴茎热痛敷疮疡，
身有痼疾者勿食，损处多端笔难详。

【何氏自注】梢瓜。一名越瓜，一名菜瓜，气味甘寒，生食多冷中动气，令人心痛，脐下癥结，发诸疮毒，又令人虚弱不能行。不益小儿，天行病后不可食，又不得与牛乳酪及酢同食。萧子真云：能暗人耳目，观驴马食之，即眼烂可知奥。（清·何本立《务中药性·卷十四·菜部》）

蛇床子

蛇床子性苦而辛，男子壮阳女益阴，
腰酸体痹带下病，子脏虚寒冷如冰，
散寒祛风兼燥湿，肾命阳虚温暖精，
虫食疮痒阴户痒，煎水杀虫沐浴身。

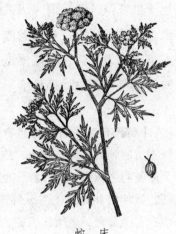

蛇床

【何氏自注】蛇床子辛、苦而性温，能强阳益
阴，补肾散寒，祛风燥湿。治阴痿囊湿，女子阴
痛阴痒，乃湿生虫，同白矾煎水洗，疗子脏虚寒，
产门不闭，炒热熨之；及肾命之病，腰酸体痹，
带下脱肛，喉痹齿痛，湿癣恶疮，风湿诸病，煎
汤浴身，止风痒。时珍卜曰：肾命三焦气分之药，
不独补助男子，而且有益妇人。世人舍此而求补药于远域，岂非贵耳贱目乎?

恶丹皮、贝母、巴豆。(清·何本立《务中药性·卷五·草部》)

蛇蜕

蛇蜕杀虫治鬼魅，明侣拨云退目翳，
妇人吹乳催产难，小儿重舌唇紧闭，
一百二十种惊痫，癣疥恶疮疗肿痔，
喉风蛊毒祛风疟，证治难尽会其意。

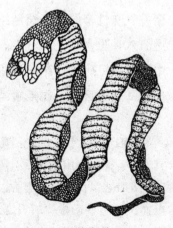

【何氏自注】蛇蜕甘咸，有微毒，其性灵而
能辟恶，故治鬼魅蛊毒。性窜而善去风，故治惊
痫、风疟、重舌。《圣枣方》：烧末敷喉风。性毒
而能杀虫，故治疥癣恶疮疗肿痔漏。其皮善蜕，
故治皮肤疮疡、产难、目翳。取色如银者，洗净
烧存性用。(清·何本立《务中药性·卷十六·鳞
介部》)

蛇蜕外形

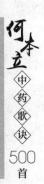
射干

射干性寒微苦味，泻火消痰肝脾肺，
散血消肿解热毒，心脾老血口臭气，
喉痹咽痛为要药，瘕疝便毒通经闭，
咳逆上气不得息，疮痈疟母相火致。

【何氏自注】射干苦寒有毒，能泻实火，火降则血散肿消而痰结自解，故能消心脾老血，行太阴厥阴之积痰，即肝脾肺也。治喉痹咽痛为要药，擂汁醋和噙之，引涎外出。《千金方》治喉痹，有乌扇膏，消结核瘕疝、便毒疟母，鳖甲煎丸，治疟母用之，皆取其降厥阴相火也：通经闭。利大肠，镇肝明目，乃扁竹花根也，叶横铺如扇，故又名乌扇、乌翣。米泔水浸一宿，篁竹、竹叶煮半日用。（清·何本立《务中药性·卷四·草部》)

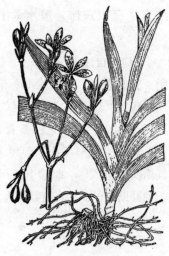

射 干

麝香

麝香气味性辛温，开窍活络窜通经，
透肌入骨暖水脏，邪气中恶痛腹心，
中风痰厥惊痛病，果积酒积聚瘕癥，
鼻塞耳聋去目翳，瘴疟解毒制虫侵。

【何氏自注】东垣曰：凡风病在骨髓者宜之，若在肌肉用之，反引风入骨也。丹溪曰：五脏之风，不可用麝香以泻卫气。口鼻出血，乃阴盛阳虚，有升无降，当补阳抑阴，不可用麝香轻扬飞窜之剂。妇人以血为

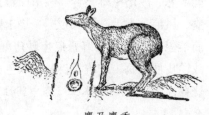

麝及麝香

主，凡血海虚，而寒热盗汗者，宜补养，不可用麝香之散。严用和曰：中风不省者，以麝香，清油灌之，先通其关。时珍曰：严氏言风病必先用麝香，而麝香走窜，能通诸窍之不利，开经络之壅塞，若诸风，诸气，诸血，诸痛，惊痫，癥瘕诸病，经络壅闭，孔窍不利者，安得不用为引导以通之耶？非不可用，但不可过耳。《济生方》治食瓜果成积作胀者用之，治饮酒成消渴者用之，云：果得麝则坏，酒得麝则败。此得用端之理者也。（清·何本立《务中药性·卷十五·禽兽部》）

神曲（红曲）

神曲味辛散郁气，甘能调中温开胃，
祛痰破癥消胀满，水谷宿食化积滞，
闪挫腰疼散瘀血，霍乱吐泻赤白痢，
食积心痛产后昏，下胎回乳要防备。

红曲甘温燥脾胃，能清水谷饮食滞，
色赤活血故和荣，心腹作痛湿热痢，
跌打损伤散死血，胎前产后诸血气，
小儿吐逆不食乳，山岚瘴气血阻痹。

【何氏自注】神曲，辛散气，甘调中，温开胃，化水谷，消积滞。《医余》云：有伤棕子成积，用曲末少加木香盐汤下，数日口中闻酒香，积遂散矣，又能治痰逆癥结，泻痢胀满，回乳下胎，及产后血晕，亦能治目病。《启微集》云：生用能发其生气，熟用能敛其暴气。造曲之法：以六月六日，用白面百斤，赤豆末、杏仁泥、青蒿、苍耳、红蓼汁各三升，以配青龙、白虎、朱雀、玄武、腾蛇，勾神六神，通和作饼，窨生黄衣，晒，收，陈者良，炒用。时珍曰：昔人用曲，多是造酒之曲，此后医乃造神曲，专以并药，力更胜之，盖取诸神聚会之日造之，故得神曲之名也。

红曲甘温，色赤人荣而破血，燥胃消食，活血和血，治赤白下痢，跌打损伤，产后恶露不尽。时珍曰：人之水谷入胃，中焦湿热，熏蒸游溢，精气化为营

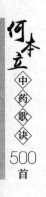

血，此造化自然之妙也，红曲以白米饭杂曲母，湿热蒸窨，即变为真红，此人窥造化之巧也，故治脾胃荣血，得气相求之理也。（清·何本立《务中药性·卷十三·谷部》）

升麻

升麻阳明与太阴，表散风邪胃气升，

升发火郁头齿痛，疮痢时气毒疠侵，

久泻脱肛崩带痔，肺痿喉肿目赤睛，

痘疹发热点隐用，现齐不宜紧记心。

【何氏自注】元素曰：升麻性温，味辛微苦，气味俱薄，浮而升阳也，为足阳明、太阴引经的药。得葱白、白芷，亦入手阳明、太阴。东垣曰：引葱白，散手阳明风邪；同葛根、能发阳明之汗；引石膏，止阳明齿痛，同柴胡，引生发之气上行，人参、黄芪，非此引之不能上行也。元素曰：补脾胃，非此引用不能取效，脾痹非此不能除。其用有四：手足阳明引经一也，升阳气于至阴之下二也，去至高之上及皮肤风邪三也，治阳明头痛四也。东垣曰：升麻发散阳明风邪，升胃中清气，又引甘温之药上升，以补卫气之散而实其表。故元气不足者，用此于阴中升阳，又缓带脉之缩急。凡胃虚伤冷，郁遏阳气于脾上者，宜升麻、葛根以升散其火郁。好古曰：升麻、葛根乃阳明发散药。若初病太阳证便服之，发动其汗，必传阳明，反成其害也。朱肱《活人书》言：瘀血入里吐血衄血者，犀角地黄汤乃阳明经圣药。如无犀角，以升麻代之。二物性味相远，何以代之？盖以升麻能引地黄及余药同入阳明也。朱二允曰：升麻性升，犀角性降，用犀角止血，乃借其下降之气，清心肝之火，使血下行归经耳。倘误用升麻，血随

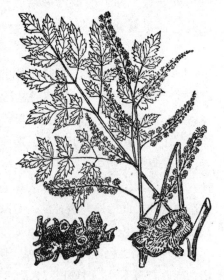

升 麻

气升不愈涌出不止乎，古方未可尽泥也。时珍曰：升麻引阳明清气上行，柴胡引少阳清气下行。此乃禀赋素弱，元气虚馁，及劳役饥饱，生冷内伤脾胃者，最要药也，升麻葛根汤乃发散阳明风寒药也，时珍用冶阳气郁遏，及元气下陷诸病，时行赤眼；每有殊效，神而明之，方可执泥乎？一人素饮酒，因寒月哭母受冷，遂病寒中。食无姜、蒜，不能一啜。至夏酷暑，又多饮水，兼怀怫郁。因病右腰一点胀痛，牵引右胁，上至胸口，则必欲卧，发则大便里急后重，频欲登圊，小便长而数，或吞酸，或吐水，或作泻，或阳痿厥逆，或得酒少止，或得热稍止。但受寒食寒，或劳役，或入房，或怒，或饥，即时举发。一止则诸证泯然，如无病人，甚则日发数次。服温脾胜湿滋补消导诸药，皆微止随发。时珍思之，此乃饥饱劳逸，内伤元气，清阳陷遏不能上升所致也。遂用升麻葛根汤合四君子汤，加柴胡、苍术、黄芪煎服，服后仍饮酒一二杯助之。其药入腹，则觉清气上行，胸膈爽快，手足和暖，头目精明，神采迅发，诸证如扫。每发一服即止，神验无比，若减升麻、葛根，或不饮酒，则效便迟。大抵人年五十以后，其气消者多，长者少；降者多，升者少；秋冬之令多，春夏之令少。若禀受素弱而有前诸证者，并宜此药活法治之。《素问》云：阴精所奉其人寿，阳精所降其人夭。千古之下，窥其奥而阐其微者，张洁古、李东垣二人而已。外此则著参同契、悟真篇著，旨与此同也。又升麻能解痘毒，惟初发热时，可用解毒七痘已出后，气弱或泄泻者，亦可少用。其升麻葛根汤，若痘点现齐，已出皮外，必不可用，为其解散也。本草以升麻为解毒、吐蛊毒要药，盖以其为阳明本经药，而性又上升故也。按：范石湖《文集》云：李焘为雷州推官，鞫狱得治蛊方：毒在上用升麻吐之，在腹用郁金下之，或合二物服之，不吐则下。此方活人甚多也。

附释：下痢而后重者，气滞也。气滞于中必上行而后下降，有病大小便闭者，用通利药而罔效，重加升麻而反通。丹溪曰：气升则水自降。《经》曰：地气上为云，天气下为雨，天地不交，则万物不通也。歌云：时气毒疠侵者，如阳明头痛，痛连齿颊者是也。又久泻者，《经》曰：清气在下则生飧泻，斯言即是。清阳陷下，郁遏土中、不能上升，则用升麻以升之。而升麻须知乃上升之药，若阴虚火动者不宜用也。（清·何本立《务中药性·卷二·草部》）

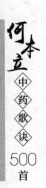

生地

地甘苦性大寒，入心肾胃大小肠，
崩漏消瘀通经血，血逆吐衄泻火狂，
痘疹大热血枯燥，伤寒热证号阳强，
地黄一本分三用，生寒熟温干地凉。

干地手足厥少阴，及手太阳凉血清，
生血调经逐血痹，吐衄尿血血运昏，
劳血咳嗽手足热，痿痹惊悸腹痛心，
崩漏安胎补肾水，折跌散疾续绝筋。

【何氏自注】新鲜生地黄，味甘苦，性大寒，入心肾，泻丙火。小肠为丙火，心为丁火，心与小肠相表里，导赤散与木通同用，清燥金胃与大肠火。消瘀通经，平诸血逆，治吐血崩中。唾血者，血随唾出；咯血者，随痰咯出，或带血丝，出肾经及肺经。自两胁逆上吐出者，出肝经。衄血者，血溢于脑，从鼻而出。咳血者，咳出痰内有血，并出肺经。吐出呕出成盆成碗者，属胃经。经漏不止曰崩，血热则妄行。宜以此凉之。寒体虚弱之人忌用，用干地黄可也。伤寒阳强、痘证大热，掘新鲜生者捣汁饮之，不宜多服，多服损胃，或用酒制干者，则不伤胃。生则寒，热则温、干则凉，故分为三条，以便施用。

干地黄味甘、苦，性寒，沉阴而降，入手少阴心、足少阴肾、手厥阴心包、足厥阴肝及手太阳小肠经，滋阴退阳，凉血生血，治血虚发热。《经》曰：阴虚生内热。治劳伤咳嗽，咳嗽阴虚者，地黄丸为要药。亦能除痰，丹溪曰：久病阴火上升。津液生痰不生血，宜补血以制相火，其痰自除。又痿痹惊悸，凡有触而心动口惊，无触而心动曰悸，即怔忡也，有因心虚火动者，有因肝虚胆怯者，有因水停心下者，火畏水，故悸也。地

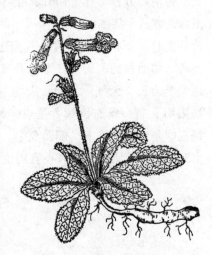

地 黄

黄能交心肾而益肝胆，亦能行水，故治之。又治吐衄尿血，溺时有痛为血淋，不痛为尿血，由心肾气结或忧思房劳所致，多属虚寒，不可专作热治。又血运崩中，《经》曰：阴虚阳搏谓之崩。又治足下热痛、肾虚等证。填骨髓，长肌肉，利大小便，调经安胎。又能治折跌绝筋。用生地、碎补、酒糟各一斤，生姜四两，炒热罨伤折处，冷则易之。又生地汁三升，酒升半煮服。下扑损瘀血，又能杀虫，治心腹急痛。《海上方》生地捣汁和面作饦饱食，能利出虫。忌用盐。《本草汇》曰：丹溪云气病补血、虽不中病，亦无害也，不知血药属阴，其性凝滞，若胃虚气弱之人，过服归、地等剂，反致痞闷，饮食减少，变证百出，至死不悟，岂不惜哉。大抵血虚固不可专补其气，而气虚亦不可徒补其血也。凡劳病阳虚，宜四君补气；阴虚，宜四物补血；阴阳俱虚者，宜合而用之，名八珍汤，气血双补也令之才曰：得清酒、麦门冬良。恶贝母，畏芜荑。权曰：葱、蒜、萝卜、诸血同食，令人营卫涩，须发白。敩曰：忌铜铁器，令人肾消并发白。时珍曰：姜汁浸，则不泥膈；酒制，则不妨胃。（清·何本立《务中药性·卷三·草部》）

生姜

生姜辛温行阳气，祛寒发表宣畅肺，
解郁调中开胃口，风寒头痛鼻塞嚏，
痰壅胸膈寒湿泄，消水辟瘴行血痹，
姜皮辛凉治肿满，专主行水和脾胃。

【何氏自注】生姜辛温，行阳分而祛寒发表，宣肺气而解郁调中，畅胃口而开痰下食，治伤寒头痛，伤风鼻塞，辛能入肺，通气散寒。咳逆呕哕，有声有物为呕，有声无物为哕，有物无声为吐，其证因寒、因热、因食、因痰，气逆上冲而然。生姜能散逆气，呕家圣药。东垣曰：辛药，生姜之类，治呕吐，但治上焦气壅，表实之病。若胃虚谷气不行，胸中闭塞而呕者，惟宜益胃推扬谷气而已；勿作表

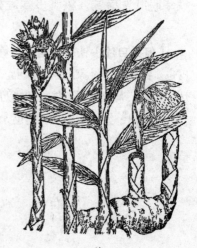

姜

实用辛药泻之，丹溪曰：阴分咳嗽者，多属阴虚，宜用贝母，勿用生姜，以其辛散也。汪讱庵曰：人知陈皮、生姜能止呕，不知亦有发呕之时，以其性上升，如胃热者，非所宜也，藿香亦然。治胸壅、痰肠、寒痛、湿泻，消水气，行血痹，产后血上冲心，及污秽不尽，煎服亦良。能通神明，去秽恶，救暴卒，凡中风、中气、中暑、中恶、暴卒等证，姜汁和童便饮效。姜汁开痰，童便降火也。疗狐臭，姜汁频涂。擦冻耳，熬膏涂。杀半夏、南星、菌草、野禽毒。又能辟雾、露、山岚瘴气，早行含之。捣汁和黄明胶熬贴风湿痹痛。若兼酒久食，则患目、发痔，积热使然也。疮痛人食之，则生恶肉。东垣曰：夜不食姜者，夜主合而姜主开也。秋不食姜者，秋主收而姜主散也。妊妇多食姜，令儿歧指，乃象形也，成无己曰：姜、枣能行脾、胃之津液而和营卫，不专于发散也。秦艽为之使，恶黄连、黄芩、夜明砂。腌盐、姜入蝉蜕于内，则姜虽老而无筋也。

姜皮之性辛凉，能和脾行水，治浮肿胀满乃以皮也，故五皮饮用之。（清·何本立《务中药性·卷十四·菜部》）

铁

铁性重坠能镇心，铁粉化痰治急惊，
善怒发狂饮铁落，针砂黄疸水肿瘿，
铁锈恶疮虫疥癣，女人阴脱用铁精，
铁华脱肛洗痔漏，铁类多端难分清。

【何氏自注】铁粉乃钢铁飞炼而成者。铁落是打铁家烧铁赤沸，砧上打落之皮也。针砂是作针家磨铭细末也。铁锈是铁上之锈也。铁精乃铁之精华，是打铁家灶中如尘，紫色轻飘者佳。铁华乃用铁打成片，入瓮内以盐、酒、醋浸之，埋阴处一百日取出，铁上所生之衣是也。（清·何本立《务中药性·卷十一·金石部》）

238

石菖蒲

石蒲辛苦性烈温，用则必须饭上蒸，
补肝益心明耳目，除痰利窍发声音，
开胃宽中疗噤口，崩带胎漏畅脾经，
风痹惊痫消肿毒，去湿杀虫避邪瘟。

【何氏自注】石菖蒲气温味辛，乃手少阴、
足厥阴之药，心气不足者用之，虚则补其母也，
肝苦急以辛补之是也，用则必须饭上蒸者，去其
燥性，生用气升，引血上行，非吐则衄也。惊痫
证也，有风热，有惊邪，皆兼虚与痰也。小儿有
五痫，属五脏，心痫其声如羊，肝痫其声如犬，
脾痫其声如牛，肺痫其声如鸡，肾痫其声如猪。
发则卒然倒仆，口眼相引，手足搐搦，口吐涎沫，
食顷乃苏，俗名母猪风也。之才曰；秦艽、秦皮
为之使，恶麻黄。（清·何本立《务中药性·卷
一·草部》）

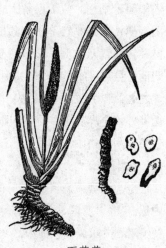

石菖蒲

石膏

石膏甘辛其色白，性寒降火清肌热，
入肺三焦足阳明，伤寒无汗之郁结，
阳明头痛发热狂，大渴引饮舌焦黑，
日晡潮热发斑疹，小便红赤并热涩。

【何氏自注】石膏甘辛而淡，体重而降，足阳明胃经大寒之药。色白入肺，
兼入三焦诸经气分之药。寒能清热降火，辛能发汗解肌，甘能缓脾益气，生津
止渴，治伤寒郁结无汗，阳明头痛，发热恶寒，日晡潮热，肌肉壮热。《经》云：
阳盛生外热。小便赤涩，大渴引饮，中暑自汗，能发汗又能止自汗，舌焦苔厚无

津。牙痛，阳明经热，为末擦牙固齿。又胃主肌肉，肺主皮毛，为发斑发疹之要品，色赤如锦纹者为斑，隐隐见红点者为疹，斑重而疹轻，率由胃热。然亦有阴阳二证，阳证宜用石膏，又能内伤阴证见斑疹者，微红而稀少，此胃气极虚，逼其无根之火，游行于外，当补益气血，使中有主，则气不外游，血不外散，若作热治，死生反掌，医者宜审。但用之甚少，则难见功。汪讱庵曰：白虎汤以之为君，或自一两加至四两，竹叶、麦冬、知母、粳米亦加四倍。甚者加芩、连、柏，名三黄石膏汤；虚者加人参，名人参白虎汤，然能寒胃，胃弱血虚及病邪未入阳明者禁用。成无己解大青龙汤曰：风，阳邪，伤卫；寒，阴邪，伤营，营卫阴阳俱伤，则非轻剂所能独散。必须重轻之剂同散之，乃得阴阳之邪俱去，营卫俱和，石膏乃重剂，又专达肌表也。东垣曰：石膏，足阳明药，仲景用治伤寒阳明证，身热目痛，鼻干不得卧，邪在阳明，肺受火制，故用辛寒以清肺气，故有白虎之名，肺主西方也。（按：阳明主肌肉，故身热。脉交頞中，故目痛。脉起于鼻，循鼻外，金燥鼻干。胃不和则卧不安，故不得卧。）然亦有阴虚发热，及脾胃虚劳伤寒，阴盛格阳，内寒外热，面赤烦躁，类白虎证，误投之，不可救也。（按：白虎证脉洪大有力，类白虎证，脉大而虚，以此为辨。又按：阴盛格阳，阳盛格阴，二证至为难辨，盖阴盛极，而格阳于外，外热而内寒，阳盛极而格阴于外，外冷而内热。《经》所谓重阴必阳，重阳必阴，重寒则热，重热则寒是也。当于小便分之，便清者，外虽燥热，而中必寒。便赤者，上虽厥冷，而内实热。再看口中燥润，及舌苔浅深，苔黄黑者为热，宜白虎汤，然亦有苔黑属寒者，舌无芒刺，口有津液也。急宜温之，误投寒剂则殆矣。）用则以甘草水飞过，今人因性大寒，以火煅用。忌巴豆及铁。（清·何本立《务中药性·卷十一·金石部》）

石斛

石斛益精益元气，补肾益力益人智，
甘淡补脾除虚热，益气生肌厚肠胃，
梦遗滑精小便沥，强筋壮骨疗风痹，
腰痛脚弱由肾虚，煎水代茶能清肺。

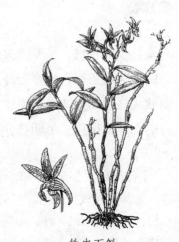

铁皮石斛

【何氏自注】 小便沥者，小便频数，一滴一滴而下也。疗风痹者，疗，治也；痹，闭也。《内经》曰：风寒湿三气杂至合而为痹，风气胜者为行痹，寒气胜者为痛痹，湿气胜者为著痹。注曰：风属阴中之阳，善行而数变，凡走注历节之类，俗名流火是也；阴寒之气乘于肌肉筋骨，则凝闭不通，故为痛痹，即痛风也；著痹者，重著不移，湿从上化，故病在肌肉，不在筋骨也。有心痹、肺痹、肝痹、肾痹、肠痹、胞痹，凡痹之类，逢寒则急，逢热则纵，寒则筋挛，故急；热则筋弛，故纵也。之才曰：陆英为之使，恶凝水石，巴豆，畏雷丸、僵蚕。（清·何本立《务中药性·卷一·草部》）

石灰

石灰性温味涩滞，能疗崩带止泻痢，

外洗脱肛涂阴挺，收敛产门久不闭，

金疮止血散瘀血，定痛生肌点疣痣，

一切恶疮贴口㖞，杀虫去腐敷积聚。

【何氏自注】 石灰辛温，性烈，能坚物散血。定痛生肌，止金疮血，腊月黄牛胆和纳，阴干用。又能杀疮虫，有人脚肚生一疮，久遂成漏，百药不效，自度必死。一村人见之曰：此鳝漏也，以石灰温泡蒸洗，觉痒即是也。洗不数次而愈。又能蚀恶肉，点疣痣，止泻痢崩带，收阴挺（阴肉挺出，又名阴菌），或产后产门不闭，或阴脱出。以石灰熬水熏洗即收。脱肛亦然。又能消积聚，散结核。中风口㖞者，用新石灰醋炒，调如泥，左贴右，右贴左，则正也。一切恶疮生虫，皆可用也。古墓中石灰名地龙骨，舲舡石灰名水龙骨；二者治顽疮，为尤效。（清·何本立《务中药性·卷十一·金石部》）

石决明

石决明性所主治，肉与壳性功少异，
益精明日轻身体，能除风热清肝肺，
善疗骨蒸虚劳极，小便频数通淋闭，
一切青盲内障眼，水飞磨点外障翳。

【何氏自注】石决明咸平，能除肺肝风热，治
青盲内障，水飞点目外障。亦治骨蒸劳热，通五琳，
能清肺肝故也。解酒酸，用石决明以火煅过，研为
细末、将水烫热，以石决明末搅人酒内，盖住一时
取饮用即不酸矣。恶旋覆花。（清·何本立《务中药
性·卷十六·鳞介部》）

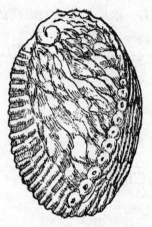

石决明（大鲍）

石榴皮

石榴榴皮味酸涩，性温涩肠能止泄，
崩带脱肛赤自痢，蛊胀腹痛治虫啮，
筋骨腰脚风不遂，捻汁染须令须黑，
疗肿恶疮脚肚疮，煎敷搽洗按理别。

【何氏自注】石榴皮酸涩而温，能涩肠，止
泻痢下血，火煅研末调服，崩带、脱肛、泻痢。
至于脱肛者，以石榴皮、陈壁土加明矾少许，浓
煎熏洗，再用五倍子研，敷之，托上。粪前有血，
用榴皮炙黄研末，每服工钱，茄根煎汤调眼。筋
骨诸风，腰脚行步不遂，亦可加用，有涩精固肾
之功。疗疔肿、恶毒，以针刺四畔，用榴皮着疮
上，以面围四面灸之，以痛为度，仍纳榴皮末敷
上急裹，经宿边根白出也。治脚肚生疮，初起如

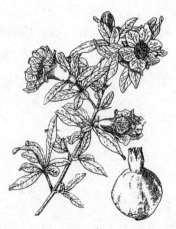

石　榴

栗，搔之渐开，黄水浸淫，疮痒溃烂，遂致遍胫，而成痼疾，用酸榴煎汤冷定。日日扫之，取愈乃止。《客座新闻》云：一人患腹胀，夏成诊之曰：饮食如常，非水肿蛊胀，乃湿热生虫之象也。以石榴、椿树东行根皮、槟榔各五钱，空心服，腹大痛，泻出虫长丈余遂愈，石榴用以浸水。汁黑如墨、乌鬓方录云：油中浸之、切勿犯器。（清·何本立《务中药性·卷十·果部》）

石南

石南叶性味苦辛，散风去湿补肾阴，
肾虚阴衰脚软弱，养阴壮骨健筋伸，
头风风热浸酒饮，五脏邪热皆可清，
疮痒杀虫诸风痹，能治小儿眼通睛。

【何氏自注】石南药辛散风，苦坚肾，补内伤阴衰，利筋骨皮毛。为治肾虚脚弱风痹之要药。妇人不可久服，久服则思男之甚，时珍曰：今人绝不知用，为《药论》有令人阴痿之说也。不知此药，能令人肾强，人或藉此纵欲，以致痿弱归咎于药，良可慨也。切庵曰：石南补阴祛风则有之，然味辛不热，不助相火，亦未闻邪淫方中用石南药者。《别录》云思男之说，殆不可信也。

附：小儿通睛之证，凡小儿误跌或打着头脑受惊，肝系受风，致瞳人不正，观东则见西，观西则见东，宜石南散吹鼻通顶。石南一两，藜芦三分，瓜蒂五七个，共为细末，每少许吹入鼻内，一日三度，内服牛黄平肝之药。（清·何本立《务中药性·卷八·木部》）

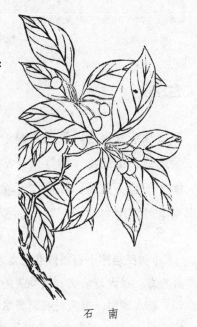

石　南

石韦

石韦苦寒生石旁，生成有毛毛色黄，
用则必须去毛梗，刺人咽喉咳非常，
清利膀胱渗湿热，小便短涩能使长，
淋加滑石车前子，气热咳嗽加槟榔。

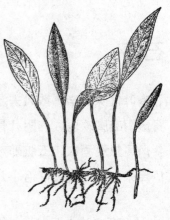

有柄石韦

【何氏自注】石韦味苦甘，性微寒，清肺金以滋化源。凡行水之药，必皆能先清肺火，通膀胱而利水道。益精气补五劳，利湿清热之功。高阳负对黄帝。治劳伤用石韦丸，治淋崩发背，炒末冷酒调服。之才曰：杏仁、滑石、射干为使，得菖蒲良。生石阴处，背有黄毛，入药务须去毛梗，微炙。射入肺令人咳嗽不已。（清·何本立《务中药性·卷六·草部》）

石蟹

石蟹味咸性极寒，能退目翳治青盲，
善解金石诸药毒，专疗天行热发狂，
催生下胎止血运，漆疮作痒摩自凉，
喉痹肿痛磨水饮，醋磨消肿涂疮疡。

【何氏自注】石蟹咸寒无毒，能治青盲目淫，肤翳丁翳，漆疮，解一切药毒，并蛊毒，及天行热疾，催生落胎，疗血运，并热水磨服。醋磨涂痈肿，解金石药毒，热水磨服。喉痹肿痛，膺水饮，并涂喉外。其形似蟹，其质乃石。研末水飞用亦可。（清·何本立《务中药性·卷十一·金石部》）

石燕

石燕气味性甘凉，利窍行湿清热戕，

血淋消渴热泻痢，肠风痔漏面色黄，

妇人临产手内把，一手一枚不着忙，

热眼翳障磨水点，伤寒尿涩能利长。

【何氏自注】石燕甘凉无毒，能利窍行湿清热，故能治诸热淋。妇人难产，两手各把一枚立验。疗眼目障翳，诸般淋沥，久患消渴，伤寒尿涩，脏腑频泻，肠风痔漏，面色虚黄。妇人月水混浊，赤白带下，一切兼热之证，皆可服也。（清·何本立《务中药性·卷十一·金石部》）

石钟乳

石钟乳乃石之精，入足阳明性甘温，

通利百节利九窍，充益阳气以强阴，

饮食倍进形体壮，命门火衰补天真，

元气虚寒可暂用，多服久服反祸身。

【何氏自注】石钟乳性味甘温，阳明胃家气分药也。本石之精，能强阴益阳，通百节，利九窍，补虚劳，下乳汁，服之令人阳气暴充，饮食倍进，形体壮盛，其性慓悍，须命门真火衰者，可偶用之，若藉以恣欲，多服久服，不免淋渴、痈疽之患矣。出洞穴中，石液凝成，下垂如冰柱，中空轻薄，似鹅翎管，碎之如爪甲，光明者真。蛇床子为之使，恶牡丹，畏紫石英，忌人参、白术、羊血、葱、蒜、胡荽。（清·何本立《务中药性·卷十一·金石部》）

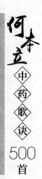

食盐（青盐）

食盐咸寒和五味，入肾坚骨定心悸，
咸能润燥通二便，过食渗津反伤肺，
咸能软坚散结核，浑身虱出盐醋制，
咸走血分清血热，哮喘水肿消渴忌。

青盐寒咸平血热，能治目痛目赤涩，
入肾添精助水源，心腹积聚散癥结，
坚肌壮骨擦牙疼，吐血溺血出齿舌，
疮毒杀虫治疥癣，余同食盐不须别。

【何氏自注】食盐咸、甘、辛、寒。咸能润下，故通大小二便；咸走血而寒胜热，故治目赤痛肿，血热热疾；咸补心，故治心虚，乃以水制火，取既济之义，故补心药用盐炒。昔有一人，病笑不休，用盐煅赤，煎沸饮之而瘳。《经》曰：神有余，则笑不休、神，心火也。咸入肾而主骨，故补肾药用盐汤下，能坚肌骨，治骨病齿痛，擦牙亦佳，清火固齿，齿缝出血，夜以盐厚敷根上，有涎沥下，沥尽乃卧。或问盐能软坚，何以坚肌骨？不知骨消筋缓，皆因湿热，热淫于内，治以咸寒，譬如生肉易溃，得盐性咸寒，以就坚久不坏也。咸能润燥，而辛泄肺，煎盐用皂角收水，故味微辛，故治痰饮喘逆。《本经》治喘逆，惟哮证忌之。咸能软坚，故治结核积聚。又能涌吐。醒酒，水胜火也。又能解毒，火热即毒也。又散火凉血，又能杀虫。浙西将军中蚓毒，每夕鸣于体，一僧教以盐汤浸身数次而愈。又一人浑身虱出约至五升，日以渐多，血肉俱坏，痛痒不可言状，百方不效。一医教饮盐醋汤而安。又能定痛止痒，如虫行风热也，盐汤浴三、四次可愈。亦治一切风气，凡汤火伤者，急以盐末掺之，护肉不坏，再用药敷。益处虽多，不宜多食，多食则反伤肺，走血渗津发揭。《经》曰：咸走血，血病无多食咸，食咸口干者，为能渗胃中津液也。凡血病，哮喘水肿，消渴人，大宜忌之。盐品颇多，东南江淮之盐生于海，山西解州之盐生于池，四川、云南之盐生于井，戎盐生于土，光明盐生于阶成山崖，或产于五原盐池，石盐生于石，木盐生于树，莲盐生于草。造化之妙，诚无穷矣。

青盐，即戎盐，甘咸而寒，入肾经，助水脏，平血热，治目痛赤涩，吐血

溺血，齿舌出血，坚骨固齿，明目乌须。余同食盐，出西羌不假，煎炼而成。（清·何本立《务中药性·卷十二·卤石水土部》）

使君子

君子味甘健脾胃，性温杀虫虫自嫚，
五疳虚热小便白，虚肿蛔痛并泻痢，
湿热瘀塞故生虫，皆由肥甘乳食滞，
每月上旬食几枚，忌饮热茶要紧记。

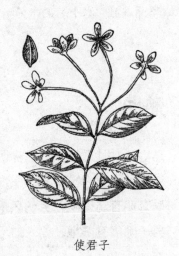
使君子

【何氏自注】使君子甘温，健脾胃，除虚热，杀脏虫。治五疳便浊，泻痢疮癣，为小儿诸病要药。《经疏》曰：五疳便浊，泻痢腹虫，皆由脾胃虚弱，因乳停食滞，温热痕塞而成。脾胃健，则积滞消，湿热散，水道利，而前证自除矣。时珍曰：凡杀虫之药，多是苦辛，独使君子、榧子甘而杀虫。每月上旬虫头向上，中旬头横，下旬向下。初一至初五，虫头向上。凡有虫病者，每月上旬，空心食数枚，虫皆死而出也。要鲜者，过久抽黑不可用。当食之时，忌饮热茶，犯之作泻。（清·何本立《务中药性·卷七·草部》）

柿子

生柿干柿共一味，甘平寒涩虽不异，
入药干柿性微凉，健脾涩肠润心肺，
肺痿热咳吐咯血，反胃血淋肠澼痔，
霜治呕喉口舌疮，蒂止呃逆上冲气。

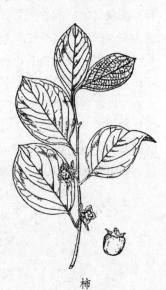
柿

【何氏自注】干柿甘平性涩，生柿性寒。脾，肺血分之果。能健脾涩汤，润肺止嗽，而消宿血，

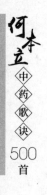

治肺痿热咳、咯血、反胃。昔有人三世反胃，得一方，干柿同干饭日日食之，不饮水，遂愈。及治肠风、痔漏，肺与大肠相表里，脏清则腑热亦除。《泊宅编》云：干柿烧灰，饮服二钱，治脏毒下血神效。

柿霜乃其精液，能生津化痰，清上焦心肺之热，治咽喉、口舌之疮。忌蟹。柿蒂止呃逆。古方单用，取其苦温降气。济生加丁香、生姜，取其开郁散痰，亦从治之法。《产宝》云：产后呱逆烦乱，柿饼一个煮汁热服，效。（清·何本立《务中药性·卷十·果部》）

熟地

熟地味甘性微温，手足少阴并厥阴，
滋肾益水填骨髓，长肌生血又生精，
聪耳明目乌须发，劳伤风痹胎产经，
男子阴虚宜熟地，妇人血亏生熟分。

【何氏自注】熟地黄味甘，性微温，入手足少阴、厥阴经。滋肾水，补真阴，填骨髓，生精血，聪耳明目。耳为肾窍，目为肝窍，目得血而能视，耳得血而能听。黑发乌须，治劳伤风痹，胎产百病，为补血之上药。丹溪曰：产前当清热养血为主，产后宜大补气血为主。虽有杂证，从未治之。切庵曰：丹溪云产后宜大补气血一语，诚至当不易之论，后人不善用之，多有风寒未解，瘀血未尽，妄施峻补，反致大害者，不可不察。王顾曰：男子多阴虚，宜熟地，女子多血热，宜生地。以好酒拌砂仁末浸，蒸晒九次，地黄性寒，得酒与火与日，性则温矣；得砂仁则得气，制其泥性，且能引入丹田。六味丸用之为君，尺脉弱者加桂、附，所谓益火之源，以消阴翳也。尺脉旺者加知、柏，所谓壮水之主，以制阳光也。忌、畏同干地黄。（清·何本立《务中药性·卷三·草部》）

黍米

黍米气味性甘温，肺病宜食咳失音，
益气补中涩肠胃，霍乱吐泻痛腹心，
男子阴易煮粥饮，生擂汁服治鳖瘕，
小儿鹅口嚼汁擦，汤火灼调鸡卵清。

【何氏自注】孙真人曰：黍，肺之谷也，肺
病宜食之。黍虽补肺，多食则生烦热，缓筋骨也。
（清·何本立《务中药性·卷十三·谷部》）

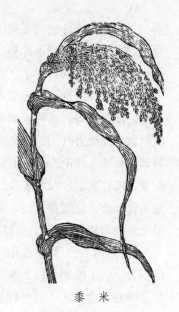

黍 米

水蛭

水蛭之性似虻虫，一水一旱唼血同，
扑坠散血功不异，破瘕散结力更雄，
蓄血之证小腹满，虻虫水蛭类相从，
初起痈肿来势恶，活箍患处吮肿红。

【何氏自注】水蛭，一名蚂蟥蜞。《大明》曰：此物极难修治，须细锉，以微
火炒色黄乃熟，不尔入腹生子为害。藏器曰：收干蛭，当展其身，挺转，腹中有
子者，去之，性最难死，虽以火炙，加龟子烟熏经年得水尤活也。时珍曰：昔有
途行饮水及食水菜，误吞水蛭，入腹生子为害，疸咙脏血，肠痛而黄瘦者，惟以
田泥或擂黄土水饮数升，则必尽下出也。盖蛭在
人腹，忽得土气而下尔，或以牛羊热血一二升，
同猪脂饮之亦下也。愚按药性所云，误吞水蛭入
腹，生子为害，此物似不可用也，何仲景治蓄血
证抵当汤、抵当丸咸用之，岂无意乎！反世之人，
将敌用之，恐以为害，欲以不用，又岂肯袖手待
毙，故立代抵当丸以代之，不用虻虫、水蛭，是
亦慎重之至，但是代抵当丸轻病或愈，病势因恶

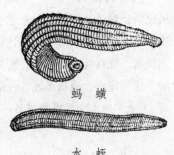

蚂 蟥

水 蛭

者，无能为也。仲景乃圣医也，所取抵当之名者，抵，至也，至当不易之谓，若可代之，抵当之名则不称矣。如是事属两难，用之犹恐为害，不用病不能瘥，用乎？否乎？熟思仲景所主之方，无一方非针线也，而后人况知慎重为害，仲景岂不知慎重猛悍之性不可轻用耶？须知有是病，服是药。书曰：若药不瞑眩，厥疾不瘳，此之谓也。然仲景抵当汤下注云：煎汁滤渣不用，原说取其汁，假其气以散蓄血。滤渣去其质，以免为害。如抵当丸方下，则未重注，意举一隅，则三隅可知。而后人议论纷纷，可见著书立说者难，读书解说者亦难也。成无己曰：咸走血，苦胜血，水蛭之咸苦，以除蓄血，乃肝经血分药，故能通肝经聚血。陶曰：楚王食寒菹，见蛭吞之，果能去结积，虽曰阴拓，亦是物性兼然。藏器曰：此物虽死，故为楚王之病也。时珍曰：按《贾谊新书》云：楚惠王食寒菹，得蛭恐监人当死，遂吞之，腹有疾而不能食。令尹曰：天道无亲，惟德是辅，王有仁德，病不为伤。王病果愈，此楚王吞蛭之事也。王充《论衡》亦云：蛭乃食血之虫，楚王殆有积血之病，故食蛭而病愈也。与陶说相符。以此度之，则知毒药医病，有故无殒也。（清·何本立《务中药性·卷十七·虫部》）

丝瓜

丝瓜清热滑利肠，老则烧灰性亦凉，
祛风化痰通经络，下乳痛肿敷疮疡，
痘疹稠密出不快，连皮烧灰调蜜糖，
崩漏疝痔肠风血，小儿浮肿食积黄。

【何氏自注】丝瓜，味甘冷，能凉血解毒，除风化痰，通经络、行血脉。老丝瓜，经络贯串，象人经脉，故可借其气以引之，消浮肿，稀痘疮。出不快者，烧存性，入朱砂，蜜糖水调服。治肠风崩漏，疝痔痈疽，滑肠下乳，及诸血病。人药要用老者。（清·何本立《务中药性·卷十四·菜部》）

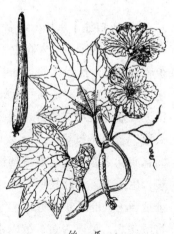

丝 瓜

松毛、松花

松毛酿酒治湿痹，历节风痹与脚气，
阴囊湿痒煎汤洗，癞毛大风恶疾治，
松花止血亦祛风，酿酒益气润心肺，
头旋脑肿蒸酒饮，产后壮热不退配。

【何氏自注】松毛气味苦温，能治一切风湿之病。松花气味甘温，能润心肺，益气除风。（清·何本立《务中药性·卷八·木部》）

松节

松节性能祛风湿，活血舒筋助骨力，
风蛀牙疼煎水漱，历节风痛如脱膝，
久风风虚脚痹痛，转筋霍乱足挛急，
跌扑损伤熬酒饮，反胃吐食止呕逆。

【何氏自注】松节即松树之节骨也，坚劲不凋。故取其苦温之性，以治骨节之风湿，百邪久风，风虚脚痹疼痛。酿酒，主脚弱骨节风，能燥血中之湿。风蛀牙疼，煎水含漱。又治历节风痛。历节者，四肢如解脱也。又能治转筋挛急，反胃吐食呕逆，阴毒腹痛，跌扑伤损，能活血舒筋，一切骨节间风湿诸病宜之。（清·何本立《务中药性·卷八·木部》）

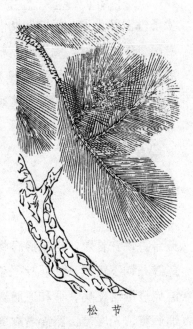

松 节

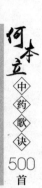
松脂

松脂一名号松香，祛风燥湿五脏安，
强筋壮骨疗风痹，耳聋鸣耳助目光，
龋齿有孔塞孔内，金伤止血第一方，
麻油熬膏贴软疖，无名肿毒百般疮。

【何氏自注】松脂苦甘，性燥。祛风去湿，化毒杀虫，生肌止痛。养生家炼之服食，聪耳明目，强筋壮骨。熬膏，贴一切无名肿毒，研末，止金疮血。塞龋齿孔，虫随脂出。（清·何本立《务中药性·卷八·木部》）

松子

松子性温味甘涩，润肺润肠润燥结，
虚羸少气干咳嗽，温胃散水祛风热，
滋润皮肤肥五脏，风眩风痹入骨节，
久服不饥轻身体，齿落更生须发黑。

（清·何本立《务中药性·卷十·果部》）

苏合香

苏合香性味甘温，走窜通窍畅郁伸，
能辟一切不正气，祛邪除恶杀鬼精，
温疟蛊毒痫痉病，调和五脏爽神清，
调酒夜饮无魇梦，路途冒寒备夙兴。

【何氏自注】苏合香甘温，无毒。主治辟恶杀鬼精物，温疟蛊毒病痉，去三虫除邪，令人无魇梦。时珍曰：苏合香气窜，能通诸窍脏俯，故

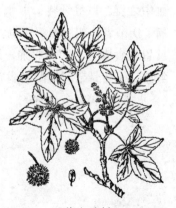

苏合香树

其功能辟一切不正之气。按：沈括《笔淡》云：太尉王文正气象多病，宋真宗面赐药酒一瓶，令空腹饮之。可以和气血，辟外邪。公饮之，大觉安健，次日称谢。上曰：此苏合香酒也。每酒一斗入苏合香丸一两同煮，极能调和五脏，却腹中诸疾，每冒寒夙兴，则宜饮一杯。自此臣庶之家皆仿为之。(清·何本立《务中药性·卷九·木部》)

苏木

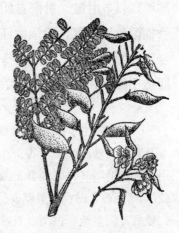

苏木性凉味微辛，专行血分入三阴，
妇人血气心腹痛，月候不调通月经，
血瘕血癖气壅滞，产后血胀血运昏，
疮痈扑损散死血，女人血噤喉失音。

【何氏自注】苏木甘咸辛凉，入三阴血分，行血去瘀，发散表里风气，宜与防风同用。治产后血晕，《肘后方》煮汁服，《海上方》加乳香酒服。胀满欲死，血痛血瘕，经闭气壅，痈肿扑伤，

苏 木

排脓止痛，多破血，少和血。出苏方国，交趾国亦有。忌铁。(清·何本立《务中药性·卷九·木部》)

粟米

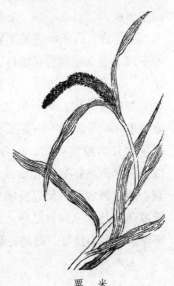

粟米味咸性微凉，补益丹田养肾元，
性凉能去脾胃热，止渴通利小便长，
霍乱转筋缩人腹，热痢反胃清脾强，
鼻衄不止水煮饮，粟泔汁洗诸疮疡。

【何氏自注】粟，北人名小米，有黄、白、青、赤各色。时珍曰：粟之味微咸，气寒下渗，肾之

粟 米

谷也，肾病宜之。虚热、消渴、泄痢，皆肾病也，渗利小便，所以泄肾邪也。降胃火，故脾胃之病宜食之。不宜多食，过食滞气。与杏仁同食，则泻不止也。（清·何本立《务中药性·卷十三·谷部》）

酸枣仁

酸枣仁性味甘酸，补肝益胆功力专，
香能醒脾助阴气，除烦敛汗止口干，
坚筋壮骨止久泻，定心定悸五脏安，
胆虚不眠炒熟用，胆热好眠生者堪。

【何氏自注】酸枣仁甘酸而润，丸仁皆润，专补肝胆。炒熟酸温而香，亦能醒脾，故归脾汤用之。能助阴气，坚筋骨，除烦止渴，敛阴生津敛汗。《经疏》曰：凡服固表药而汗不止者，用枣仁炒研，同生地、白芍、五味、麦冬、竹叶、龙眼肉煎服，多效，汗为心液故也。又能定心，心君易动，由胆怯所致。《经》曰：凡十二官皆取决于胆也。疗胆虚不眠，温胆汤中或加用之。肝虚则胆亦虚，肝不藏魂故不寐，血不归脾，卧亦不安，《金匮》治虚劳烦不眠，用酸枣仁汤，枣仁半升，甘草一两，知母、茯苓、川芎各二两，《深师》加生姜二两，此补肝之剂。《经》曰：卧则血归于肝。苏颂曰：一方加桂一两，二方枣仁并用生。又治酸痹久泻，酸收涩，香舒脾，生用酸平，疗胆热好眠。时珍曰：今人专以为心家药，殊昧此理。切庵曰：胆热必有心烦口苦之证。何以反能好眠乎？温胆汤治不眠，用二陈加竹茹，枳实二味皆凉药，乃以凉肺胃之热，非以温胆经之寒也。其以温胆名汤者，以胆欲不寒不燥。常温为候耳。胆热好眠四字，不能无疑也。（清·何本立《务中药性·卷八·木部》）

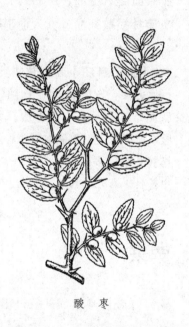

酸 枣

锁阳

锁阳性味甘涩温，功同苁蓉两平分，
大便燥结能润燥，益精兴阳大补阴，
腰脚痿弱由肾冷，润燥益血故养筋，
谚云野马遗精物，是与不是莫见真。

【何氏自注】锁阳甘温，补阴益精，兴阳润
燥养筋。治痿弱，滑大肠。便燥者，啖之弥佳。
（清·何本立《务中药性·卷五·草部》）

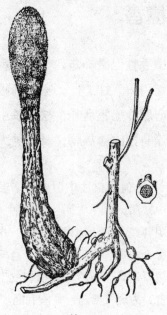

锁　阳

獭肝

獭肝甘温治鬼魅，咳嗽虚劳喘上气，
治劳蛊毒寒瘴疟，传尸骨蒸大风疬，
虚汗客热鱼骨哽，下血不止杀虫痔，
瘟病三十有六种，九十九种书大意。

【何氏自注】宗奭曰：獭肝治劳，用之有验。颂曰：张仲景治冷劳，有獭肝
丸，崔氏治九十种蛊瘟，传尸骨蒸，伏连殗殜，诸鬼毒房，有獭肝丸。二方俱
妙。诜曰：瘟病一门皆患者，以獭肝烧末，水调服方寸匕，日再服之。葛洪云：
尸瘟鬼瘟，乃五尸之一，又挟诸鬼邪为害，其病变动有三十六种至九十九种，大
略使人寒热，沉沉歌默，不知病之所苦，而无不恶，积月累年，淹滞至死，死后
传人，甚至灭门。觉有此候，惟有獭肝阴干为末，水服方寸匕，日三服，以瘥为
度。（清·何本立《务中药性·卷十五·禽兽部》）

檀香

檀香性温微辛昧，气味芳香调诸气，
能引胃气往上什，宽胸利膈畅脾肺，
心腹冷痛霍乱吐，祛邪杀虫治鬼魅，
涂身能除诸热脑，肾囊肿大腰痛痹。

【何氏自注】白旃檀辛温无毒。元素曰：阳中微阴，入手太阴、足少阴，通行阳明经、足太阴脾经。主治消风热肿毒，中恶鬼气，杀虫。煎服止心痛、霍乱、腹痛、肾气。水磨涂外肾及并腰肾病处，散冷气。引胃气上升，治饮食噎膈吐食，为理气要药，宽胸利隔。《内典》云：旃檀涂身，能除热脑。汪曰：《内典》欲念，亦称热脑。盖诸香皆助淫火，唯檀香不然，故释氏焚之。道书又以檀为浴香，不以上真。

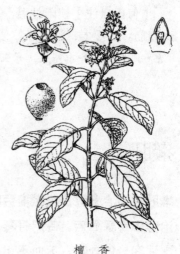

檀 香

附：紫檀味咸，微寒，无毒。主治：磨，涂恶毒风毒；刮末敷金疮，止血止痛。又能治淋。醋磨，涂一切卒肿。时珍曰：白檀辛温，气分之药也。故能理卫气而调脾肺，利胸膈，紫檀咸寒，血分之药也，故能和荣气而消肿毒，疗金伤止血。

降真香气味辛渴无毒。主治，烧之，辟天行时气，宅含怪异，小儿带之，辟邪恶气。疗折伤金疮。止血定痛，消肿生肌。时珍曰：降香唐宋本草失收，唐慎微始增人而不著其功用。今折伤金疮家多用其节，云可代没药，血竭。按：《名医录》云：周密被海寇刃伤，血出不止，筋如断，骨如折，用花蕊石散不效。军士李高用紫金散掩之，血止痛定，伤口结痂如铁，遂愈，且无瘢痕：听其方即降真香，一名紫藤香，用瓷刮下研末。罗天益亦云此方甚验。（清·何本立《务中药性·卷九·木部》）

桃仁

桃仁苦平微甘味，苦泄腹中之血滞，

皮肤燥痒血热凝，破瘀生新缓肝气，

热入血室破蓄血，大肠血结血燥阴，

血痕损作击死血，通经止咳治血痢。

【何氏自注】桃仁苦平而甘。思邈曰：辛。孟诜曰：温。厥阴血分药也。心包与肝，苦以泄血滞，甘以缓肝气而生新血。成无己曰：肝者，血之源，血聚则肝气燥，肝苦急，急食甘以缓之。能通大肠血闭，治热入血室，血室即冲脉也。及治血燥血痕，损伤积血，血痢经闭，咳逆上气，血和则气降也。皮肤血热燥痒，蓄血发热如狂，仲景治膀胱蓄血，有桃仁承气汤、抵当等汤，皆

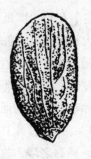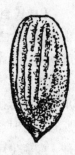

桃仁（种子）外形

用桃仁以治血。惟血不足者禁用。如行血，连皮尖生用，润燥。若活血，去皮、尖，炒黄，或烧存性，各随本方酌用。双仁者有毒，不可用；香附为之使。

桃花苦平，能下宿水，除痰饮，消积聚，利二便，疗风狂。昔苑佑女丧夫发狂，闭之室中，夜断窗棂，登桃树上食花几尽，自是遂愈。时珍曰：按此亦惊怒伤肝，痰夹败血遂至发狂，偶得桃花利痰饮，散滞血之功，与张仲景治积热发狂用承气汤，蓄血发狂用桃仁承气汤之意相同也。

桃叶能发汗，凡伤寒风痹，发汗不出，以火煅地，用水洒之，干桃叶厚三寸，席卧温覆得大汗，被中敷粉，极燥便瘥也。麦麸、蚕砂，皆可如此法用。桃为五木之精，其枝、叶、花、仁并能辟邪。《食医心镜》：桃仁煮粥，治鬼疰咳嗽。

生桃不宜多食，食之多生痈疖。（清·何本立《务中药性·卷十·果部》）

花粉

花粉苦寒不伤胃，酸寒生津清润肺，
枯燥咳嗽皆虚热，口燥唇干胃热致，
热狂时疾止烦渴，降火行水通经闭，
跌打损伤散瘀血，疮毒消肿排脓溃。

【何氏自注】花粉，即瓜蒌根也。恭曰：用根作粉，食之大宜虚热人。东垣曰：瓜蒌根纯阴，解烦渴，行津液。心中枯涸者，非此不能除、与辛酸同用，导肿气。成无己曰：津液不足则为渴，瓜蒌根味苦微寒，润枯燥而通行津液，是为渴者所宜也。时珍曰：瓜蒌根味甘微苦酸，其茎叶味酸，酸能生津，感召之理，故能止渴润枯。微苦降火，甘不伤胃。昔人只言其苦寒，似未深察也。畏、恶同栝楼实。（清·何本立《务中药性·卷一·草部》）

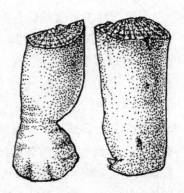

天花粉（根）外形

天麻

天麻辛温入肝经，气分益气又强阴，
强筋助骨通血脉，疏痰理气风湿清，
中风不语肢不遂，风眩眼黑头旋昏，
小儿惊痫诸风病，大小瘫痪风搅身。

【何氏自注】东垣曰：肝虚不足者、宜天麻，芎䓖以补之。其用有四：疗大人风热头痛，小儿风痫惊悸，诸风麻痹不仁，风热语言不遂。时珍曰：天麻乃肝经气分之药。《素问》云：诸风掉眩，皆属于木。故天麻入厥阴之经而治诸病。按：

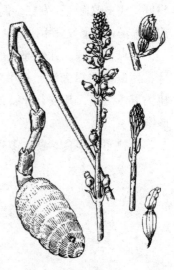

天　麻

罗天益云：眼黑头眩，风虚内作，非天麻不能治。天麻乃定风草，故为治风之神药。今有久服天麻药，遍身发出细丹者，是其祛风之验也。宗奭曰：天麻须别药相佐使，然后见其功。汪讱庵曰：血液衰少及类中风者忌用风药，能燥血故也。风药中须兼养血药制其燥也，养血药或兼搜风药，宜其滞也，古云：治风先治血，血行风自灭。

附释：瘑痹者，手足麻痹也。（清·何本立《务中药性·卷六·草部》）

天冬

天冬甘苦性太凉，清金降火益水强，
滋肾润燥肌肤泽，痰嗽喘促肺火炀，
肺痿肺痈吐脓血，骨蒸足热少阴房，
消渴嗌干二便结，阴虚有火用之良。

【何氏自注】天门冬气寒，味微苦甘，气薄味厚，阳中之阴，人手太阴、足少阴气分之药。能清降肺火，益水之上源。上源者，肺也。肺为肾母，下通足少阴肾；滋肾润燥者，肾主津液，燥则凝而为痰，得润剂，则痰化，所谓治痰之本也。肺火炀者，火烁金也。肺痿者，感于风寒咳嗽短气，鼻塞胸胀，久而成痿；有寒痿、热痿二证。肺痈者，热毒蕴结，咳吐脓血，胸中隐痛。痿重而痈稍轻，治痿宜养血补气，保肺清火，治痈宜泄热豁痰，开提升散。痈为邪实，痿为正虚，不可误治也。嗌，咽喉也。消渴者，烦渴引饮，多食善饥，为消渴证也。及足下热痛，虚劳骨蒸，

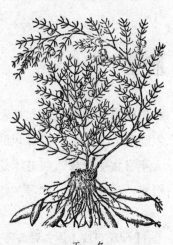

天 冬

阴虚有火之证，宜加用之。其性冷利，若胃虚无热及泻者忌用。之才曰：地黄、贝母为之使，恶鲤鱼。（清·何本立《务中药性·卷一·草部》）

南星

南星入肝肺与脾，治风胜湿除痰宜，
惊痫风眩由痰起，身强口噤风痰迷，
舌疮喉痹利水道，瘰疬积结下气奇，
散血拔肿攻痈毒，疥癣蛇虫搽圈围。

【何氏自注】时珍曰：天南星乃手、足太阴脾肺之药。味辛而麻，故能治风散血；气温而燥，故能胜湿除涎；性紧而毒，故能攻积拔肿而治口喝舌糜。《直指方》云：诸风口噤，宜用南星，更以人参、石菖蒲佐之。丹溪曰：欲行下，以黄柏引之。之才曰：蜀漆为之使，畏附子、干姜、生姜。时珍曰：得防风则不麻，得牛胆则不燥，得火炮则不毒，生能伏雄黄、丹砂、焰消。（清·何本立《务中药性·卷一·草部》）

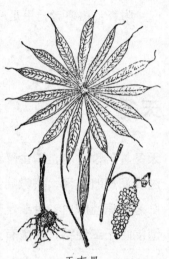

天南星

胆星

胆星南星可相同，南星燥烈性太雄，
以胆套之去其燥，惊痫风眩痰消融，
人不忍食牛胆者，飞霞十法半夏从，
机变活动随人意，水浸火炮制无穷。

【何氏自注】附：韩飞霞造曲十法；南星、半夏同。一姜汁浸造，名生姜曲，治浅近诸痰。一白矾水煮透，兼姜糊造，名矾曲，矾最能却水，治清水痰。一煮皂角汁，炼膏和半夏末为曲，或加南星，或加麝香，名皂角曲，治风痰，开经络。一用白芥子等分，或三分之一，竹沥和成，略加曲糊，名竹沥曲，治皮里膜外结核隐显之痰。一麻油授半夏三五日，炒干为末，曲糊造成，油以润燥，名麻油曲，治虚热劳咳之痰。一用腊月黄牛胆汁，略加熟蜜和造，名牛胆曲，治癫痫风痰。一用香附、苍术、抚芎等分熬膏，和半夏末作曲，名开郁曲，治郁痰。一用芒硝居半夏十分之三，煮透为末，煎大黄膏和成，名消黄曲，治中风卒厥，伤寒宜下由于痰者。一用海粉一两，雄黄一两，半夏二两，为末，炼蜜和造，名海粉曲，治积痰沉痼。一用黄牛肉煎汁炼膏，即天霞膏，和半夏末为曲，名天霞曲，治沉疴痼痰，功效最烈。以上并照造曲法，草盒七日，待生黄衣晒干，悬挂风处，愈久愈良。（清·何本立《务中药性·卷一·草部》）

天仙藤

天仙藤散治子气，斯时市肆少此味，
本草虽云似葛叶，备要又以青香替，
其性疏气能活血，妊娠水肿从脚致，
不识不可勉强解，后贤知者载书记。

【何氏自注】或云即今之川木香藤，今之所货之川木香，产蜀地，土人呼名青木香，则《备要》以青木香替者，当是此青木香也，非马兜铃之根，马兜铃之根，虽亦名土青木香，其性只可作吐约，不能疏气活血，是否后贤再行考实。（清·何本立《务中药性·卷七·草部》）

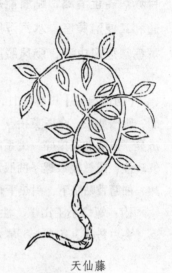

天仙藤

天竺黄

天竺黄是竹之津，味甘性寒故凉心，
镇肝明目通九窍，祛散风热豁痰清，
功比竹沥性和缓，中风痰坠卒失音，
小儿客忤诸痛疾，大吊痰壅发热惊。

【何氏自注】天竺黄味甘微寒，能凉心经，去风

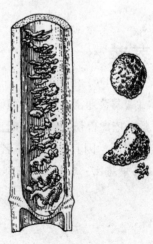

天竺黄

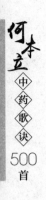

热，利窍豁痰，镇肝明月。功司竹沥性和缓，无寒滑之患。治大人中风痰坠，失音不语，疗小儿客性惊痛等证。（清·何本立《务中药性·卷九·木部》）

田螺

田螺性寒微甘味，利湿清热理脚气，
目赤热痛止消渴，贴脐能疗噤口痢，
通利二便治黄疸，水气浮肿通淋闭，
瘰疬热疮风虫癣，肠风脱肛涂外痔。

【何氏自注】田螺味甘，大寒，能利湿清热，引热下行。昔熊彦诚病前后不能，腹胀如鼓，众医莫措，一异人曰：此易耳。即脱靴入水，探得一大螺曰：事济矣。以盐和壳捣碎，编系脐下一寸二分，移时暴下，腹消病愈。又董守约患脚气攻注，或教捶数螺系两股，便觉冷气趋下至足，既而亦安。又噤口痢，捣螺炒热，加麝香贴脐下，引热下行，即思食矣。

附：螺蛳小于田螺，性味大同小异，二物寒体之人，皆不宜食。（清·何本立《务中药性·卷十六·鳞介部》）

蕹菜

蕹菜寒滑通经脉，煎汤饮服通心膈；理脾和胃利五脏，能解时行之风热；捣敷灸疮禽兽伤，饮汁止痢止热泄；子治小儿热不退，醋浸擦面光润泽。蕹菜，蕹与甜同，因其味也，一名瓮菜菜，气味甘寒，多食动气、腹疼。（清·何本立《务中药性·卷十四·菜部》）

甜瓜

甜瓜甘寒性滑利，通利三焦小便闭，
解暑止渴除烦热，口鼻生疮清燥气，
多食令人阴湿痒，紧防秋痢最难治，
瓜仁性同西瓜子，瓜蒂涌吐另分义。
瓜蒂性寒味极苦，下水消肿杀虫蛊，
头面身体四肢浮，胸痞膈痰诸实吐，
风眩头疼癫痫疾，喉痹痰涎鼻瘜阴，
宿食诸果停上焦，总以瓜蒂散为主。

【何氏自注】张机曰：病如桂枝证，头不痛，寸脉微浮，胸中痞硬，气上冲咽喉不得息者，此为胸中有寒也，当吐之。太阳中暍，身热头痛，而脉微弱，此夏月伤冷水，水行皮中也，宜吐之。少阳病，头痛发寒热，脉紧不大，是隔上有痰也，宜吐之。病胸中诸实，郁郁而痛，不能食，欲人按之，而反有浊唾，下利日十余行、寸口脉微弦者，当吐之。懊憹烦躁不得眠，未经汗下者，谓之实烦，当吐之。宿食在上脘者，当吐之。并宜以瓜蒂散吐之。惟诸亡血虚家，不可与瓜蒂散也。成无己曰：高者越之，在上者涌之，故越以瓜蒂、香豉之苦，涌以赤小豆之酸，酸苦涌泄为阴也。东垣曰：《难经》云：上部有脉，下部无脉，其人当吐，不吐者死。此饮食内伤，填塞胸中，食伤太阴风木生发之气，伏于下，宜瓜蒂散吐之。《素问》所谓"木郁则达之"也。吐去上焦有形之物，则木得舒畅，天地交而万物通矣。若尺脉绝者，不宜用此，恐损真元，令人胃气不复也。宗奭曰：此物吐涎甚，不损人，金胜石绿、硇砂辈也。丹溪曰：瓜蒂性急，能损胃气，胃弱者宜以他药代之。病后，产后尤宜深戒。时珍曰：瓜蒂乃阳明经除湿之药，故能引去胸脘痰涎，头目湿气，皮肤水气，黄疸湿热诸证。凡胃弱人及病后，产后用吐药皆宜加慎，何独瓜蒂为然也。（清·何本立《务中药性·卷十·果部》）

葶苈

葶苈性急逐水气，胸中痰饮壅塞肺，
面目浮肿咳嗽喘，结气癥瘕破积聚，
通身水肿小便涩，膀胱水胀通经闭，
水去则止休过服，苦寒泄肺而伤胃。

【何氏自注】葶苈味辛苦，性大寒，属火，
其性急。大能下气，行膀胱水，肺中水气急者，
非此不能除。破积气癥结，伏留热气，消肿除痰，
宣肺定喘。水湿泛溢为肿胀，为痰嗽喘满。通经
利便，不可久服，久服令人虚。《十剂》曰：泄可
去闭，葶苈大黄之属是也。大黄泄阴分血闭，葶
苈泄阳分气闭。气味俱厚，不减大黄。然有甜苦
二种，甜者性缓，苦者性急，泄肺而伤胃，宜大
枣补之。仲景有葶苈大枣泻肺汤，治肺气喘急不
得卧。切庵曰：辅以大枣补土，所以制水，且不
致苦寒伤胃也。

之才曰：榆皮为之生，得酒良，恶僵蚕。
（清·何本立《务中药性·卷六·草部》）

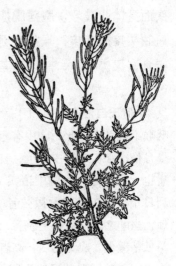

抪娘蒿（葶苈子）

通草

通草甘淡其色白，气寒体轻泻肺热，
能引胃气往上升，下行通利小便彻，
催生下乳利阴窍，兼治五淋水肿捷，
通窍降火发声音，目昏耳聋鼻齆塞。

【何氏自注】通草古名通脱木，色白气寒，
体轻味淡。气寒则降，故入肺经。引热下行，而

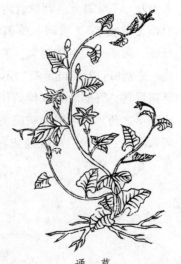

通　草

利小便。味淡则升，故入胃经通气上达，而下乳汁。治五淋水肿，目昏耳聋，鼻塞失音。淡通窍，寒降火，利肺气也，退热催生。东垣曰：通草泻肺利小便，甘平以缓阴血也。与灯草同功，宜生用之。（清·何本立《务中药性·卷六·草部》）

茼蒿

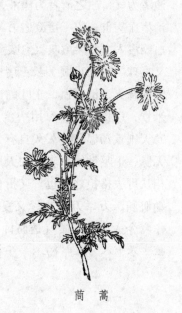

茼蒿甘辛气味平，冬食爽口快心神，
养脾益胃安心气，滑利肠垢消痰凝，
多食过食动风气，胸腹胀满似食停，
春深成篙则无益，羶臊臭恶气难闻。

【何氏自注】茼蒿，气味甘平，微辛，虽然无毒，禹锡曰：多食动风气，熏人心，令人气满。（清·何本立《务中药性·卷十四·菜部》）

茼 蒿

童便

童便咸寒性清热，能引肺火下行捷，
吐衄止血止久咳，跌打散瘀救中喝，
产后血运下胞胎，少阴下利厥无脉，
己尿名曰轮回酒，功性相同故不别。

【何氏自注】童便，陶曰：若人初得头痛，宜饮人尿数升亦多愈者，或合葱豉作汤服弥佳。宗奭曰：人溺须童子者佳，产后温一杯，压下败血恶物，有饮过七日者，过多恐久远血胜寒冷，令人发带病，人亦不觉。若气血虚而无热者，尤不宜多服。此物性寒，故热劳方中用之。丹溪曰：小便降火甚速，尝见

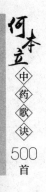

一老妇，年逾八十，貌似四十，询其故，尝有恶病，人教服尿四十余年矣，且老健而无他病。何以谓之性寒不宜多服耶？凡阴虚火动，热蒸如燎，服药无益者，非小便不能除。时珍曰：小便性温不寒，饮之入胃、随脾之气，上归于肺，下通水道而入膀胱，乃其旧路也。故能治肺病，引火下行。凡人精气清者为血，浊者为气，浊之清者为津液，清之浊者为小便，与血同类也，故其味咸而走血。治诸血病也。按《褚澄遗书》云：人喉有窍，则咳杀人，喉不停物，毫发必咳，血既渗入，愈渗愈咳。愈咳愈渗，惟饮溲溺，百不一死。若服寒凉，百不一生。又吴球《诸证辨疑》云：诸虚吐血、咯血，须用童子小便，其功甚速。盖溲溺滋阴降火，消瘀血，止吐衄诸血，但取十二岁以下童子，绝其烹炮咸酸，多与米饮，以助水道，每用一盏，入姜汁或韭汁二三点，徐徐服之，日进二三服，寒天则重汤温服，久久自有效也，又成无己云：伤寒少阴证，下利不止，厥逆无脉，干呕欲饮水者，加人尿、猪胆汁咸苦寒物于白通汤、姜、附药中，其气相从可去格拒之患也。又折伤跌扑有无瘀血，俱宜以童便对酒饮之，且童便不动脏腑，万举万当也。又夏月人在途中热死，急移阴处，就掬道上热土拥脐作窝令人溺满，暖气透脐即苏，乃服地浆、蒜水等药。（清·何本立《务中药性·卷十八·人部》）

䗪虫

䗪虫一名号土鳖，主治心腹之寒热，
破坚下血之功用，跌扑散瘀接骨折，
消癥散瘕通经闭，产后腹痛干血结，
小儿夜啼腹内疼，重舌木舌口肿塞。

【何氏自注】䗪虫气味咸寒，有小毒。颂曰：张仲景治杂病方，及从病积结，有大黄䗪虫丸，又有大鳖甲丸，及妇人药井用之，以其有破坚下血之功也。（清·何本立《务中药性·卷十七·虫部》）

266

土茯苓

土茯苓性甘淡平，专入手足二阳明，
健脾补胃祛风湿，能利小便止泻停，
强筋壮骨止骨痛，杨梅结毒邪欲成，
诸疮解毒代茶饮，多服久服方有灵。

【何氏自注】土茯苓甘淡而平，阳明主
药，健脾胃，祛风湿，脾胃健，则营卫从，
风湿除，则筋骨利。能利小便，止泄泻。治
筋骨拘挛，杨梅毒疮。杨梅疮，古方不载，
明正德间起于岭表，其证多属阳明厥阴而兼
及他经。盖相火寄于厥阴、肌肉属于阳明故
也。医用轻粉丹药劫剂，其性燥烈，入阳明
劫去痰涎，从口齿出，疮即干，愈。然毒气
窜入经络、筋骨，血液枯涸，筋失所养，变
为拘挛痈漏，竟致废锢。土茯苓能解轻粉之
毒，去阳明湿热，用一两为君，苡仁、金银
花、防风、木通、木瓜、白鲜皮各五钱，皂

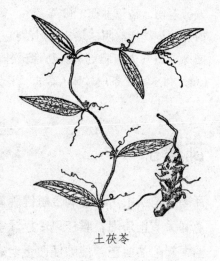

土茯苓

角子四分，气虚加人参七分，血虚加当归七分，名搜风解毒汤。土茯苓又能治瘰
疬疮肿，湿郁而为热，营卫不和，则生疮肿。《经》云：湿气害人皮肉筋脉是也。
土茯苓淡能渗、甘能补。患脓疥者，煎水代茶甚妙。俗名冷饭团，有赤白二种，
白者良。（清·何本立《务中药性·卷七·草部》）

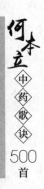
菟丝子

菟丝子性补三阴，即是肝肾脾三经，
五劳七伤精寒冷，腰疼膝弱助精温，
小便淋沥口苦燥，脾虚肾燥内热清，
祛风明目补卫气，强筋益髓又添精。

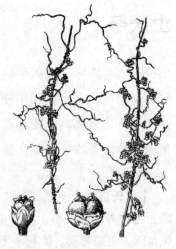

【何氏自注】菟丝子甘辛和平，凝正阳之气，入足三阴，强阴益精，温而不燥，不助相火。治五劳七伤，精寒淋沥，口苦燥渴，脾虚肾燥而生内热。菟丝能益阴清热，祛风明目。补卫气，助筋脉，益气力，肥健人。功性虽佳，不宜过服。（清·何本立《务中药性·卷五·草部》）

菟丝子

瓦垄子

瓦垄子肉所主治，能润五脏健脾胃，
通利关节止消渴，腰疹风冷疗湿痹，
温中起阳益血色，便脓便血止泄痢，
壳消血块化痰积，散中破癖温冷气。

【何氏自注】瓦垄子肉，时珍曰：炙食益人，多食亦能壅气。凡用壳则取陈者，火锻醋淬。（清·何本立《务中药性·卷十六·鳞介部》）

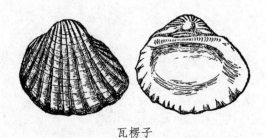

瓦楞子

豌豆

豌豆甘平调荣卫，止吐止渴止泻痢，
四圣丹用取痘疔，脾胃虚弱补中气，
蚕豆气味亦和平，功性大同而小异，
专治误吞针入腹，韭菜同食从便递。

【何氏自注】豌豆、蚕豆，二味皆甘平无毒，其
快脾和脏腑之功略同。而豌豆，牛都御史得授秘传
四圣丹，治小儿痘中有疔，或紫黑而大，或黑坏而
臭，或中有黑线，此证十死八九，此方最妙，用豌

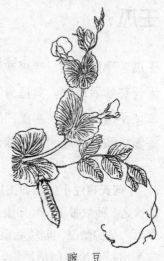

豌豆

豆四十九粒（烧存性），头发灰三分，真珠十四粒，研为末，油燕脂同杵成膏，
先以针挑疔破，吮去恶血，以少许点之，即时变红活也，时珍曰：蚕豆本草失
载，万表《积善堂方》言一女子误吞针入腹，诸医不能治，一人教令煮蚕豆同韭
菜食之，针自大便出也。（清·何本立《务中药性·卷十三·谷部》）

王不留行

王不留行味苦平，通利血脉走阳明，
乳少下乳通乳汁，经闭通经冲任停，
除风去痹消风疹，疮痈肿痛散血凝，
金疮止血止鼻衄，能利小便治热淋。

【何氏自注】王不留行甘苦而平，其性行而不
住，能走血分，通血脉，乃阳明冲任之药。除风去
痹，止血定痛，通经利便，下乳催生。俗云：穿山
甲珠王不留，妇人服之乳长流。治金疮止血，痈疮
散血，出竹木刺，孕妇忌之。花如铃铎，结实如灯
笼草子，壳五棱，壳内包一实，大如豆实，内细子
大如菘子，生白熟黑。（清·何本立《务中药性·卷
七·草部》）

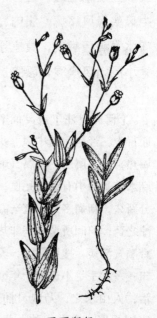

王不留行

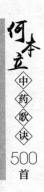

王瓜

王瓜苦寒能泻热，或根或子或用叶，
天行热疾消渴饮，黄疸身黄变成黑，
二便不通月经闭，水流四肢入骨节，
疮毒排脓消肿痛，利水除烦散热结。

【何氏自注】王瓜即土瓜根，苦寒。泻热利水，治天行热疾，黄疸消渴，捣汁饮之。便数带下，经闭瘀血，利大小肠，排脓消肿，下乳通乳药多用之，单服亦可。孕妇勿服，能堕胎也。根如瓜蒌根之小者，味如山药，根、子通用。《经疏》曰：主治略似栝楼根。伤寒发斑，用王瓜根捣汁，和伏龙肝末服，甚效。（清·何本立《务中药性·卷七·草部》）

威灵仙

灵仙宣疏五脏通，通行十二经络壅，
中风头风风痛痹，腹内冷痛及心胸，
痰水癥痕痃癖聚，黄疸浮肿冷气冲，
大小肠闭风痰湿，腰膝折伤一切风。

【何氏自注】威灵仙辛泄气，咸泄水气，温属木。其性善走，能宣疏五脏，通行十二经络。治中风、头风、痛风、顽痹，乃湿热流于肢节之间。肿属湿，痛属热，汗多属风，麻属气虚，木属湿痰死血。十指麻木亦是胃中有湿痰死血，脾主四肢故也。痛风当分新久，新痛多寒，宜辛温之药；久痛属热，宜清凉之药，河间所谓暴病非热，久病非寒是也。大法宜顺气清痰，搜风散湿，养血去瘀为要。威灵仙传曰：一人手足不遂数十年，遇新罗僧曰：得一药可治，人山求之，乃威灵仙也，服之而愈。又能治癥痕积聚，痰水宿脓，黄疸浮肿，大小肠闭，风

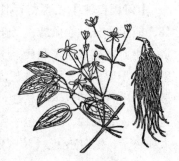
威灵仙

湿痰气，一切冷痛。性极快利，积病不痊者，服之有捷效。然疏泄真气，弱者不宜多服，和砂仁、砂糖治诸病哽。时珍曰：忌茗及面汤。（清·何本立《务中药性·卷六·草部》）

萎蕤

萎蕤益血又益气，虚劳补中润心肺，
久服添精悦容颜，除烦止渴人参替，
内伤头痛与腰疼，目痛眦烂风淫致，
中风自汗寒热疟，虚挟风湿相兼治。

【何氏自注】萎蕤，一名玉竹，其性不寒不燥，能治一切不足之证。惟初感寒邪发热者，不可服也，人参替者，虚劳缓证，用以替人参也。若遇急证不及人参万一耳。眦，眼角也。之才曰：畏碱卤。（清·何本立《务中药性·卷一·草部》）

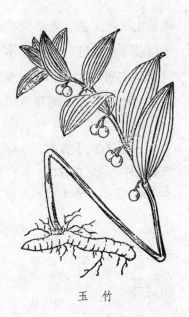

玉　竹

蕤仁

蕤仁气味性甘温，直入心肝脾三经，
养血益水明眼目，消风散热风热清，
目赤目肿目眦烂，风泪风痒膜遮睛，
生治足肿熟不眠，能破痰癖结在心。

【何氏自注】蕤仁甘温，入心肝脾二经，消风散热，益水生光，三经皆血脏也，血得其养则目疾平。凡目病在表，当疏风清热。在里，属肾虚血少神劳，宜补肾养血安神。远视为肾水亏，近视为火不足；治目赤肿痛，眦烂泪出。又治心腹邪热，结气痰结。今人唯用疗眼疾，陈藏器曰：生治足肿，热治不眠。去壳用。（清·何本立《务中药性·卷九·木部》）

蕹菜

蕹菜生成在水旁，无水则萎性畏阳，
子蕹藤蕹性相似，甘平无毒气味凉，
叶滑茎空通利窍，产难对酒滑子肠，
能解胡蔓野葛毒，胃寒气痛者紧防。

【何氏自注】蕹菜，气味甘平，无毒。能解胡蔓草毒，即野葛毒也。胃寒人勿食。（清·何本立《务中药性·卷十四·菜部》）

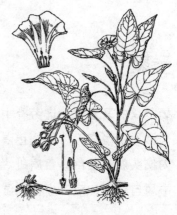

蕹 菜

莴苣

莴苣性寒利气结，坚筋补骨通关节，
解酒止渴滑利肠，下气和中宽胸膈，
安和五脏杀诸虫，祛除口气齿牙白，
小便不通尿血淋，乳汁不通能通涩。

【何氏自注】莴苣，味苦冷，微毒。多食久食昏人目。患冷人不宜食。紫莴苣大毒，不可服。（清·何本立《务中药性·卷十四·菜部》）

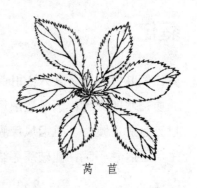

莴 苣

蜗牛

蜗牛负壳寒咸味，贼风㖞僻吹喉配，
瘰疬恶疮敷消肿，大肠脱肛涂外痔，
消渴引饮取水饮，贴脐能通小便利，
撮日脐风汁涂口，止衄腮肿滴耳闭。

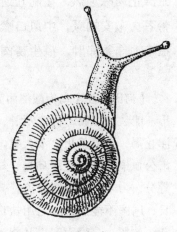

华蜗牛

【何氏自注】颂曰：人婴孩药最胜。时珍曰：蜗牛所主诸病，大抵取其解热消毒之功耳。附：蜓蚰虫，正名蛞蝓，一名鼻涕虫，形似蜗牛而无壳，功用与蜗牛相似也。（清·何本立《务中药性·卷十七·虫部》）

乌桕根皮

乌桕根皮苦微凉，服剂慢火炙干黄，
癥结积聚腹胀满，利水通利大小肠，
能解莽草砒石毒，冷水对汁救免亡，
脚气湿疮敷消肿，汁对水服治疔疮。

【何氏自注】乌桕根皮苦凉，性沉而降，主治暴水癥结，积聚，利水通肠，功胜大戟。疗疔肿，解砒毒，极能泻下。凡患肿中砒毒者，不拘根、枝、叶捣汁多饮，得大利即愈。时珍曰：一野人病肿满气壮，令掘此根捣烂，水煎服一碗，连行数行而病平。但气虚人不可用。此方出《太平圣惠》，言其功极神，不宜多服过服。（清·何本立《务中药性·卷九·木部》）

乌梅

乌梅酸涩能敛肺，涩肠涌痰止泻痢，
生津止渴除烦热，霍乱吐逆疗反胃，
骨蒸久嗽安蛔厥，中风口噤擦牙闭，
瘴疟血崩敷痈肿，疮生胬肉贴黑痣。

【何氏自注】乌梅酸涩而温，脾肺血分之果。能敛肺涩肠，涌痰消肿，清热解毒，生津止渴，醒酒杀虫。治久嗽，泻痢。昔梁庄肃公血痢，陈应之用乌梅、胡黄连、灶下土等分，为末，茶调服而愈。曾鲁公血痢百余日，国医不能疗，应之用盐梅肉研烂，合蜡茶入醋服，一啜而安。又能治瘴疟诸证，初起者皆忌用。又能治霍乱、吐逆、反胃、劳热骨蒸。又能安蛔厥，蛔虫上攻而眩仆，出得酸则伏，仲景有蛔厥乌梅丸。又能去黑痣，蚀恶肉，凡痈疮后生恶肉，烧梅存性，研末敷之。梅肉多食损齿伤筋，白梅功用略同。

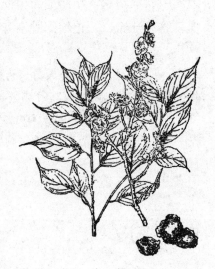

乌 梅

乌梅治痰厥僵仆，牙关紧闭，取肉揩擦牙根，涎出即开。盖酸先入筋齿，软则易开。治惊痫、喉痹，敷乳痈肿者，刺入肉中，嚼烂罨之即出。疮中胬肉，捣饼贴之亦出。青梅熏黑为乌梅，稻灰汁淋。蒸则不盆。孟诜云：乌梅十颗，汤煮去核，纳肛中，能通大便。盐渍为白梅。时珍曰：花开于冬，而实于夏，得木之全气，故味最酸：胆为甲木，肝为乙木，人舌下有四窍、而通胆液，故食酸则津生，若食梅齿齼者，嚼胡桃即解。衣生霉点者，梅叶煎汤洗之，捣洗葛衣亦佳。（清·何本立《务中药性·卷十·果部》）

乌梢蛇

乌梢蛇同白花义，祛风除湿性不异，
瘾疹疥癣风痒热，眉髭脱落癞风病，
赤白癜风面黯疮，皮肤不仁风顽痹，
破伤中风身强直，小儿撮口热毒治。

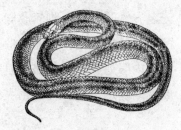

乌梢蛇

【何氏自注】乌梢蛇功用同白花蛇，而性善无
毒，性善不噬物，至死眼光不枯，以尾细能穿百文钱者佳，重七钱至一两者为上，
粗大者力减。凡一切蛇须辨雌雄，腹下有白带子一条，长一寸者是雄，宜入药，去
头及皮骨，酒煮灸用。（清·何本立《务中药性·卷十六·鳞介部》）

乌药

乌药根性温辛味，香窜入脾上行肺，
下通肾经及膀胱，胸腹邪逆一切气，
小便频数反胃吐，宿食不清泻与痢，
妇人血气小儿蛔，猫犬百病皆可治。

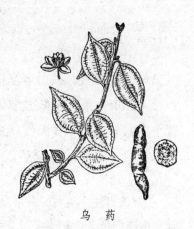

乌　药

【何氏自注】乌药辛温，香窜入脾，上行肺，
下通肾经。能疏胸腹邪逆之气。一切病之属气者
皆可治。气顺则风散，故用以治中气、中风。厥
逆痰壅，口噤脉伏。身温为中风，身冷为中气。
又，有痰为中风，无痰为中气。《局方》治此，亦用乌药顺气散。许学士云：暴
怒伤阴，暴喜伤阳，忧怒不已，气多厥逆，往往得中气之证，不可作中风治。及
治膀胱冷气，小便频数，反胃吐食，宿食不消，泻痢霍乱，女人血凝气滞，小儿
蛔虫，外如疮疖疥厉，皆成于血逆，理气亦可治之。疗猫犬百病，唯气虚气热者
禁用。时珍曰：四磨汤治七气郁结，上气喘者，降中兼收，泻中兼补也。方用人
参、乌药、沉香、槟榔各浓磨汁七分合煎，缩泉丸用同益智子等分为丸，治虚寒
便数者，取其通阳明、少阴也。（清·何本立《务中药性·卷八·木部》）

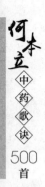

无名异

无名异性味平甘，脚气收湿止痛酸，
醋磨消肿搽疮毒，调酒赶散折打伤，
接骨内服外敷用，止痛生肌治金疮，
拳毛倒睫烟熏起，临杖预服免心慌。

【何氏自注】无名异甘平无毒，能治金疮折伤，止痛生肌，消肿毒痈疽，以醋磨涂之，最收湿气。治拳毛倒睫，研末纸卷作捻点灯，吹杀熏之即起。临杖预服，则不甚痛。昔人见山鸡被网损，足脱去，卸此石磨损处遂愈而去，故以治伤折大效。今人煎桐油收水气用之，去湿之功可见矣。涂剪剪灯，灯自断也。
（清·何本立《务中药性·卷十一·金石部》）

芜荑

芜荑辛温膻臭气，杀虫燥湿化食滞，
心腹冷积肠内疼，皮肤肢节风湿痹，
能杀鳖瘕破血癥，食即作痛虫蛀胃，
妇人子宫风虚冷，小儿惊疳冷泻痢。

【何氏自注】芜荑，辛散满，苦杀虫，温燥湿，化食滞。诸虫因湿而生，凡气食由寒而滞，能祛五脏、皮肤、肢节风湿，心腹积冷，癥痛鳖瘕。《直指方》云：嗜酒人血郁干酒，为酒鳖；多气人血郁于气，为气鳖，虚劳人败血杂痰，为血鳖。如虫之行。上侵入咽，下蚀入肛，或附胁背，或隐胸腹，惟用芜荑炒黄，兼暖胃理气益血之药，乃可杀之。疗痔瘘、疮癣、小儿惊疳、冷痢，得诃子、肉豆蔻良。胃中有虫，食即作痛，和面炒黄为末，米饮调下，治妇人子宫风虚等证。（清·何本立《务中药性·卷九·木部》）

吴茱萸

吴茱萸性味苦辛，性热能散又能温，
燥脾去湿温暖胃，祛寒厥阴与少阴，
干呕痰涎头疼痛，阴寒膈塞气不升，
心腹疠痛诸冷病，少腹阴痛脚转筋。

【何氏自注】吴茱萸辛苦大热，有小毒，入足太阴血分、足少阴厥阴气分，其气燥，故专入肝，傍及脾肾。润肝燥脾，温中下气，除湿解郁，去痰杀虫，开腠理，逐寒风。治厥阴头痛，仲景用吴茱萸汤。阴毒腹痛，痛在小腹，呕逆吞酸，俗云醋心，亦有吐酸者，宜降火清痰，用吴茱萸作向导。蔡中丞苦痰饮，率十日一发，头痛背寒，呕酸不食。得一方：茯苓、吴茱萸（汤泡七次）等分，蜜丸，名昊仙丹。前后痰方无及此者。痞满噎膈，胃冷食积

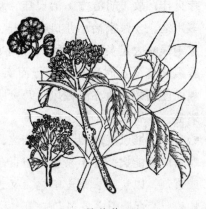

吴茱萸

泻痢，血痹阴疝，痔疾肠风，脚气水肿，口舌生疮者，为末，醋调，贴足心，引热下行即愈。冲脉为病，气逆里结，宜此主之，性虽热而能引热下行。段成式言：椒性善下，吴茱萸性上，似不尽然。寇宗奭曰：此物下气甚速。东垣曰：浊阴不降，厥气上逆，膈塞胀满，非吴茱萸不可治也。汪讱庵曰：吴茱萸辛热，故性上。气味俱厚，故善降；利大肠壅气，故治肠风痔痢；下产后余血，故产后必用之。然走气动火，昏目发疮，血虚有火者不宜用。陈者良，泡去苦烈汁，须泡七次。若止呕吐，用黄连水炒，治疝气用盐水炒，治血病用醋炒。恶丹参、硝石。
（清·何本立《务中药性·卷九·木部》）

蜈蚣

蜈蚣有毒气味辛，主治鬼疰蛊毒侵，
小儿噤口不能乳，口眼㖞斜天吊惊，
便毒秃疮敷瘰疬，痔漏蛇瘕与蛇魔，
温疟痰嗽杀三虫，箍消趾疮鸡眼睛。

【何氏自注】蜈蚣辛温，有毒。颂曰：本草云疗鬼疰，故《胡洽方》治尸疰、恶气、痰嗽诸方多用之。今医家治小儿口噤不开，不能乳者，以东走蜈蚣去足炙研，猪乳二合调半钱，分三四次服灌之有效。时珍曰：盖行而疾者，惟风与蛇。蜈蚣能制蛇，故亦能截风，乃厥阴药也。故所主诸症，多属厥阴。按：杨士瀛《直指方》云，蜈蚣有毒，惟风气暴烈者可以当之，风气暴烈，非蜈蚣能截能擒，亦不易止，但贵药病相当耳。设或过剂，以蚯蚓、桑皮解之。又云：瘰疮，一名蛇瘴，蛮烟瘴雨之乡多毒蛇气，人有不伏水土者，风气而感触之，数月还家，必发蛇瘴，惟赤足蜈蚣最能伏蛇为上药，白芷次之，又《圣济总录》云：岭南蛇瘴，一名锁喉瘴，项大肿痛连喉，用赤足蜈蚣一二节，研细水下即愈。据此则蜈蚣之治蛇蛊、蛇毒、蛇瘕、蛇伤诸病，皆此意也。然联蛤又治痔漏、便毒、丹毒等病，又《枫中方》有治瘰疬一法，则蜈蛤自能除风攻毒，不独治蛇毒而已。修治：去头尾及足，火煨用，畏蜒蚰虫、蜘蛛、鸡屎、桑皮、白盐。（清·何本立《务中药性·卷十七·虫部》）

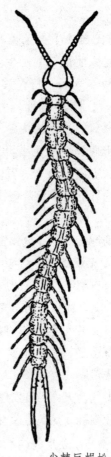

少棘巨蜈蚣

五倍子

五倍子性所主治，黄昏咳嗽火游肺，
降火生津化痰涎，肠风下血止泻痢，
散热敛汗止消渴，一切诸疮肿毒配，
子肠坠下收脱肛，口疮目肿咽喉痹。

【何氏自注】五倍子气味酸咸，其性涩，能敛肺；其胜寒，能降火生津，化痰止嗽，止血敛汗。郑赞晨曰：焙，研极细，以自己漱口水调敷脐上，治盗汗如神。又能解酒疗消渴，止泻痢，治疮癣五痔、下血脱肛、脓水湿烂、子肠坠下，散热毒，消目肿，煎水洗之。敛疮口，研末掺之。其色黑，能染须。丹溪曰：倍子属金与水，噙之普吐顽痰，解热毒。黄昏咳嗽者，乃火浮肺中，不宜用凉药，宜五倍、五味敛而降之。《医学纲目》云：王元珪虚而滑精，屡以加味四物汤，吞河间秘真丸及珍珠粉丸不止，后用五倍子一两，茯苓二两，合为丸服，遂止。此则倍子敛涩之功敏于龙骨、蛤粉也。切庵曰：凡用秘涩药，能通而后能秘，此方用茯苓、倍子、五味一泄一收，是以能尽其妙也。若咳嗽由外感、泄泻非虚脱者禁用，五倍子生盐肤木上，乃小虫遗种结毯于叶间，其虫食盐肤之汁，故主治之证，与盐肤子、叶同功。

附：百药煎。五倍子酿造而成者。时珍曰：用五倍一斤，以茶叶一两，煎浓汁，入酒糟四两，擂烂拌和，器盛置糠缸中窨之，待发起，如发面状即成矣。捏作为饼，晒干收用。其性能清热化痰，定嗽解热，生津止渴，收湿消酒，乌须发，止下血。治久痢脱肛，牙齿宣珪，面鼻疳蚀，口舌糜烂，风湿诸疮。其功虽与五倍子不异，但经酿造其体轻虚，其性浮收，且味带微甘，治上心肺咳嗽，痰饮热渴诸病。含噙尤为相宜。（清·何本立《务中药性·卷十七·虫部》）

五加皮

五加皮性气温辛，祛风胜湿坚骨筋，
顺气化痰明耳目，补中益气添肾精，
两脚软弱腰脊痛，四肢拘挛不能伸，
皮肤瘀血久不散，阴痿阴痒湿气侵。

【何氏自注】五加皮辛，顺气而化痰，苦，坚骨而益精；温，祛风而胜湿，能逐肌肤之瘀血，疗筋骨之拘挛。肾得其养则妄水去而骨壮，肝得养则邪风去而筋强。治五缓虚羸，五脏筋脉缓疭。《千金方》补云：五月五日采叶，七月七已采茎，九月九日采根，治五劳良药。疗阴痿囊湿，女子阴痒，乃湿生虫也。小儿脚弱，明目愈疮。酿酒尤佳。王伦曰：风病饮酒生痰火，唯五加皮浸酒益人。茎青，节白，花赤，皮黄，根黑。山上应五车之精，芬香五叶尤佳。远志为使，恶玄参。
（清·何本立《务中药性·卷八·木部》）

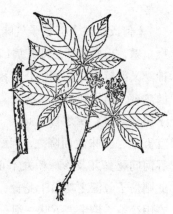

南五加

五灵脂

五灵脂性味甘温，专入血分气纯阴，
通利血脉散瘀血，血痹血积能通经，
血痢肠风崩带血，一切血气痛攻心，
惊疳疟疝目凝血，祛风化痰制虫侵。

【何氏自注】宗奭曰：五灵脂引经有功，不能生血，此物入肝经最速也。尝有人病目中翳，往来不定，此乃血所病也。肝受血则能视，目病不治血，为背理也，用五灵脂之药而愈，又有

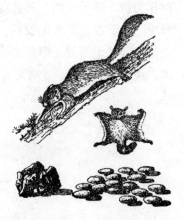

五灵脂（小飞鼠）

人被毒蛇所伤，良久昏瞬，一老僧以酒调药二钱，其苦皆去，同之乃五灵脂一两，雄黄半两，同为末耳。其后有中蛇毒者，咸效。时珍曰：五灵脂，足厥阴肝经药也，气味俱厚，阴中之阴，故入血分，肝主血，诸痛皆属于木，诸虫皆生于风，故此药能治血病，散血和血而止诸痛。治惊痫，除疟痢，消积化痰，疗疳杀虫，治血痹血眼诸证，皆属肝也。失笑散不独治妇人心痛、血痛，凡男女老幼，一切心腹胁肋、少腹痛，疝气痛，并胎前、产后血气作痛，及血崩经溢，百药不效者，俱能奏功，屡用屡验，真近世神方也。（清·何本立《务中药性·卷十五·禽兽部》）

五味子

五味生成有五味，酸寒收敛耗散气，
涩精明目滋肾水，益气生津由敛肺，
退热敛汗止泻呕，五更肾泄并久痢，
喘嗽烦渴及水肿，初咳用早恐邪闭。

【何氏自注】 五味子味酸微苦微咸，味厚气轻，阴中微阳，入手太阴血分、足少阴气分。时珍曰：酸咸入肝而补肾，辛苦入心而补肺，甘入中宫益脾胃。成无己曰：肺欲收，急食酸以收之，以酸补之。芍药、五味之酸以收逆气而安肺。东垣曰：收肺气，补气不足，升也。酸以收逆气，肺寒气逆，则宜此与干姜同治之。又五味子收肺气，乃火热必用之药，故治嗽以之为君。但有外邪者，不可骤用，恐闭其邪气。故歌云：初咳用早恐邪闭。此注何以如此详释，缘因世俗，不分内寒、外寒，虚热、实热，新久咳嗽，辄言五味收敛，慨并斥之，盖不知五味之宜忌。若感风寒而喘嗽者，自当表散，宜羌、防、苏、桔之类，痰壅气逆而喘嗽者，当清降，宜二陈、苏子降气等汤。水气逆而嗽者，宜小青龙汤、半夏茯苓汤。气虚病久而喘嗽者，宜人参、五味。若并而斥之，岂理也哉！之才曰：苁蓉为之使，恶葳蕤。

（清·何本立《务中药性·卷一·草部》）

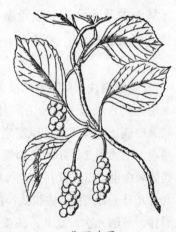

北五味子

西瓜

西瓜性寒甘淡味，清热宽中能下气，
除烦止渴解暑热，口疮含汁疗咽痹，
虽利小水解酒毒，古言损益须当记，
瓜桃生冷宜少食，免致秋来成疟痢，
瓜子甘寒清润肺，能去口内之臭气，
润肠止渴醒心烦，炒食和中悦人意，
月经太过去油服，脾内壅气血停胃，
小腹肿满小便淋，大便艰难肠痈溃。

【何氏自注】西瓜瓤性寒，故有天生白虎
汤之号。瓜仁能治月经不断，去油，以水冲服。
（清·何本立《务中药性·卷十·果部》）

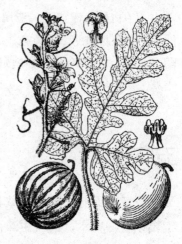

西　瓜

豨莶草

豨莶苦辛生用寒，九蒸九晒益气元，
能医肝肾诸风湿，四肢麻痹或疮疡，
腰膝无力及冷痛，筋酸骨痛手足蹹，
又能明目乌须发，加酒合蜜作成丸。

【何氏自注】豨莶草味极苦微辛，生性极寒，
九蒸九晒性则温矣。能治肝肾风气，四肢麻痹，
筋骨冷痛，腰膝无力，风湿疮疡。若痹痛由脾肾
两虚，阴血不足，不由风湿而得者，忌服。盖风
药能燥血也，以五月五日、六月六日、七月七日、
九月九日采者尤佳。去粗茎，留枝、叶、花、实，
酒拌，蒸晒九次，蜜丸，甚益元气。豨莶草辛苦

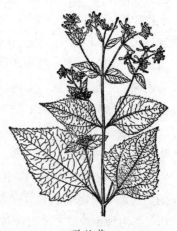

豨莶草

性寒，故必蒸晒九次，加以酒蜜，则苦寒之阴浊尽去，而清香之美味见矣。数不至九，阴浊未尽，则不能透骨搜风，而却病也。（清·何本立《务中药性·卷六·草部》）

细辛

细辛散风治风痹，头痛脊强少阴位，
鼻渊齿䘌风泪眼，口疮喉痹痰咳气，
胆虚惊痛益肝胆，水停心下行水滞，
温经下乳行血脉，通经利窍鸣耳闭。

【何氏自注】宗奭曰：治头风痛，不可缺此。元素曰：细辛气温，味大辛，气厚于味，阳也，升也，入足厥阴、少阴血分，为手少阴引经之药。香味俱细，故入少阴，与独活相类。以独活为使，治少阴头痛如神。亦止诸阳头痛，诸风通用之。味辛而热，温少阴之经，散水气以去内寒。成无己曰：水停心下不行，则肾气燥，宜辛以润之。细辛之辛，以行水气而润燥。东垣曰：胆气不足，细辛补之。又治邪气自望之表，故仲景少阴证，用麻黄附子细辛汤。时珍曰：气之厚者能发热，阳中之阳也。辛温能散，故诸风寒、风湿头痛，痰饮胸中滞气惊痫者，宜用之。口疮、喉痹、齿䘌诸病用之者，取其能散浮热，亦火郁则

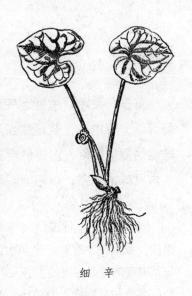

细　辛

发之之义也。辛能泄肺，故风寒咳嗽上气者，宜用之。又能通精气，利九窍，故温经下乳，行血脉，耳聋鼻齆者宜之。然而细辛味厚性烈，若无附子等药合利，单用一味，则不可过一钱，多则气不通，闷绝而死，虽死无伤可验，开平狱中尝治此，不可不知。之才曰：恶黄芪、山茱萸，畏消石、滑石，反藜芦。（清·何本立《务中药性·卷二·草部》）

虾

虾性补肾能壮阳，妇人少乳下乳长，

中风疾涎喉如锯，配合姜葱吐痰良，

鳖瘕隐隐皮下痛，痘疮托浆托脓强，

小儿赤白游风肿，臁疮生虫敷蚀疡。

【何氏自注】虾性甘温，有小毒。诜曰：生水田及沟渠，有毒。鲜肉者尤有毒。藏器曰：以热饭盛密器中作食，毒入致死。通明曰：无须及腹下通黑，并煮之色白者，并不可食。小儿及鸡狗食之。脚屈软弱。鼎曰：动风助热，有病之人勿食。（清·何本立《务中药性·卷十六·鳞介部》）

夏枯草

夏枯草辛苦微凉，生性之气禀纯阳，

补肝缓火解内热，鼠瘘瘰疬用者常，

破癥治瘿散结气，湿痹肿毒亦称强，

目内黑珠惟夜痛，以阳治阴理上详。

【何氏自注】丹溪曰：《本草》言夏枯草大治凛疲，散结气，有补养厥阴血脉之功，而不言及观其退寒热，虚者可使。若实者以行散之药佐之，外以艾灸亦渐取效。时珍曰：黎居士《易简方》，夏枯草治目疼，用砂糖水浸一夜用，取其能解内热、缓肝火也。娄全善曰：夏枯草治目珠疼，至夜则甚者，神效，或用苦寒药点之反甚者，亦神效。盖目珠连目本，即系也，属厥阴之经。夜甚及点苦寒药反甚者，夜与寒亦阴故也。夏枯草禀纯阳之气，补厥阴血脉，故治此如神，以阳治阴也。一男子至夜目珠疼，连眉棱骨及头半边肿

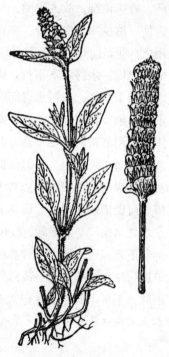

夏枯草

痛，用黄连膏点之反甚，诸药不效，灸厥阴少阳，疼随即止，半日又作，月余以夏枯草二两，香附二两，甘草四钱，为末，每服一钱半，清茶调服，下咽则疼减半，至四五服良，愈矣。按：目白珠属阳故昼痛，点苦寒药则效，黑珠属阴，故夜痛，点苦寒药反剧也。（清·何本立《务中药性·卷七·草部》）

仙茅

仙茅辛热有小毒，补益命门助阳速，
腰脚冷痹不能行，温暖五脏明耳目，
填精补髓助骨筋，失溺无子过淫欲，
阳弱阴寒正合宜，相火炽盛不宜服。

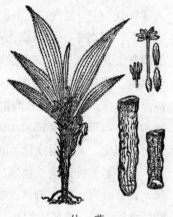

仙　茅

【何氏自注】仙茅辛热，有小毒。其物多涎，用则以竹刀去皮，糯米泔浸去赤汁，以出其毒。能助命火，益阳道，明耳目，补虚劳。治失溺无子，心腹冷气，胃寒不能食，腰脚冷痹不能行，温筋暖骨之功，惟相火盛者忌服。禁食牛乳、牛肉。（清·何本立《务中药性·卷五·草部》）

苋菜

苋菜性冷甘滑味，赤入血分白入气，
白苋补气通九窍，赤苋凉血医赤痢，
漆疮瘙痒煎汤洗，汁涂小儿唇紧闭，
子能益精散肝风，眼见黑花退云翳。

【何氏自注】气味甘寒，无毒。不宜多食，过食令人烦闷，腹疼。忌鳖同食。（清·何本立《务中药性·卷十四·菜部》）

香附

香附性平气味辛，血中气药降又升，
通利三焦解六郁，胎产百病调月经，
痰饮痞满足跗肿，腹胀饮食积聚癥，
痛疽诸痛由郁起，血凝气聚不分因。

【何氏自注】香附性平，气香，味辛能散，微苦能降，微甘能和，乃血中气药，通行十二经，入脉气分，主一切气。人身以气为主，气盛则强，虚则衰，顺则平，逆则病，绝则死矣。《经》曰：怒则气上，恐则气下，喜则气缓，悲则气消，惊则气乱，思则气结，劳则气耗，此七情之气也。以香附为君，随证而加升降消补之药，能利三焦，解六郁。六郁者，痰郁、火郁、气郁、血郁、湿郁、食郁也。又有通血脉，止诸痛，乃通则不痛也。治多怒多忧，痰饮痞满，跗肿腹胀、饮食积聚，霍乱吐泻，肾气脚气，痛疽疮疡，血凝气滞滞所致。香附一味名独胜丸，治痛疽由郁怒得者。

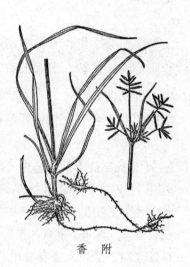

香　附

如疮初作，以此代茶，溃后亦宜服之。大凡疮疽喜服香药，行气通血。最忌臭秽不洁触之。康祖左乳病痛，又胸间生核，痛楚半载，祷张王梦授以方，姜汁制香附之末，每服二钱，米饮下遂愈。又能治吐血、便血、崩中、带下，月经不调。气为血配，血因气行。行经成块者，气之凝；将行而痛者，气之滞；行后作痛者，气血俱虚也。色淡，亦虚也；色紫，气之热；色黑，则热之甚也。错经者，气之乱，肥人痰多而经阻，气不运也。香附阴中快气之药，气顺则血和畅，然须辅以凉血补气之药。丹溪曰：能引血药至气分而生血，此正阳生阴长之义。及胎产百病，能推陈致新，故诸书皆云益气，行中有补。丹溪曰：天行健运不息，所以生生无穷，即此理耳。时珍曰：凡人病则气滞而馁。故香附为气分君药，臣以参、芪，佐以甘草，治虚怯甚速也。去毛用，生则上行胸膈，外达皮肤；熟则内走肾肝，旁彻腰膝，童便浸炒，则入血分而补虚；盐水浸炒，则入血分而润燥；青盐炒，则补肾气；酒浸炒，则行经络；醋浸炒，则消积聚，且敛其散；姜汁炒，则化痰饮；炒黑，又能止血。时珍曰：得参、术则补气，得归、地则补血，得木香则散滞和中，得檀香则理气醒脾，得沉香则升降清气，得芎䓖、苍术则总解诸郁，得栀子、黄连则能清降火热，得茯神则交济心肾，得茴香、破故纸则引气归元，得厚朴、半夏则决壅消胀，得紫苏、葱白则发汗散邪，得三棱、莪术则消积磨块，得艾叶则治血气、暖子宫，乃气病之总司，女科之仙药也。大抵妇人多郁气，行则郁解，故服之尤效。只宜于妇人，不宜于男子也。李士材曰：乃治标之剂，惟气实血未大虚者宜用之，不然恐损气而燥血，愈致其疾矣。世俗泥于女科仙药一语，昔未有发明及此者。（清·何本立《务中药性·卷三·草部》）

马鞭草

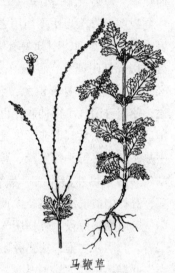

马鞭草，味苦，微寒，破血通经，杀虫消胀，治气血癥瘕，臁疮阴肿，捣汁涂。（清·何本立《务中药性·卷三·草部》）

马鞭草

香薷

香薷辛散皮肤热，温解心腹之凝结，
性属金水清肺气，解暑利湿治水捷，
暑月霍乱与头疼，发热恶寒或吐泄，
烦躁口渴阴邪者，内伤东垣注明白。

【何氏自注】丹溪曰：香薷属金与水，有彻上彻下之功，解暑利小便，又治水甚捷。时珍曰：世医治暑病，以香薷饮为首药。然暑有乘凉饮冷，致阳气为阴邪所遏，遂病头痛，发热恶寒，烦躁口渴，或吐或泻，或霍乱者，宜用此药，以发越阳气，散暑和脾。若饮食不节，劳役骄丧之人伤暑，大热大渴，汗泄而雨，烦躁喘促，或泻或吐者，乃劳倦内伤之证，必用东垣清暑益气汤、人参白虎汤之类，以泻火益元也。若用香薷之药，是重虚其表，而又济之以热矣。盖香薷乃夏用解

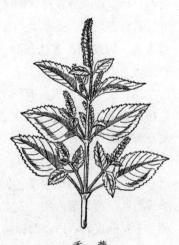

香薷

表之药，犹如冬月之用麻黄，气虚者尤不可多服。而今人不知暑伤元气，不拘有病无病，慨用代茶，谓能解暑，真痴人前说梦也。且其性温，不可热饮，反致吐泻。惟宜冷服，则无格之患。其治水之功，果有奇效。李士材曰：香薷乃夏月发汗之剂，其性温热，只宜于中暑之人。若中热之人误服之，反成大害，世所未知。洁古曰：中暑为阴证，为不足；中热为阳证，为有余。《经》曰：气盛身寒，得之伤寒；气虚身热，得之伤暑。故中暑宜温散，中热宜清凉。切庵曰：香薷辛散皮肤之蒸热，温解心腹凝结，属金与水而主肺，为清暑之主药，肺气清则水行而热降。暑必兼湿，治暑必兼利湿，若无湿，但为干热，非暑也。

　　发明：香薷当用不当用之议。盖今人每至暑天，不分伤暑，中暑，中热，概以香薷饮为套剂，不知暑有动静之殊、阴阳之异。东垣曰：静而得之，谓之伤暑，伤暑是阴证，当发散。或避暑热，纳凉于深堂大厦得之者，名中暑，其病必头痛，恶寒，身形俱急，肢节疼痛而烦心，肌肤大热而无汗，为房室阴寒所遏，使周身阳气不得伸越，世多以大顺散土之是也。动而得之，为中热，中热是阳证，为热伤元气，非形体受伤病也。或行人，或农夫于日中劳役得之者，名曰中热，其病必苦头疼发躁、恶热，扪之肌肤大热，必大渴引饮，汗大泄，元气以动，乃为天热外伤肺气，苍术白虎汤主之。薛氏曰：若人元气不足，用前药不应，宜补中益气汤主之。大抵夏月阳气浮于外，阴气伏于内，若人饮食劳倦内伤中气，或酷暑劳役，外伤阳气者多患之。法当调补元气为主，而佐以解暑。若中喝者，乃阴寒之证，法当补阳气为主，少佐以解暑。故先哲多用姜、桂、附子之类，此推《内经》舍时从证之良法也。今患暑证殁者，而手足指甲或肢体青黯，此皆不究其因，不温补于内，而泛用香薷之误，由不明当用不当用也。须知香薷所治之证，或乘凉饮冷，阳气为阴邪所遏，头痛发热，恶寒，烦躁，口渴，腹满吐泻者，必用也。香薷饮乃香薷、厚朴、扁豆三味，用之于温暑则最宜者也。然胃恶燥，脾恶湿，多饮伤脾，反致下利。治之之法，心下有水气者发汗，腹中有水气者利小便。然与其有水患而治之，不若先选其能汗能利者用之。香薷芳香辛温，能发越阳气，有彻上彻下之功，故治暑君之以解表利小便，佐厚朴以除湿，扁豆以和中，合而用之为饮，饮入于胃，热去而湿不留，内外之暑悉除矣。若心烦口渴者，去扁豆，加黄连，名黄连香薷饮；加茯苓、甘草，名五物香薷饮，驱暑和中；再加木瓜，名六味香薷饮，治中暑热盛。热盛，则加黄连，以泻心火；湿盛，则加木瓜、茯苓以去脾湿，再加人参、黄芪、白术、陈皮，名十味香薷饮，治暑湿内伤，头重吐利，身倦神昏。加参、芪者，所以补脾益气；加苓、术、陈皮者，所以助脾调中；木瓜酸温利湿收脱，能于土中泻木，平肝而和脾；此外感而兼内伤之证，故用香薷清暑解表而以诸药调中宫也。凡暑月有伤暑表证，随证加减，以尽香薷之用。然劳倦内伤，必用清暑益气；内热大渴，必用人参白虎。若用香薷，是重虚其表，而反济其内热矣。香薷乃夏月解伤暑之表药，犹冬月伤寒用之麻黄，气虚者尤不可服，今人不知暑伤元气，概用代茶，是开门揖盗也。（清·何本立《务中药性·卷二·草部》）

香蕈

香蕈芳香能开胃，甘以悦脾舒畅肺，
治风破血酒煮饮，生发疮痘脓浆溃，
蘑菇理气化痰涎，溲浊不禁松蕈治，
鸡菌羊肚菌可食，其余要间七人义。

【何氏自注】菌类多端，有有毒者，有无毒者，凡食菌受其毒者，以地浆水，粪汁解之。（清·何本立《务中药性·卷十四·菜部》）

大蓟、小蓟

大蓟小蓟有同异，破血止血凉血是，
吐衄肠风赤白浊，血崩血淋皆同治，
金伤扑损蛇虫伤，热毒烦闷食开胃，
小蓟退热补虚能，大蓟消肿兼下气。

【何氏自注】大蓟、小蓟味甘、性温。《大明》曰：性凉，皆能破血下气，行而带补，治吐衄肠痛，女子赤白浊，安胎有凉血之功，小蓟力微，能破瘀生新，保养精血，退热补虚，不能如大蓟之消痈肿。丹溪曰：小蓟治下焦结热血淋，《本事方》一人冷气入阴囊，肿满疼痛，煎大蓟汁服，立瘥。两蓟相似花如鬐，大蓟茎高而叶皱，小蓟茎低而叶不皱，皆用根。（清·何本立《务中药性·卷三·草部》）

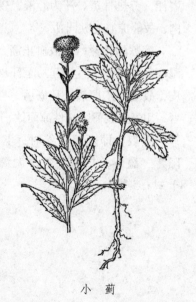

小 蓟

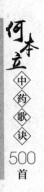

小麦

小麦性寒味甘温，温养脾胃寒养心，
面因盐碱多日渴，余性相同固不分，
浮麦能止虚盗汗，兼疗虚劳骨热蒸，
麦麸醋炒散瘀血，折伤蒸熨风湿侵。

【何氏自注】小麦味甘微寒，心之谷也，能养心除烦，利溲止血。（按：麦，秋种夏熟，备受四时之气，南方地暖下湿，不如北产之良。）仲景治妇人脏燥证，悲伤欲哭，状若神灵，用大枣汤，大枣十枚，小麦一升，甘草一两，每服一两。亦补脾气也。《圣惠方》小麦饭治烦热少睡多渴。

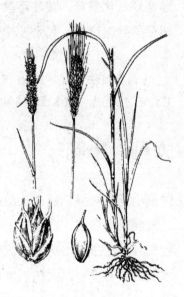

小　麦

面性甘温，补虚养气，助五脏，厚肠胃。然能壅气作渴，助湿发热，陈者良。

浮小麦，即水淘浮起者，咸凉，能止虚汗，盗汗，劳热骨蒸。汗为心液，麦为心谷，浮者无肉，故能凉心麦麸同功。

麦麸醋拌蒸，能散血止痛，熨腰脚折伤，风湿痹痛，寒湿脚气，互易至汗出良。麦之凉全在皮，故麦去皮即热。凡疮疡、痘疮溃烂不能着席者，用麦麸装褥卧，性凉而饮，诚妙法也。

麦奴，即麦穗将熟时，上有黑霉者，主治烦热，天行热毒，解暑毒。治阳毒、温毒，热极发狂，大渴，及温疟等病。（清·何本立《务中药性·卷十三·谷部》）

薤

薤薚两名是一味，调中助阳开胸痹，
肺气喘急水气肿，泻痢下重大肠滞，
霍乱干呕卒中恶，妊娠胎动产后痢，
滑引钗钚鱼骨哽，咽喉敷肿目贴翳。

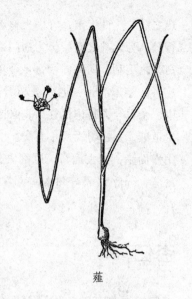

薤

【何氏自注】薤，一名薚子。辛苦温滑。能
调中助阳，散血生肌，泄下焦大肠气滞，治泄痢
下重。王好古曰：下重者，气滞也。四逆散加此
以泄滞。（按：后重，亦有气虚、血虚、火热、风
燥之不同也。）治胸痹刺痛，仲景用瓜蒌薤白白酒
汤。治肺气喘急，又能安胎利产，又捣和蜜涂汤火伤灼。《肘后方》治中恶卒死
者，用薤汁灌鼻中，韭汁亦可，误吞钗钚，用薤白曝萎，煮熟多食，钗即随出。
咽痛肿痛，捣敷肿处，冷则易之。目中风翳作痛，取薤白截断，安膜上能止。忌
牛肉。（清·何本立《务中药性·卷十四·菜部》）

辛夷

辛夷辛温而走气，体轻上浮故入肺，
清气上行通于脑，温中解肌舒脾胃，
头痛目眩牙齿疼，鼻渊鼻疮鼻塞闭，
风热面肿身战摇，能通关节九窍利。

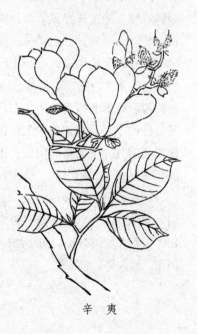

辛　夷

【何氏自注】辛夷辛温，轻浮入肺胃气分，
能助胃中清阳，上行通于头脑。温中解肌，通九
窍，利关节，主治鼻渊鼻塞。肺主鼻，胆移热于
脑，则鼻多浊涕而渊，风寒客于脑则鼻塞。《经》
曰：脑渗为涕。王冰曰：胆液不澄，则为浊涕，
如泉不已，故曰鼻渊。治头痛目眩齿痛，九窍风

热之病。然性走窜，气虚火盛者不宜服。时珍曰：肺开窍于鼻，阳明胃脉环鼻上行脑，为元神之府。鼻为命门之窍，人之中气不足，清阳不升，则头为之倾，九窍为之不利。切庵曰：吾乡金正希光生尝语余曰，人之记性，皆在脑中，小儿善忘者，脑未满也，老人健忘者，脑渐空也。凡人外见一物，必有一形影留于脑中，余思今人每记忆往事，必闭目上瞪而思索之，此即凝神于脑之意也。不经先生道破，人皆习焉而不察矣。李时珍曰：脑为元神之府，其与此义有暗符欤？其用作面脂，能去面䵟。服剂去外皮毛，微炒用。芎䓖为之使，恶石脂，畏黄芪、菖蒲、石膏。（清·何本立《务中药性·卷九·木部》）

杏仁

杏仁性温辛苦味，发汗解肌能泻肺，
时行头痛胸膈满，祛风散寒降逆气，
烦热咳嗽气喘促，行痰润燥消食滞，
杀虫治疮制狗毒，通利大肠气分闭。

【何氏自注】杏仁性味辛苦，甘温而利气，泻肺解肌。能发汗除风散寒，降气行痰，润燥消积。凡索面豆粉，近之则烂。能通大肠气闭，治时行头痛，上焦风燥，咳逆上气，烦热喘促。有小毒。能杀虫治疮，制狗毒，消狗肉积。可毒狗，解锡毒。肺虚而咳者禁用。东垣曰：杏仁下喘治气，桃仁疗狂治血，俱治大使闭，当分气血，昼便难属阳气，夜便难属阴血，虚人便闭，不可过泄。脉浮属气，用杏仁、陈皮。脉沉属血，用桃仁、陈皮。肺与大肠相表里，贲门上主往来，魄门下主收闭，为气之通道，故并用陈皮佐之，杏仁、紫菀并能解肺郁，利小便，去皮尖，炒、研。发散，连皮尖研。双仁者杀人，勿用。得火良。恶黄芪、黄芩、葛根。（清·何本立《务中药性·卷十·果部》）

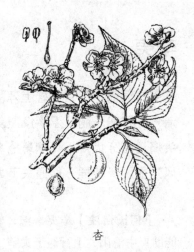

杏

雄黄

雄黄得受正阳气，能杀百毒辟鬼魅，
肝经气分搜肝风，惊痫痰涎暑疟痢，
运化腹中之瘀血，消散鼓胀瘀积聚，
岚瘴疠风蛇虫伤，疥癣鼠瘘恶疮痔。

【何氏自注】雄黄辛温有小毒，得正阳之气。入肝经气分，搜肝强脾，散百节大风，杀百毒，辟鬼魅，治惊痫痰涎，头痛眩运，暑疟瘀痢，泄泻积聚。《夷坚志》云：虞雍公感暑痢，连月不瘥，梦至一侧居延之坐，壁间有药方，其词云：暑气在脾，湿气连脚，不泄则痢，不痢则疟，独炼雄黄蒸讲和药，甘草作汤，食之安乐。别作治疗，医之大错。如方服之，遂愈。又能化血为水，燥湿杀虫，治劳虫、疳虫、疥、疮毒、诸蛇虫伤、蛊毒等证。又夏氏《奇疾方》，有虫如蟹走于皮下作声，如小儿啼，为筋肉之化，雄黄、雷丸各一两为末，掺猪肉上，炙热吃尽自安。又古云：孕妇佩之，转妇成男，虽未必然，亦无害也。赤如鸡冠明澈不臭者良，以醋浸入莱菔汁，煮干用。山阴者名雌黄，功用略同，劣者名熏黄，烧之则臭，只可熏疮疥，杀虫虱，不入服剂。（清·何本立《务中药性·卷十一·金石部》）

熊胆

熊胆性寒苦入心，入足阳明手厥阴，
寒能凉心平肝热，痓忤清热定痫惊，
明目去翳耳鼻蚀，疳痔虫牙蛲蛔侵，
黄疸暑痢时气毒，初生目闭洗眼睛。

【何氏自注】熊胆，陆佃《埤雅》云：其胆春在首，夏在腹，秋在左足，冬在右足也。（清·何本立《务中药性·卷十五·禽兽部》）

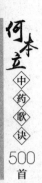
续断

续断苦辛补肾肝，接结筋骨扑跌伤，
消肿破瘀通血脉，腰痛胎漏暖宫方，
崩带遗精缩小便，肠风血痢痔漏疮，
乳痈瘰疬功殊效，女科外科两科彰。

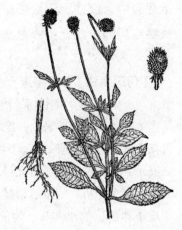

续　断

【何氏自注】续断苦温补肾，辛温补肝，能
宣通血脉而理筋骨，主伤中，补不足，暖子宫，
缩小便，破瘀血，治腰痛、胎漏、怀妊沥血、崩
带遗精、肠风血痢。是斋方，平胃散一两，续断
一钱半，为末，每服二钱，米饮下，治时痢亦验。
又能治痈痔肿毒，止痛生肌，金疮折跌，以功命
名。女科外科需为上剂。地黄为之使。（清·何本
立《务中药性·卷一·草部》）

续随子

续随子性有小毒，行水破血性最速，
癥瘕痰饮积聚块，血结冷气痛心腹，
胀满虫蛊鬼疰病，疥癣恶疮蛇虫逐，
腹内宿食通二肠，推出恶物免积蓄。

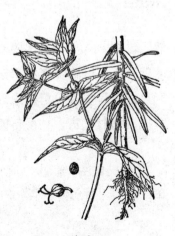

续随子

【何氏自注】续随子，一名千金子，辛温有
毒。行水破血，治癥瘕痰饮，冷气胀满，虫蛊鬼
疰。行大小肠，下恶滞物。涂癣疥疮，紫金锭用
之，治百病。《经疏》曰：乃以毒治毒之功。时
珍曰：续随与大戟、甘遂、泽漆茎相同，治亦相
似，长于利水，用之得法，皆要药也。凡使去壳，
取白色者压去油，取霜用。（清·何本立《务中药
性·卷七·草部》）

玄参

玄参足少阴经药，壮水泻火无根脚，
益精明目通二便，骨蒸烦渴中风疟，
伤寒阳毒斑与疹，心热狂邪心不乐，
喉痹咽痛痕病等，痈疽咳血由火烁。

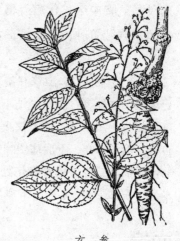

玄 参

【何氏自注】泻火无根脚者，明其非五脏六腑之火，乃无根浮游之火也。二便者，大便、小便也。骨蒸者，骨内热也，斑疹者，伤寒阳毒，汗下之后而毒不散，发出斑疹也；斑似云片，疹分颗粒。心不乐者，心中懊恼也。喉，气管。咽，食管。烁，火销金也。之才曰：恶黄芪、姜、枣、山茱萸，反藜芦。（清·何本立《务中药性·卷一·草部》）

玄明粉

玄明粉即芒硝制，明粉何以另分义，
萝卜甘草水熬成，甘能缓急免伤胃，
能泻胃中之实热，祛逐肠内宿垢滞，
清热明目消痈肿，功比芒硝性缓异。

【何氏自注】玄明粉辛甘而冷，能去胃中之实热，荡涤肠中之宿垢，润燥破结，消肿明目。血热去则肿消，而目明矣。汪切庵曰：泻痢不止，用大黄、玄明粉以推荡之。而泻痢反止，盖宿垢不净，疾终不除，《经》所谓通因通用是也。制玄明粉法：用芒硝同萝卜煮，去萝卜，再同甘草煎，去甘草，入罐火煅，以去其咸寒之性，阴中有阳，性稍和缓，用代芒硝，若胃虚无实热者禁用。俱忌苦参。（清·何本立《务中药性·卷十二·卤石水土部》）

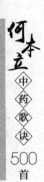

金沸草

金沸草开旋覆花，入肺大肠表里家，
下气行水通血脉，结痰如胶水推沙，
痞硬噫气胸中热，代赭旋覆古方夸，
头风水肿肚腹肿，筋断续筋根汁渣。

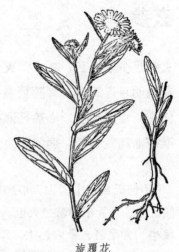

旋覆花

【何氏自注】金沸草开旋覆花者，开花之后
更名也。痞硬者，胸中气结不通也。噫者，胸中
气不畅也，属不足；亦有挟火者，属有余。仲景
古方，治汗、吐、下后痞硬噫气，有代赭旋覆汤。
筋断续筋者，用根捣汁滴伤处，以渣淬敷其上，半月勿开，筋自续矣。（清·何
本立《务中药性·卷一·草部》）

血竭

血竭一名号麒麟，麒麟树脂所结成，
心包肝血补不足，内伤和血散血凝，
妇人一切血气痛，小儿慢惊可安魂，
跌打折扑散瘀血，敛疮止血敷杖刑。

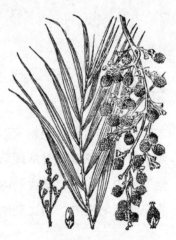

麒麟竭（血竭）

【何氏自注】血竭，名麒麟竭，气味甘咸，
性平无毒。主治心腹卒痛，金疮出血，破积血，
止痛生肌。去五脏邪气，伤折打损，一切疼痛，
血气搅刺，内伤血聚，补虚，并宜酒服。补心包
络，肝血不足，益阳精，消阴滞气，敷一切恶疮疥癣久不合者。性急不可多使，
却引脓散滞血诸痛，治妇人血气，小儿瘭瘰。时珍曰：麒麟竭，木之脂液，如人
之膏血，其味甘咸而走血，盖手足厥阴药也。肝与心包皆主血故尔。河间曰：血
竭除血痛，为和血之圣药是矣，乳香、没药虽主血病而入气，此则专于血分也。
市人以紫铆乱之，海母血亦乱之，血竭赤如血色，桃紫黑色，海母血虽似，但味
过咸，兼作腥气，以此别之。（清·何本立《务中药性·卷九·木部》）

头发

头发乃是血之津，一名血余能补阴，
驱逐心窍之恶血，因此能疗小儿惊，
妇人阴吹女劳疸，骨蒸杂疮肿疡疔，
消瘀止血通二便，上下诸血证治分。

【何氏自注】时珍曰：头上曰发，属足少阴、阳明。耳前曰鬓，属手足少阳。目上曰眉，属手足阳明。唇上曰髭，属手阳明，颏下曰须，属足少阴、阳明。两颊曰髯，属足少阳。其经气血盛，则美而长；气多血少，则美而短；气少血多，则少而恶，气血俱少，其处不生；气血俱热，则黄而赤；气血俱衰，则白而落。《素问》云：肾之华在发。王冰注云：肾主髓，脑者髓之海，发者脑之华，脑减则发素。滑寿注云：水出高原，故肾华在发。发者，血之余，血者，水之类也。今方家呼发为血余，盖本此义也。血余入足少阴、厥阴肝肾二经，能补阴消瘀，通关格，利二便，治诸血瘀，能去心窍之恶血，故亦治惊痫、血痢、血淋。舌血，煅为末，合茅根水服。鼻血，烧灰吹鼻。转胞不通、烧灰服。小儿惊热，合鸡子黄煎为汁服。鸡子黄能去风也，合诸药熬膏，能凉血，去瘀，长肉。《类苑》云：发属心，禀火气而上生；眉属肝，察木气而侧生。须属肾，察水气下生。或曰：发属肝，禀木气而上生，眉属肺，禀金气而横生，金无余气，故烦而不长，至老金气纯，则眉长矣。说虽不同，亦各有理，终不若分经者为的。时珍曰：发入土千年不朽，以火煅之，凝为血质，煎炼至枯，复有液出，误吞入腹，化为痨虫。锻炼服食，使发不白。故《本经》有"自还神化"之称。陈藏器曰：以人发挂果树上，则鸟鸟皆不敢来，又人逃走，取其发于纬车上转之，则迷乱不知所适，此皆神化。《子母秘录》：乱发烧灰，亦治尸疰。猪脂调，涂小儿燕口，燕口即两角生疮也。宋丞相王郇公小腹切痛，备治不效，用附子、硫黄之类亦不瘥。张驸马取妇人油头发，烧灰研筛，酒服二钱，其痛立止，凡使以皂角水洗净，入罐固煅存性用，胎发尤良。

附：头垢，治淋闭不涌，疗噎疾及劳复。（清·何本立《务中药性·卷十八·人部》）

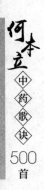

鸭

鸭性甘冷入肾肺，滋阴补虚通便闭，
利水定惊清骨蒸，大腹水肿止热痢，
久虚发热咳嗽血，阴虚火炎乘金位，
血解砒石诸药毒，鸭卵多食发冷气。

【何氏自注】鸭肉甘冷，微毒。通明曰：黄雌鸭为补最胜。诜曰：白鸭肉最良，黑鸭肉有毒，滑中发冷利，脚气，不可食。膉白者杀人。瑞曰：肠风下血人不可食。时珍曰：嫩者毒，老者良，尾择不可食。见《礼记》：昔有人食鸭肉成症，用林秫米治之而愈，鸭血气味咸冷，解百毒，治小儿白痢似鱼冻者。白鸭杀取血，滚酒泡服即止也。

鸭卵甘咸微寒，无毒。诜曰：多食发冷气，令人气冷心闷，小儿多食脚软。士良曰：生疮毒者食之，令恶肉突出。通明曰：不可合鳖肉、李子食，害人。合根食，令人生子不顺。惟欲藏食之，则宜人也。（清·何本立《务中药性·卷十五·禽兽部》）

烟草

烟草，辛温有毒，能治风寒湿痹，滞气停痰，山岚瘴露。其气入口，不循常度、顷刻而周一身，令人通体俱快，醒能使醉，醉能使醒；饥能使饱，饱能使饥。人以代酒、代茶，终身不厌。然火气熏灼，耗血损年，人自不觉耳。（清·何本立《务中药性·卷七·草部》）

延胡

延胡温理血痛气，性入心包肝脾肺，
血中气滞气中血，通利小便除风痹，
癥瘕崩淋经不调，折伤积血疝气治，
产后血运血上冲，生破酒行止醋制。

【何氏自注】延胡索辛、苦而温，入手太阴
肺、足太阴脾、手厥阴心包、足厥阴肝经。能行
血中气滞，气中血滞，通利小便，除风痹。治
气凝血结，上下内外诸痛，通则不痛。癥瘕崩
淋，月候不调，气血不和，因而凝滞，不以时
至。产后血运，暴血上冲，折伤积血，疝气危急，
为活血利气第一药也。然辛温走而不守，独用
力迅，宜兼补气血药。通经坠胎，血热气虚者禁
用，酒炒行血，醋炒止血，生用破血，炒用调血。
（清·何本立《务中药性·卷三·草部》）

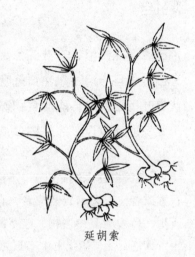

延胡索

莪茴子

莪茴子性走血分，五脏瘀血心中闷，
产后血气经不通，闪挫折伤散血应，
风寒湿痹腹胀满，腰膝骨节诸痛病，
散中有补治阳痿，用以制蛇取蛇命。

【何氏自注】莪茴子味苦、辛，性微温，入
足厥阴血分。主治五脏瘀血、腹中水气，胪胀留
热，风寒湿痹，身体诸痛。疗心下坚，膈中寒热
周痹，妇人月水不通。消食明目益气，主男子阴
痿不起，治心腹胀满，腰膝重痛，膀胱疝气，骨

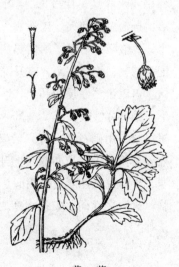

莪茴

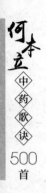

节烦痛。擂酒饮治闪挫腰痛，及妇人产后血气痛。散中有补，故治阳痿。今人治打扑多用之。蛇见之则烂，故能制蛇。时珍曰：叶似菊叶而薄，多细丫，面背皆青，高者三四尺，其茎色白如艾，八九月开细花淡黄色，结细实如艾实，中有细子，极易繁衍，艺花者以之接菊。之才曰：荆实、薏苡仁为之使。（清·何本立《务中药性·卷三·草部》）

焰硝

焰硝属火味咸涩，升散三焦火郁热，
牙颔肿痛目赤泪，风热口疮咽喉塞，
伏暑吐泻五肿淋，腹胀食积破坚结，
小儿惊邪瘛疭风，涂搽鹅口点重舌。

【何氏自注】焰硝，一名硝石，即火硝也。此物出产不一，有以山崖洞内之石熬成者，有以墙砖熬成者，有以屋内地皮熬成者。土宿真君曰：硝石感卤气所生，乃天地至神之物，能寒能热，能滑能涩，能辛能苦，能酸能咸，入地千年，其色不变，能化七十二石为水，制伏草木，柔润五金，制炼入石，虽大丹亦不舍此也。时珍曰：土宿所说硝石，神化之妙。《别录》则于朴硝之下，误矣。朴硝属水味咸，而气寒，其性下走，不能上升，阴中之阴也，故惟荡涤肠胃积滞，折治三焦邪火。硝石属火，味辛带苦微咸。而气大温，其性上升，水中之火也，故能破积散坚，治诸热病，升散三焦火郁，调和脏腑虚寒，与硫黄同用，则配类二气，均调阴阳，有升降水火之功，治冷热缓急之病，煅制礞石则除积滞痰饮。盖硫黄之性暖而利，其性横行；硝石之性暖而散，其性上升。礞石之性寒而下，硝石之性暖而土，一升一降，一阴一阳，此制方之妙也。今兵家造烽火、铳机等物，用硝石者，直入云汉，其性上行可知矣。《雷公炮制论》序云：胸痛欲死，鼻投硝末，是亦取其上升辛散，乃从治之义。《本草》言其寒，《别录》言大寒，正与龙脑性寒之误相似。凡辛苦药，未有大寒者，况此物得火则焰生，与樟脑。火酒之性同，安得大寒之理哉！（清·何本立《务中药性·卷十二·卤石水土部》）

燕窝

燕窝微凉味甘平，清肺益气爽精神，
生津止渴除烦热、安心定志助目明，
口内秽气清胃火，肺枯咳嗽润痰凝，
脾寒胃冷宜少食，其性清凉按此情。

【何氏自注】此燕窝，非燕子衔泥之巢，乃海味珍馐之燕窝也。（清·何本立
《务中药性·卷十五·禽兽部》)

羊肉

羊肉甘热益血气，补虚助阳能开胃，
羊肝补肝而明目，胆点风泪眼去翳，
胫骨烧灰擦牙良，羊乳甘温补肾肺，
羊血善解丹砒毒，下焦虚冷羊肾治。

【何氏自注】羊肉片热属火，反半夏、菖蒲，忌铜器。（清·何本立《务中药
性·卷十五·禽兽部》)

阳起石

阳起石性味咸温，温暖命门右肾精，
妇人子宫虚寒冷，崩漏冷瘕与寒瘕，
男子阴痿肾茎冷，腰膝疼痛冷如冰，
阴下湿痒水肿证，外涂喉肿相火侵。

【何氏自注】阳起石味咸性温，补右肾命门，治阴痿精乏，子宫虚冷，腰膝

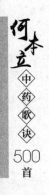

冷痹，水肿，癥瘕。宗奭曰：男子、妇人下部虚冷，肾气乏绝，子脏久寒者，须水飞用之。凡石药，冷热皆有毒，亦宜斟酌。时珍曰：阳起石，右肾命门气分之病也，下焦虚寒者宜用之。然亦非久服之物，张子和云：喉痹，相火急速之病也。相火，龙火也。宜以火逐之。一男子病缠喉风肿，表里皆药不能下，以凉药灌入鼻中，下十余行，以阳起石（烧赤）、伏龙肝等分，细末，日以新汲水调扫百遍，三日热始退，肿始消，此亦从合之道也。桑螵蛸为之使，恶泽泻、桂，忌羊血。（清·何本立《务中药性·卷十一·金石部》）

野苦薇根

野薪薇根即茅锋，子名营实性相通，
能除阳明风热病，癣疥杀虫治疮痈，
遗尿好眠上焦热，消渴泻痢肠风宗，
跌扑闭窍通关节、牙疼口烂延及胸。

【何氏自注】 野蔷薇俗名茅铎花。时珍曰：营实。蔷薇根，能入阳明经，除风热湿热，生肌杀虫，故治痛疽疮癣，古方常用，而泄痢、消渴、遗尿、好瞑，亦皆阳明病也。

营实《本草》主治痈疽恶疮结肉，疗跌打，开窍。有通关节之功，及跌筋败疮热气、阴蚀不廖。治上焦有热，好瞑、眼热昏暗。

蔷薇根止泄痢腹痛、五脏客热，除邪逆之气、癫风恶疮、生肌复肉、跌打金伤、风邪热毒。止赤白痢疾，肠风泻血，通散结血。治牙齿疼痛，小儿疳虫肚痛，痈疽癣疥，头疮白秃。除风热湿热，缩小便，止消渴。治口舌糜烂，用蔷薇根煎浓汁，温含冷吐。冬用根皮，夏用枝叶。口疮日久，延及胸中，生疮三年已上不庚者，皆效。（清·何本立《务中药性·卷四·草部》）

夜明砂

夜明砂性寒辛味，肝经血分活血滞，
寒能凉血清血热，辛散内外之滞气，
血气腹痛下死胎，青盲雀盲散障翳，
魅疟淋带瘰疬疮，扑损惊疳消积聚。

【何氏自注】时珍曰：夜明砂乃厥阴肝经血分药也，能活血消积，故所治目翳、盲、障、疟、魅、疳、惊、淋、带、瘰疬、痈肿，皆厥阴之病也。恶白蔹、白薇。（清·何本立《务中药性·卷十五·禽兽部》）

益母草

益母草性微苦寒，手足厥阴心包肝，
消水行血调经血，去瘀生新胎漏安，
血风血运血气痛，产难崩中带下堪，
血淋止痛通二便，疗肿乳痈及诸疮。

（清·何本立《务中药性·卷三·草部》）

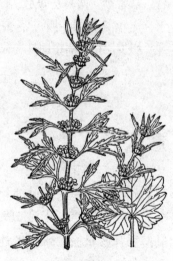

益母草

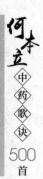

益智仁

益智性热其味辛，开郁散结畅脾经，
三焦命门元气弱，温中补肾兼补心，
收摄涎唾缩小便，冷气腹痛涩遗精，
客寒犯胃诸冷病，呕吐泄泻用彼温。

【何氏自注】益智子辛热，本脾药兼入心肾，
主君相二火，补心气命门三焦之不足。心为脾母，
补火故能生土，能涩精固气，又能开发郁结，使
气宜通。味辛能散，温中进食，收摄涎唾，胃冷
则涎涌，缩小便，肾与膀胱相表里。益智辛温固
肾，盐水炒，同乌药等分，酒煮山药糊丸，盐汤
下，名缩泉丸。治呕吐泄泻客寒犯胃，冷气腹
痛，崩带泄精，涩精固气。若因热而崩浊者禁用。
（清·何本立《务中药性·卷五·草部》）

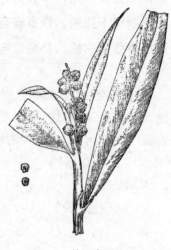

益 智

薏苡仁

苡仁属土健脾胃，甘寒清热故补肺，
筋急拘挛肺叶焦，干湿脚气风湿痹，
肺痿肺痈咳嗽血，水肿淋疝湿泻痢，
煮粥止渴利便长，胸痹祛邪补正气。

【何氏自注】薏苡仁甘淡微寒而属土，阳明药
也。甘益胃，土胜水，淡渗湿，泻水所以益土，故
健脾，治水肿湿痹，脚气疝气，泻痢热淋；益土
所以生金，故补肺清热，治肺痿，肺痈，咳吐脓
血；扶土所以抑木，故治风热，筋急拘挛等病也。
（清·何本立《务中药性·卷十三·谷部》）

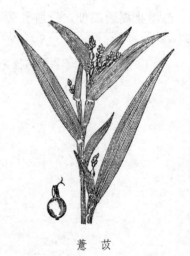

薏 苡

茵陈

茵陈微苦性微凉，脾胃湿热发疸黄，
小便不利膀胱热，瘕疝瘴疟湿热强，
伤寒发汗汗不彻，身面悉黄分阴阳，
头痛头旋风热眼，天行时疾热发狂。

【何氏自注】茵陈苦燥湿，寒胜热，入足太阳膀胱经，发汗利水，以泄太阴脾、阳明胃之湿热，为治疸黄之君药。脾胃有湿热则发黄，黄者，脾之色也，热甚者，身如橘色；汗如柏汁，亦有寒湿发黄，身如熏黄而色暗，大抵治以茵陈为主，阳黄加大黄、栀子，阴黄加附子、干姜，各随其寒热也。又治伤寒时疾狂热，瘴疟，头痛头旋，女人癥疝，皆湿热病也。（清·何本立《务中药性·卷四·草部》）

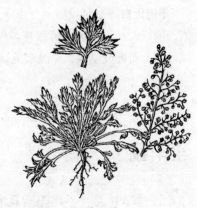

茵 陈

天葵

天葵子，今人用治瘰疬。查《纲目》《本草》只有菟葵，一名天葵。主治：能下诸石、五淋，疗虎蛇毒。治诸疮，捣汁饮之；涂疮，能解毒止痛，未言治瘰疬，大抵治瘰疬亦取其解毒也。但《本草》天葵用苗，今时治瘰疬用根，有异耳。（清·何本立《务中药性·卷四·草部》）

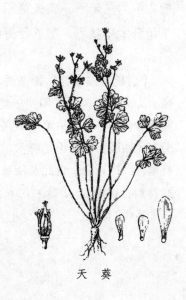

天 葵

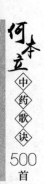
茵蓣

茵蓣苦温有小毒，疗风祛湿功性速，
古方风痛茵裁丸，茵蓣酒治风痹服，
产后中风茵蓣膏，四肢拘挛脚麻木，
近世少用不识性，性与石南功同属。

【何氏自注】时珍曰：《千金》《外台》诸古方治风痛有茵蓣丸，治风痹有茵蓣酒，治妇人产后中风有茵蓣膏。风湿痹方多用之，茵蓣、石南、莽草，皆古人治风妙品，而近世罕知，亦医家疏缺也。（清·何本立《务中药性·卷六·草部》）

淫羊藿

淫羊藿性辛甘温，手足阳明及肝经，
补助三焦命门火，益气益力益脾心，
妇人绝阴久无子，丈夫绝阳补天真，
手足麻木腰膝冷，坚筋壮骨由补精。

【何氏自注】淫羊藿辛香甘温，入肝肾，补命火。时珍曰：手足阳明三焦命门药，益精气，坚筋骨，利小便。治绝阳不兴，绝阴不产，冷风劳气，四肢不仁、手足麻木。一名仙灵脾，北部有羊，一日百合，食此藿所致，故名。去枝，羊脂拌炒，得酒良。（清·何本立《务中药性·卷五·草部》）

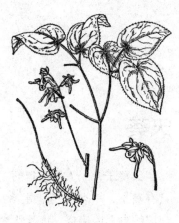

淫羊藿

罂粟壳

罂粟壳性酸涩味，固精涩肠收敛肺，
入肾敛气止遗精，心腹筋骨酸痛痹，
虚泄肠滑固脱肛，专疗久咳久泻痢，
初起嗽痢不宜服，先要散邪先行滞。

【何氏自注】罂粟壳酸涩微寒，敛肺涩肠而
固肾，治久嗽、泻痢、遗精、脱肛、心腹筋骨诸
痛。东垣曰：收涩固气，能入肾，故治骨病尤佳，
惟嗽痢初起者禁用。丹溪曰：此是收后药，要先
除病根。一名丽春花，红黄紫白，艳丽可爱。凡
使壳洗去蒂及筋膜，取薄皮醋炒，或蜜炒用。其
性紧涩，不制多令人吐逆。得醋、乌梅、陈皮良。
壳内之米极细，甘寒润燥，煮粥食治反胃，加参
尤佳。（清·何本立《务中药性·卷十三·谷部》）

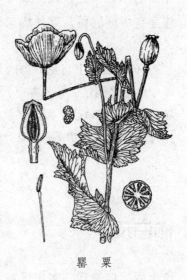

罂 粟

油菜

油菜道家为五荤，散血消肿性辛温，
血痢肠风捣汁服，产后血风破结瘕，
捣贴乳痈敷丹毒，风热肿毒皆可清，
腰脚肿痛涂叶汁，瘤疾多食转见深。

【何氏自注】油菜，一名芸苔，气味辛温，能破血，故产妇宜之。今俗言病
人得吃油菜，是血病也。若先有腰脚瘤疾食之，反剧。孙真人云：予在内江县饮
多，至夜觉四体骨肉疼痛，至晓头痛，额角有丹如弹丸，肿痛，至午通肿，目不
能开，予思《本草》芸苔治风游丹肿，遂取叶捣敷，随手即消，其验如神。亦可
捣汁服。（清·何本立《务中药性·卷十四·菜部》）

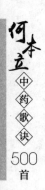
鱼翅、柔鱼、鲍鱼、银鱼

鱼翅食品作佳珍，活血行气能舒筋，
柔鱼益气养阴血，肝经血分滋血阴，
鲍鱼治崩血不止，血虚血冷暖血温，
银鱼宽中而健胃，寒热均匀两平分。

【何氏自注】鱼翅即海内大鱼之翅也。柔鱼，今时音讹成油鱼是也。鲍鱼，即今食品之鲍鱼，非《本草》以干鱼辨作之鲍鱼也。银鱼，古名鲙残鱼也。鱼翅、油鱼、鲍鱼产于海，银鱼产于湖，此四味甘平无毒，无甚主抬，食品用之。（清·何本立《务中药性·卷十六·鳞介部》）

榆白皮

榆白皮性极滑利，荒年当粮不伤胃，
下行膀胱大小肠，通利经脉开窍闭，
五淋肿满二便结，哮喘咳嗽不能寐，
渗湿清热下死胎，外科敷疮消肿配。

【何氏自注】榆白皮甘滑下降，入大、小肠、膀胱府，行经脉，利诸窍，通二便，渗湿热。滑胎产或胎死腹中，服汁可下。能下有形留着之物。治五淋肿满。《备急方》捣屑作粥食，小便利即愈。喘嗽不眠，嵇康《养生论》云：榆令人眠。疗疥癣秃疮，消赤肺妳乳乳痛，乳汁不出，内结成肿，名为妳乳。和陈醋滓调敷。日五七易即消，十剂曰：滑可去著，冬葵子、榆白皮之类是也。有赤白二种，去粗皮取白用，采白皮为面，荒年当粮可食，香料以之调和，黏滑胜于胶漆。（清·何本立《务中药性·卷九·木部》）

禹余粮

禹余粮石所主治，手足阳明大肠胃，
质重镇固达下焦，性涩固肠止下痢，
大肠咳嗽咳遗尿，崩中带下癥瘕聚，
四肢不仁骨节疼，大风疠疾身顽痹。

【何氏自注】禹余粮石性味甘平而涩，手足阳明血分重剂，治咳逆下痢，大肠咳嗽，咳则遗尿，赤石脂禹余粮汤主之，并治血闭、癥瘕、血崩等证，能固下焦。李先知云；下焦有病人难会，须用余粮赤石脂。又能治病风顽痹，四肢不仁，骨节疼痛，其外形如石，内包黄粉如面，无沙者良。丹皮为之使。（清·何本立《务中药性·卷十一·金石部》）

芋子

芋子熟甘生麻涩，开胃益气祛痰豁，
合鱼煮食能下气，止血止渴除烦热，
产后食之破血瘀，调中滑肠通闭结，
叶茎煮食止胎动，梗擦蜂螫性尤捷。

【何氏自注】芋子，味辛平滑，生则味涩不可食，熟则性滑，多食难克化滞气，动宿冷也。（清·何本立《务中药性·卷十四·菜部》）

郁金

郁金苦寒气纯阴，其气轻扬往上升，
包络与心兼入肺，下气破血血热清，
吐衄尿血肠胃血，心腹诸痛逆行经，
失心癫狂痘陷黑，产后败血血冲心。

【何氏自注】丹溪曰：郁金属火，与土有水，
其性轻扬上行。治吐血、衄血、唾血血腥，及经
脉逆行，并宜郁金末，加韭汁、姜汁、童尿同服，
其血自清。痰中带血者，加竹沥。又鼻血上行者，
郁金、韭汁加四物汤服之。时珍曰：郁金入心及
包络，治血病。《经验方》治失心癫狂，用郁金七
两，明矾三两，为末，米糊成丸，梧桐子大，每
服五十丸，白汤送下。有妇人癫狂十年，至人授
此。初服心胸间有物脱去，神气洒然，再服而苏。
此惊忧痰血络聚心窍所致，郁金入心去恶血，明
矾化顽痰故也。庞安常曰：《伤寒论》云痘疮始有
白泡，忽搐入内，渐作紫黑色，无脓，日夜叫乱
者，郁金十枚，甘草二钱半，水半碗，煮干，去
甘草，切片，焙，研为末，入真冰片五分，每用

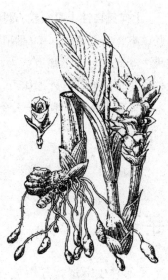

温郁金

一钱，以生猪血五七滴，新汲水调下，不过二服，甚者毒气从手足心出。如痛状
乃瘥。此乃五死一生之候也。又范石湖《文集》云：岭南有挑生蛊毒之害，于饮
食中。行厌胜法，鱼肉能反生于人腹中，而人以死，则阴役其家。初得觉胸腹
内痛，次日刺人，十日则生在腹中也。凡胸膈痛，即用升麻或胆矾吐之。若膈
下痛，急以米汤调郁金末二钱服，即泻出恶物；或合升麻，郁金服之，不吐则
下。李巽岩待郎为雷州推官，鞫狱得此方，活人甚多也。（清·何本立《务中药
性·卷三·草部》）

郁李仁

郁李仁性破结气，能润大肠气分滞，
面目四肢或身肿，通行水道小便利，
膀胱急痛入腰胯，肝胆气结心中悸，
破癖破血消食积，胆横不下目不闭。

【何氏自注】郁李仁辛苦而甘，入脾经气分，性降下气，行水破血，破癖，消食积，润燥结。治水肿癃闭，膀胱痛引腰胯、关格不通，大肠气滞。用酒能入胆治悸，目张不眠。一妇因大恐而病，愈后张目不眠，钱乙曰：目系内连肝胆，恐则气结，胆横不下，郁李仁润能散结，随酒入胆，结散胆下而自瞑矣。然治标之剂，多服则渗入津液。去皮尖，蜜浸，研碎用。（清·何本立《务中药性·卷八·木部》）

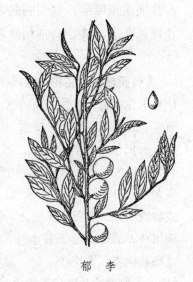

郁 李

预知子

预知子，性味苦寒，能补五劳七伤，治痃癖气块，天行瘟疾，蛇虫咬毒。杀虫疗蛊，缀衣领中。凡遇蛊毒，则闻其声而预知，故名。又能催生，利小便。（清·何本立《务中药性·卷七·草部》）

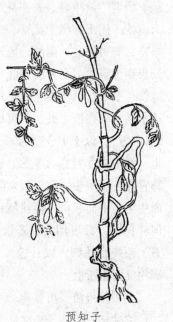

预知子

芫花

芫花微苦又微辛，逐水泄湿性微温，
能疗五水五脏水，皮肤胀满喘急声，
水饮痰癖鬼瘴疟，痛引胸胁咳失音，
芫根毒鱼治疥疮，余证相同不必分。

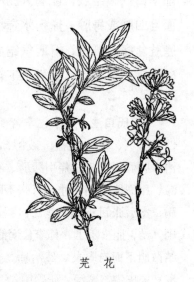

芫 花

【何氏自注】芫花苦温，有毒，去水饮痰癖，疗五水在五脏，皮肤胀满喘急，痛引胸胁，咳嗽瘴疟。五水者，风水、皮水、正水、石水、黄汗也。水积包中，坚满如石，名石水。汗如柏汁，名黄汗。久不愈必致痈脓。时珍曰：张仲景治伤寒太阳证表不解，心下有水气，干呕，发热而咳，或喘或利者，小青龙汤主之。若表已解，有时头痛出汗，恶寒，心下有水气，干呕，痛引两胁，或喘或咳者，十枣汤主之。盖小青龙治未发散表邪，使水气自大小便而泄，乃《内经》所谓"开鬼门"法也。十枣汤驱逐里邪，使水气自大小便而泄，乃《内经》所谓"洁净府、去陈莝"法也。夫饮有五，皆由内啜水浆，外受湿气郁蓄而为留饮。流于肺则为支饮，令人喘咳，寒热吐沫，背寒；流于肝则为悬饮，令人咳唾，痛引缺盆、两胁；流于心下，则为伏饮，令人胸满呕吐，寒热眩运；流于肠胃则为痰饮，令人腹鸣吐水，胸胁支满，或作泄泻，忽肥忽瘦；流于经络则为溢饮，令人沉重注痛，或作水气跗肿。芫花、大戟、甘遂之性，逐水泄湿，能直达水饮窠囊隐僻之处，但可徐徐用之，取效甚捷。不可过剂，泄人真元也，陈言《三因方》，以十枣汤药为末，用枣肉和丸，以治水气喘急浮肿之证，盖善变通者也。杨士瀛《直指方》云：破癖须用芫花行水，后便养胃可也。好古曰：水者，肺肾脾三经所主，有五脏六腑十二经之部分，上而头，中而四肢，下而腰脚，外而皮毛，中而肌肉，内而筋骨。脉有尺寸之殊，浮沉之别，不可轻泻，当知病在何经何脏，方可用之。若误投之，则害深矣。芫花与甘草相反，而《胡洽居士方》治痰癖饮癖，以甘遂、大戟、芫花、大黄、甘草同用，盖欲其大吐以泄湿，因相反而相激也。

芫根疗疮疥，可毒鱼。

之才曰：决明子为之使，反甘草。（清·何本立《务中药性·卷六·草部》）

芫荽

芫荽芳香温辛味，能辟一切不正气，
内通心脾外四肢，小腹气胀通便闭，
痧疹痘疮出不爽，煎酒喷身即快利，
脚气金疮不能食，久食令人多忘记。

【何氏自注】时珍曰：芫荽辛温，气香，令人口爽，不宜多食。药中有白术、牡丹者，不可食。（清·何本立《务中药性·卷十四·菜部》）

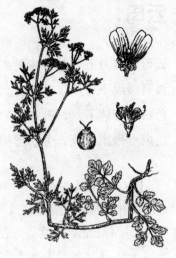

芫荽

远志

远志辛苦其性温，能通肾气达于心，
温能壮气苦泄热，益智壮阳又补精，
聪耳明目利九窍，长肌助骨助筋伸，
梦泄奔豚痈疽郁，迷惑善忘悸与惊。

【何氏自注】九窍者，目二、耳二、鼻二、口一，此为七窍，及大便一、小便一，共九窍也。奔豚，肾积也，发从少腹上至于心若豚奔状，或上或下，上下无时，饥，见饱减，小腹胀急，腰痛口干，目昏骨冷，久不已，令人喘逆，骨痿少气也。痈疽郁者，取其味辛，能散郁也。迷惑善忘悸与惊者，远志能交心肾，时珍曰：远志入足少阴肾经，非心经药也。其功专于强志益精，故治善忘。益精与志，皆藏于肾，肾精不足，则志气衰，不能上通于心，故迷惑善忘悸惊也。之才曰：得茯苓、冬葵子、龙骨良，畏珍珠、藜芦。（清·何本立《务中药性·卷一·草部》）

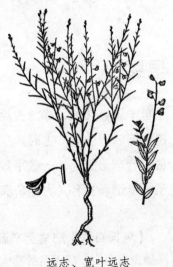

远志、宽叶远志

云母

云母服食分五色，春青夏赤秋服白，
惟有纯黑不可用，季夏青黄冬白黑，
色白入肺能下气，补中坚肌固续绝，
疟痢淋带敷金疮，劳伤虚损痰饮豁。

【何氏自注】云母性昧甘平，色白入肺，下气补中，坚肌续绝。治劳伤疟痢，疮疽痛肿。同黄丹熬膏贴，《千金方》用熬金疮。云母入火，经时不焦，入土不腐，云母有五色，服食以五色应四季而服。宗奭曰：古虽有服食法，今人少服，慎之至也。（清·何本立《务中药性·卷十一·金石部》）

蚤休

蚤休，一名七叶一枝花，其根能败毒，故谚云：

七叶一枝花，深山是吾家；

痈疽遇着我，似手拈拏。是也。（清·何本立《务中药性·卷七·草部》）

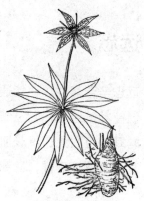

蚤休

皂荚

肥皂辛温喜搜风，除湿去垢治疮痈，
能敷无名诸肿毒，古时未用今时通，
贫人仓卒无医药，一敷不效再敷松，
予特传记表其名，方知价廉有奇功。

【何氏自注】肥皂荚辛温，除风湿，去垢腻，故澡身盥面用之；疗无名肿毒大有奇功。不拘奇疡恶毒，

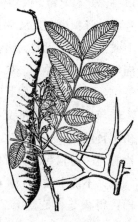

皂荚

用生肥皂去子弦及筋，捣烂酽醋和敷立愈，不愈再敷，奇验。此方方书未载，故特表之。《集成》云：肥皂煅存性，生油腻粉调敷诸疮，若贫人僻地，仓卒无药者，用之甚便：以及肠风下血，下痢，噤口舌疮，亦有用者。（清·何本立《务中药性·卷九·木部》）

皂角

皂角牙皂性不异，和肝搜风理肺气，
中风口噤药不入，吹鼻通关取喷嚏，
服之破坚吐痰涎，瘟疫喉痹风湿疠，
胸痹喘逆腹胀满，涂疮杀虫导便闭。

  【何氏自注】皂角辛咸，性燥，气浮而散，入肺，大肠经。金胜木，燥胜风，故兼入肝搜风，吹之导之，则通上下关窍而涌吐痰涎。搐鼻立作喷嚏，治中风口噤、胸痹喉痹。凡中风不省人事，口襟不能进药，急提头发，指掐入中，用皂角末或半夏末，吹入鼻中，有嚏者生，无嚏者为肺气已绝，死。或用稀涎散吐之，皂角末一两，白矾五钱，每用一钱，温水调灌，或加藜芦少麝，鹅翎探喉，令微吐稀涎，再用药治。年老气虚人勿用，服之则除湿去垢，最去油腻，刮大肠及胃。消痰破坚，取中段汤泡服。治老人风秘，杀虫下胎，治风湿风癫，痰喘肿满。坚癥囊结。厥阴肝脉络阴器，寒客肝经，则为囊结，涂之则散肿消毒。煎膏，贴一切痹痛。合苍术焚之，辟瘟疫湿气。一种小如猪牙者，一种长而薄瘦枯燥者，一种肥厚多脂者。多脂者良，去粗皮子弦，或蜜炙，或浸汁，或烧灰用。柏实为之使，畏麦冬，畏人参、苦参。其性能消铁，故其木不作烧焚。（清·何本立《务中药性·卷九·木部》）

皂角刺

皂刺别号名天丁，性温解毒气味辛，
痈肿妒乳坚不溃，癞风恶疾虫蛀身，
能引诸药达病所，烧灰存性加酒蒸，
其余治风杀虫等，功同皂角免重分。

【何氏自注】皂角刺味辛性温，主治痈疽妒乳。风疠恶疮，能下胎衣。米醋熬嫩刺，涂疮癣有效。杨士瀛曰：皂角刺能引诸药性上行，治上焦病。丹溪曰：能引至痈疽溃处。时珍曰：皂角刺治风杀虫，功与荚同，但其锐利直达病所为异耳。《神仙传》云：左亲骑军崔言，一旦得大风恶疾，双目昏盲，眉发自落，鼻梁崩剉，势不可救。遇异人传方，用皂角刺三斤，烧灰，蒸一时久，日干为末，食后浓煎大黄汤调一匕饮之。一旬眉发再生，肌润目明。后入山修道，不知所终。又刘守真《保命集》云：疠风乃荣气热，风寒客于脉而不去，宜先用桦皮散，服五七日后，灸承浆穴六七壮，三灸后每日早服桦皮散，午以升麻葛根汤下钱氏泻青丸，晚服一圣散。用大黄末半两，煎汤，调皂角刺灰三钱，乃缓疏泄血中之风热也。仍戒房室三年。桦皮散见桦皮注下。又追风再造散即一圣散、云服之便下黑虫为验；数日再服，直候虫尽，为绝根也。新虫嘴赤，老曰嘴黑。痈疽已溃者禁用，孕妇忌之。

附：皂角子煅存性，能通大便燥结，汪机曰：其性得温则滑。时珍曰：皂荚味辛属金，能通大肠阳明燥结，乃辛以润之之义，非得温则滑也。（清·何本立《务中药性·卷九·木部》）

灶心土

灶心土性能调中，止血去湿消肿痛，
咳逆反胃吐衄血，崩带尿血治肠风，
孕妇安胎护胎固，催生下衣两见功，
小儿夜啼重舌肿，脐疮丹毒用变通。

【何氏自注】灶心土，一名伏龙肝，味辛性温，能调中止血，去湿消肿。治咳逆反胃，吐衄，崩带，尿血，遗精。疗肠风，痈肿，用醋调涂。脐疮，研末敷。丹毒，用猪胆调涂。催生下胎。《传救方》云：子死腹中，水调三钱，并服其土，当即小儿头上戴出。乃釜心多年黄上，一云灶额内火气积久结成如石，外赤内黄，研末水飞用。（清·何本立《务中药性·卷十二·卤石水土部》）

泽兰

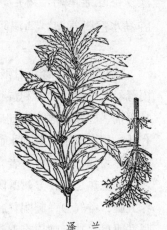

泽兰味苦能泻热，散郁破瘀利关节，
养血养气长肌肉，舒脾益肝和血脉，
产后血沥及腰疼，癥瘕水肿月经涩，
吐衄鼻红或目痛，头风痈毒折伤跌。

泽 兰

【何氏自注】泽兰苦泄热，甘和血，辛散郁，香舒脾，入足太阴脾、足厥阴肝。通九窍，利关节，养血气，长肌肉，破宿血，调月经，消癥瘕，散水肿。治产后血沥腰痛，吐血鼻衄，目痛头风，痈毒扑损。补而不滞，行而不峻，女科要药。（清·何本立《务中药性·卷三·草部》）

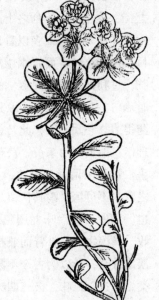

泽漆

泽漆，辛苦，微寒，能消痰退热，止嗽杀虫，利大小肠。治大腹水肿，益丈夫阴气，生平泽，叶圆，黄绿，颇类猫睛，一名猫儿眼睛草。茎中有白汁黏人。（清·何本立《务中药性·卷七·草部》）

泽 漆

泽泻

泽泻甘咸性寒阴，行水渗湿膀肌经，
通利小便泻肾火，聪耳明目止头昏，
痰饮呕吐泄泻痢，淋疟尿血热泄精，
肿满水痞脚气湿，消渴阴汗湿热清。

【何氏自注】泽泻甘淡微咸，入膀胱利小便，泻肾经之火邪，功专利湿行水，治消渴痰饮、呕吐泻痢、肿胀水痞、脚气疝痛、淋沥阴汗、阴间有汗、尿血泄精，既利水而又止泄精，何也？此乃湿热为病，不为虚滑者言也。虚滑则当用补涩之药，湿热之病，湿热既除，则清气上行，又能养五脏，益气力，起阴气，补虚损，止头旋，有聪耳明目之功。脾胃有湿热，则头重，耳鸣、目昏，渗去其湿，则热亦随去，土乃得令，而清气上行，故《本经》列之上品，云：聪耳明目。而六味丸用之，今人多以昏目疑之，不知乃多服昏目，过利小便，而肾水虚故也。眼中有水，属膀

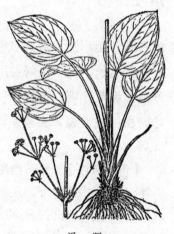

泽泻

胱，过利则水涸而火生。仲景八味丸用泽泻，寇宗奭谓其接引附、桂入肾经。李时珍曰：非接引也，乃取其泻膀胱之邪气也。古人用补药，必兼泻邪，邪去则补药得力，一阖一开，此乃玄妙，后人不知此理，专一于补，必致偏胜之患矣。王理曰：地黄、山茱萸、茯苓、丹皮，皆肾经药，桂、附右肾命门之药，何待接引乎？钱仲阳谓肾为真水，有补无泻。或云：脾虚肾旺，故泻肾扶脾也。不知肾之真水不可泻，泻其伏留之邪耳。易老云：去脬中留垢，以其微咸，能泻伏水故也。切庵曰：六味丸用熟地之温，丹皮之凉，山药之涩，茯苓之渗，山茱萸之收，泽泻之泻，补肾而兼补脾，有补而必有泻，相和相济，以成平补之功，乃平淡之神奇，所以为古今不易之良方也。即有加减，或麦冬、五味、牛膝、杜仲之类，不过一二味，极三四味而止。今人或疑泽泻之泻而减之，多拣本草补药态恣意加入，有补无泻，且客倍于主，责成不专，而六味之功，反退处于虚位，失制方配合之本旨矣。（清·何本立《务中药性·卷一·草部》）

樟脑

樟脑性热辛辣味，通关开窍利气滞，
霍乱吐泻心腹疼，祛寒除湿理脚气，
疥癣风瘙齿龋虫，中恶邪气皆可制，
脂麻同研擦秃疮，杀虫辟蠹熏衣被。

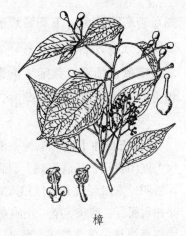

樟

【何氏自注】樟脑气味辛热，无毒。主治通
关窍，利滞气，治霍乱心腹痛，中恶邪气，疥癣
风痰，龋齿牙疼。杀虫辟蠹，著鞋中去脚气，时
珍曰：樟肺纯阳，与焰硝同性，水中生火，其焰
益炽。今丹炉烟火家多用之。辛热香窜，禀龙火
之气，去湿杀虫，此其长也，故烧熏衣箧疠簟，能辟壁虱虫蛀。《集要方》治脚
气肿痛，和乌头醋丸弹子大，置足踏之，下以微火烘之，衣被围覆，汗出如涎为
效。（清·何本立《务中药性·卷九·木部》）

珍珠

珍珠甘咸性略温，安魂定魄能镇心，
坠痰拔毒敛疮口，消渴烦热卒怵惊，
死胎胞衣下难产，塞耳治聋止遗精，
明目点睛去翳膜，痘疮人眼点痘疔。

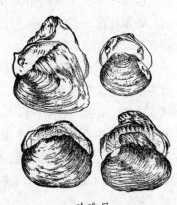

珍珠母

【何氏自注】珍珠甘咸，性温，感月而胎。语
云：上已有风梨有虿，中秋无月蚌无胎。水精所
孕，水能制火，入心肝二经，镇心安魄，肝藏魂。
切庵曰：虽云泄热，亦籍以宝气也。大抵宝物多
能镇心安魂，亦假其神气也，能坠痰拔毒，收口生肌，治惊热痘疔，下死胎胞衣。
涂面好颜色，点目去翳，绵裹塞耳治聋。陆佃曰：蛤蚌无阴阳牝牡，须雀化成，故
能生珠，专一阴精也。（清·何本立《务中药性·卷十六·鳞介部》）

知母

知母苦寒清肺金，下润肾燥而滋阴，
二经气分虚劳热，能退有汗之骨蒸，
清痰定嗽止烦渴，久疟下痢胃火清，
相火有余知柏泻，肢体浮肿二便分。

【何氏自注】知母辛苦寒滑，上清肺金而泻火，能泻胃热、膀胱邪热、肾命相火，下润肾燥而滋阴，人二经气分，黄柏入二经血分，故二味必相须而行，消痰定嗽，止渴安胎，皆清火之功，治伤寒烦热，蓐劳骨蒸。蓐劳，即产劳，能退有汗之骨蒸燥渴虚烦、久疟下痢。治嗽者，清肺火也。治渴者，清胃火也，退骨蒸者，泻肾火也，利二便，消浮肿，小便利，则肿消。东垣曰：热在上焦气分，便闭而渴，乃肺中伏热，不能生水，膀胱绝其化源，宜用淡渗之药，泻火清金，滋水之化源；热在下焦血分，便闭而不渴，乃真水不

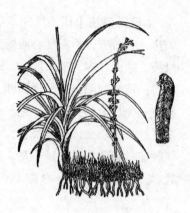

知　母

足，膀胱干涸，无阴则阳无以化，宜用黄柏、知母大苦寒之药，滋肾与膀胱之阴，而阳自化，小便自通。丹溪曰：小便不通，有热有湿，有气结于下，宜清宜燥宜升，又有隔二隔三之治，如肺不燥，但膀胱热，宜泻膀胱，此正治也。如因肺热，不能生水，则清肺，此隔二之治也。如因脾湿不运，而精不上升，故肺不能生水，则燥胃健脾，此隔三之治也。泻膀胱，黄柏、知母之类；清肺，车前、茯苓之类；燥脾，苍术、白术之类。切庵曰：凡病皆有隔二隔三之治，不独便闭也。然苦寒伤胃而滑肠，多服令人泻。李士材曰：苦寒肃杀，非长养万物者也，世以其滋阴，施之虚损之人，如水益深矣。特表出以为戒。得酒良，上行酒浸，下行盐水捽。（清·何本立《务中药性·卷一·草部》）

栀子

栀子苦寒泻烈火，能泻心肺之邪热，
心痛日久郁成火，屈油下行小便泄，
吐衄淋痢诸血病，最清胃脘之血结，
火热证治言不尽，上下三焦皆用得。

【何氏自注】栀子苦寒轻飘象肺，色赤入心，
泻心肺之邪热，使之屈曲下行从小便出。海藏
曰：或用为利小便药，非利小便，乃肺清则化行，
而膀胱津液之府得此气而出也，泻三焦之火，以
解热厥。而厥有寒热一证，此治热厥也。又治心
痛。丹溪曰：心痛当分新久，若初病因寒因食，
宜当温散，久则郁而成热，若用温剂，不助痛添
病乎？古方多用栀子为君，热药为之向道，则邪
易伏。此痛虽日久，不食不死。若痛止恣食，病
必再作也。又治吐衄、血淋、血痢之病，栀子最
清胃脘之血，炒黑研末服。吹鼻治衄。《本草汇》

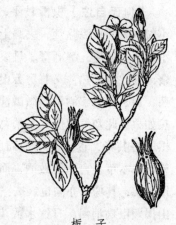

栀 子

曰：治实火之血，顺气为先，气行则血自归经。治虚火之血，养正为先，气壮则
自能摄血。丹溪曰：治血不可单行单止，亦不可纯用寒药。又能治心烦懊恼不
眠，仲景用栀子豉汤。王好古曰：烦者气也，躁者血也，故用栀子治肺烦，香豉
治肾躁。亦用作吐药，以邪在上焦，吐之则邪散，《经》所谓其高者因而越之也。
按：栀豉汤吐虚烦客热，瓜蒂散吐痰食宿寒，古方治五黄多用栀子、茵陈。又治
五淋，亡血津枯口渴，目赤紫癜，白癫、皰皶、疮疡。皮腠乃肺所主也。生用泻
火，炒黑止血，姜汁炒止烦止呕。内热用仁，表热用壳。（清·何本立《务中药
性·卷八·木部》）

枳椇

枳椇第一醒酒功，酒毒积久在胸中，
除烦止渴润五脏，止呕清热治头风，
饮酒发热小腹急，能利大便小便通，
腹内有蛔不宜食，虫闻甘味往上冲。

【何氏自注】枳椇甘平，无毒。主治头风，小腹拘急，止渴除烦，去膈上热，润五脏，利大小便，止呕逆，解酒毒。丹溪曰：一男子年三十余，因饮酒发热，又兼房劳虚乏，乃服补气血之药，加葛根以解酒毒，微微汗出，人反懈怠，其热如故。此乃气血虚，不禁葛根之散也：必须枳椇子解其毒，遂煎药中加而服之乃愈。时珍曰：枳椇，本草止言木能败酒，而丹溪治酒病，往往用其实，其功当亦同也。按：《苏东坡集》云；眉山揭颖臣病消渴，日饮水数斗，饭亦倍常，小便频数，服消渴药逾年，疾日甚，自度必死，子令延蜀医张肱诊之，笑曰：君几误死。乃取麝香当门子以酒濡湿作十许丸，用枳椇子煎汤吞之，遂愈。问其故，肱曰：消渴消中，皆脾弱肾败，土不能制水而成疾，今颖臣脾脉极热，而肾气不衰，当由果食酒物过度，积热在脾，所以食多而饮水，水饮既多，溺不得不多，非消非渴也。麝香能制酒花木，枳椇亦胜酒，屋外有此木，屋内酝酒多不佳，故以此二物为药以去其酒果之毒了。枳椇实如鸡距，世俗谓之鸡距爪。小儿喜食之。吁！人重格物，若肱盖得此理矣。医云乎哉！（清·何本立《务中药性·卷十·果部》）

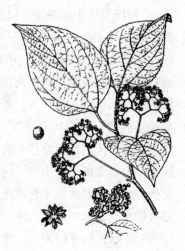

北枳椇

枳实（枳壳）

枳实枳壳共一蒂，功力大同而小异，
枳实主血利胸膈，枳壳主气宽肠胃，
壳性稍缓实性急，余性相同不分义，
开胃悦脾消食积，顺气定喘能泄肺，
行痰止嗽止呕逆，痞满胁胀开胸痹，
痰癖癥结并水肿，淋闭肠风风痹痔，
心腹刺痛五膈塞，泻痢后重行滞气，
遍身风疹如痘麻，孕妇气虚人少配。

【何氏自注】枳实、枳壳苦酸微寒，
其功皆能破气，气行则痰行、喘止、痞
满消，脾无积血，心下不痞。浊气在上
则生膜胀。东垣曰：枳实治下而主血，
枳壳治上而主气。治气滞刺痛及里急后
重，胸痹结胸，食积五膈，痰癖癥结，
呕逆咳嗽，水肿胁胀，胁胀乃肝郁也。
又泻痢淋闭，痔肿肠风，除风去痹，辛
散风也，能开胃健脾，所主略同。枳实

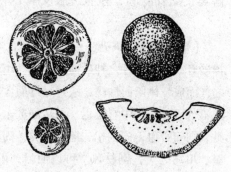

枳实及枳壳

利胸膈，枳壳宽肠胃。枳实力猛，故大小承气汤皆用之。丹溪曰：枳实泻痰，能
冲墙倒壁，枳壳力缓，为少异耳。孕妇及气虚人忌用。按：本草壳、实皆曰明
目，思之不得其解。然目疾方中多用之，岂以其破浊即能升清气乎？《本经》又
言枳实益气，想亦同此理也。故厚朴条中亦有益气明目之义。王好古曰：枳实佐
以白术、干姜则益气，佐以硝黄、牵牛则破气。此《本经》所以言走大肠，多用
损胸中至高之气。昔湖阳公主难产，方士进瘦胎饮，用枳壳四两，甘草二两，五
个月后日服一钱，洁古故以枳术名束胎丸，寇宗奭明其不然，盖孕妇全赖血气以
养胎，血气充实，胎乃易生，彼公主奉养大过，气实有余，故可服之，若概施则
误矣，时珍曰：八九个月，肺气事滞，用枳壳、苏梗以顺气，胎前无滞，则产后
无虚也。气弱之人不宜多服。小者为枳实，大者为枳壳，陈者良，以麸炒用，时
珍曰：壳、实上世未分，魏晋始分两用。洁古、东垣分壳治上，实治下。海藏分

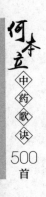

壳主气，实主血。然仲景治上焦胸痹痞满用积实，治下血、痢、痔、肠秘后重用积壳，则实不独治下，而壳不专治上也。盖有飞门至魄门皆肺主之，三焦相通，一气而已。（清·何本立《务中药性·卷八·木部》）

朱砂

朱砂体阳而性阴，镇心安魂能轻身，

清肝明目助发汗，祛风辟邪定悸惊，

心热非此不能治，命门邪火梦遗精，

解毒止渴安胎固，多服过服反朦心。

【何氏自注】朱砂，一名丹砂，古产辰州，故又呼为辰砂。非今之药肆称呼神砂者，今药肆呼之神砂即灵砂也，用者辨之。时珍曰：丹砂生于炎方，秉离火之气而成，体阳而性阴，故外显丹而含真水，其气不热而寒，离中虚有阴也。其味不苦而甘，火中有土也。是从同远志、龙骨之类，则养心气，同当归、丹参之类，则养心血，同枸杞、地黄之类，则养肾；同厚朴、川椒之类，则养脾；同南星、川乌之类，则祛风。可以明目，可以安胎，可以解毒，可以发汗，随佐使而建功，无所往而不可。夏子益《奇疾》云：凡人自觉本形作两人并行并卧，不辨真伪者，离魂病也。用人参、茯苓、辰砂浓煎，日饮，真者气爽，假者化也。《类编》云：钱不少卿夜噩梦，通宵不寐、自虑非言，遇邓推官胡用之曰：昔常如此，有道士教戴辰砂，旬夜即验，四、五年不复有梦，仰解髻中一绛囊遗之，即夕无梦，神魂安静。道书谓丹砂辟恶安魂，观此二事可证矣。

丹砂生用细研、水飞三次则无毒，或火炼，或升丹则有毒。恶磁石，畏碱水，忌一切血。（清·何本立《务中药性·卷十一·金石部》）

猪

猪膏润泽肥腜身，虚悸不寐用猪心，
肺虚咳嗽猪肺补，猪肝补肝明目瞎，
猪肚入胃健脾胃，猪肾益肾补肾阴，
肠疗脏毒止小便，脬止遗尿止遗精，
胆汁润燥灌谷道，少阴下痢猪肤清，
猪蹄洗疮下乳汁，髓治虚劳骨热蒸，
猪血解毒止嘈杂，猪心血疗癫痫惊，
痘疮倒靥猪尾血，惟脾无益固不称。

【何氏自注】入药各依方书而用。（清·何本
立《务中药性·卷十五·禽兽部》）

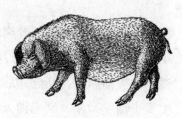

猪

猪苓

猪苓甘平淡苦味，膀胱肾绍渗湿气，
通利小便行水道，淡以利窍苦泄滞，
伤寒温疫身大热，懊憹消渴肿胀痹，
能并能降开腠理，淋浊痰疟湿泻痢。

【何氏自注】猪苓苦泄滞，淡利窍，甘助阳。
入膀胱肾经，升而能降，开腠发汗，利便行水，
与茯苓同而不补。治伤寒温疫大热，《经疏》曰：
大热利小便，亦分消之意。懊憹消渴，肿胀淋浊，
泻痢痰疟。疟证多由暑，暑必兼湿，《经》曰：夏
伤于暑，秋为痎疟。然耗津液，多食损肾昏目，
肾水不足则目昏。仲景五苓散，猪苓、茯苓、泽
泻、白术、肉桂，为治水之总剂，切庵谓《经》

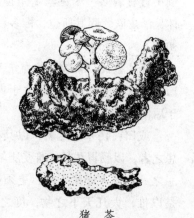

猪苓

曰：膀胱者，州都之官，津液藏焉，气化则能出矣。用肉桂辛热，引入膀胱，所以化其气也，除肉挂名四苓散。《资生经》曰：五苓散能生津液，亦通大便。曾世荣治惊风亦用五苓散，白茯苓安心神，泽泻导小便，小肠利而心气平。木得桂而枯，能抑肝而风自止。可谓善用五苓者矣。多生枫树下，块如猪屎，故名。马屎曰通，猪苓曰冬，苓即屎也，古字通用。肉白而实者良，去皮用。（清·何本立《务中药性·卷八·木部》）

猪肉

猪肉不必遵古义，肉能补肉润肠胃，
丰肌泽体生精液，腊肉能疗噤口痢，
过食生痰动风湿，初起病后理宜忌，
委实少精发宿疾，则无训人畜母彘。

【何氏自注】《本草》分：猪肉反黄连、乌梅、桔梗，犯之令人泻痢。时珍曰：方有脏连丸、黄连猪肚丸，岂忌肉而不忌脏腑乎？汪讱庵曰：《别录》云猪肉能闭血脉，弱筋骨，虚人肌，不可久食。陶曰：猪为用最多，惟肉不可食。孙思邈曰：久食令人少子精，发宿疾，筋骨碎痛之气。诜曰：久食杀药，动风、发疾；韩悉曰：凡肉皆补，惟猪肉无补。时珍曰：南猪味厚汁浓、其毒尤甚。若将为大禁者耶？然令人终日食肉，内滋外腴，子孙蕃衍，未见为害若斯之甚也。又云，合黄豆、荞麦、葵菜、生姜、芫荽、吴茱萸、牛肉、羊肝、龟、鳖，皆有禁忌，盖虀馔中合食者多，未见丝毫作害也。大抵肉能补肉，食之润肠胃，生精液，丰肌体，泽皮肤，固其所也，惟多食则生痰、助热，动风、作湿、伤寒、伤风，及病初起人为大忌耳。

先王教民，畜牧养彘为先，岂故为是以厉民钦？明太祖释"家"字之义，亦曰：无豕不成家之说。稽之于古则无征，试之于人则不验。徒令食忌，不足取信于后世而已。

或曰：伤寒忌之者，以其补肌固表，油腻缠黏，风邪不能解散也。病初愈忌之者，以肠胃久枯，难受肥浓厚味也。又按：猪肉生痰，惟风痰、湿痰、寒痰忌之，如老人燥痰干咳，更须肥浓以滋润之，不可执泥于猪肉生痰之谓也。由是以推，大凡天下之物，度之于理，而自明矣。（清·何本立《务中药性·卷十五·禽兽部》）

竹沥

竹沥甘寒性滑利，消风降火润燥闭，
中风口噤不能言，风痛癫狂痰壅肺，
经络皮膜四肢痰，加人姜汁合和治，
血虚自汗阴虚火，惟有寒湿肠滑忌。

【何氏自注】竹沥甘寒而滑，能消风降火，润燥行痰，养血益阴。竹之有沥，
犹人之有血也。故能补血清火，利窍明月，治中风口噤、痰迷、大热、风痉、癫
狂、烦闷。《产乳》方：妊娠苦烦名子烦，竹沥不拘多少细服。《梅师》加茯苓
煎，消渴，血虚，自汗。然胃寒滑肠有寒湿勿服。《经疏》曰：中风要药。凡中
风未有不因阴虚火旺、痰热牵结所致。如果外来风邪，安得用此寒滑之药治之
哉！丹溪曰：痰在经络、四肢、皮里膜外者，非此不能达行。又曰：味甘性缓、
能除阴虚之有大热者，寒而能补，胎后不碍虚，胎前不损子。世人因本草"大
寒"二字，弃而不用，然人食笋至老，未有因寒而病者，竹沥即笋之液也，又假
火而成，何寒如此之甚耶！治法云：竹沥和米煮粥，能治反胃，竹类甚多，淡竹
肉簿，节间有粉，多汁而甘最良；筊竹坚而节促，皮白如霜；苦竹本粗，叶大，
笋味苦，入药惟此三种，功用略同。竹茹即此竹刮取青皮，取竹沥如取荆沥法。
姜汁为之使，姜能除痰，且济其寒也。

笋尖能发痘疮。汪讱庵曰：笋、蕨多食，皆能燥血，故笋有刮肠之名。惟肉
同煮食则无害。（清·何本立《务中药性·卷九·木部》）

竹茹

竹茹微寒微甘味，能开胃上之郁气，
肺痿唾血齿衄血，上焦烦热清心肺，
伤寒劳复肾囊肿，呃膈呕逆胃热致，
小儿惊痫散肝火，妇人胎热胎肿治。

【何氏自注】竹茹味甘微寒，能开胃土之郁，清肺金之燥，凉血除热，治上

焦之烦热。竹之皮也，皮入肺，主上焦，温胆汤用之温气，因气过热，使之温也。治寒热膈噎呕哕，乃胃热之故，治吐血、衄血，清肺凉胃也。治齿血不止，醋浸含之。治肺痿，惊痫，散肝火肺火也。治崩中胎肿，凉胎气也。（清·何本立《务中药性·卷九·木部》）

竹笋

竹笋微寒能清热，开胃益气祛痰豁，
通利水道利小便，止渴除烦宽膈塞，
其味虽佳名刮肠，过食滑利脾遭厄，
冬笋发痘亦宜少，紧防脾虚泻痢泄。

【何氏自注】竹笋，气味甘寒。诸笋之性皆发。瑞曰：笋与羊肉同食，令人目盲。冬笋即鞭笋。时珍曰：常见俗医治痘，往往劝饮笋汤，云能发痘，盖不知痘疮不宜大肠滑利，而笋有刮肠之名，则暗受其害者，不知若干人也，戒之哉！戒之哉！（清·何本立《务中药性·卷十四·菜部》）

苎根

苎根补阴又破瘀，解毒润燥心膈舒，
天行热疾狂烦渴，胎漏下血能安居，
五种淋疾脱肛出，痈肿丹毒赤如朱，
鸡鱼骨哽本汤下，叶止多疮折伤躯。

【何氏自注】苎根味甘性寒，能补阴破瘀，解热润燥。治天行热疾，大渴发狂，胎动下血，血淋热淋，捣贴赤游丹毒，痈疽发背，金疮折伤，止血易痂。凡鸡鱼骨哽，捣如龙眼大，鸡骨鸡汤，鱼骨鱼汤送下。汁能化血行水。苎皮与产妇作枕，止血运；安腹上，止产后腹痛，乃散瘀之功。沤苎之汁能疗消渴。又蚕咬人毒人肉取苎汁饮之。今人以子折蚕种则蚕不生是矣。苎叶主治金疮出血，敷散瘀血。时珍曰：苎叶甚散瘀血，五月五日收取，和石灰捣作团，晒于收贮，遇有金伤折损者，研末敷之，即时止血，且易痂也。李仲南《永类钤方》云：凡诸伤损痕血不散者，五六月收野苎叶、苏叶，擂烂，敷金疮上，即散。如瘀血在腹内者，用顺流水绞汁服即通，血皆化水而出。以生猪血，试之可验也。秋冬用干叶亦可。（清·何本立《务中药性·卷四·草部》）

紫参

紫参苦寒能清热，通利九窍二便结，
心腹坚胀瘀血凝，狂疟温疟退热截，
肠胃大热唾衄血，妇人肠覃经闭涩，
痈肿诸疮腹积块，热痢腹痛下赤白。

【何氏自注】时珍曰：紫参色紫黑，气味俱厚，阴也，沉也。入足厥阴肝脏血分之药也，故治诸血病，及寒热疟痢，痈肿积块，属厥阴之病者。古方治妇人肠覃病，鸟啄所用牡蒙即此物也。（清·何本立《务中药性·卷三·草部》）

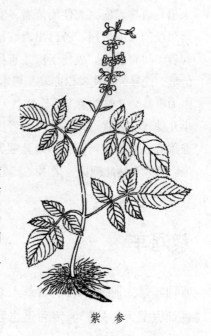

紫 参

紫草

紫草性寒入厥阴、凉血活血热在心，
利窍通便疗肿胀，恶疮瘑癣五疮蒸，
痘疹便闭毒热盛，凉以行血往外升，
已出泻痢不宜用，紫茸性同略带温。

【何氏自注】时珍曰：紫草味甘、咸而气寒，入心包络及肝经血分二其长于凉血活血，利九窍，通二便，咸寒之性滑润也。治心腹痛、热邪为患，水肿五疮，瘑癣恶疮，皆血热所致，及痘疹欲出未出，血热毒盛，大便闭涩者，宜用之。已出而紫黑便闭者亦可用。若已出而红活及白陷，大便利者，切宜忌之。故杨士瀛《直指方》云：紫草治痘，能导大便使发出亦轻，得木香，白术佐之，尤为有益。又曾世荣《活幼新书》云：紫草性寒，小儿脾气实者犹可用，脾气虚者反能作泻。古方惟用茸，取其初得阳气，以类触类，所以用发痘疮。今人不达此理，一概用之，非矣。

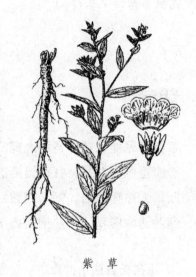

紫草

紫河车

紫河车是人胞衣，载诸本草人共知，
古训深藏天德处，流传后世岂我欺，
小儿损此我难育，纵然育成者几希，
补肾大造丸虽用，注下旋言可无需。

【何氏自注】人胞衣，陈氏云，宜藏天德吉方，令儿无疾，古无用者，近世丹溪补肾丸、吴氏大造丸二方虽有，注下有"无，俱皆可"，则见人皆有不忍人之心也。（清·何本立《务中药性·卷十八·人部》）

紫花地丁

紫花地丁味苦辛，寒性解毒苦味清，
痈疽发背诸肿毒，瘰疬恶疮治恶疔，
喉痹肿痛调酱吐，黄疸内热用酒蒸，
稻芒粘咽不得出，嚼咽下喉即出声。

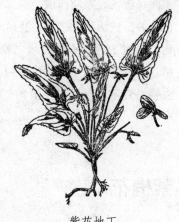

紫花地丁

【何氏自注】紫花地丁辛苦而寒，治痈疽发背，疗肿瘰疬，无名肿毒；疗喉痹肿痛，用叶入酱少许，研膏点入取吐。治黄疸内热，用酒蒸服。稻芒粘咽，嚼咽送下。(清·何本立《务中药性·卷七·草部》)

紫荆皮

紫荆皮性寒清热，能通妇人经水涩，
血气疼痛心腹痛，活血行气通血脉，
产后血淋利小肠，痈疽恶疮敷散捷，
蛇虫犬咬诸毒解，喉痹鼻疳因火迫。

【何氏自注】紫荆皮苦乎无毒，主治破宿血，下五淋，通小肠，解诸毒物，痈疽喉痹，飞尸蛊毒，肿胀下痿，蛇虺虫蠹，狂犬等毒，并煮汁服，以汁洗疮。活血行气，消肿解毒，治妇人血气疼痛，经水凝涩。时珍曰：紫荆气寒，叶苦色紫性降。入手足厥阴血分，寒胜热，苦走骨，紫入荣，故能活血消肿，利小便而解毒。杨清叟《仙传方》有冲和膏，以紫荆皮为君，盖行此意也。其方治一切痈疽发背，流注肿毒，冷热不明者。用紫荆皮（炒）三两、赤芍药（炒）二两、独活（去

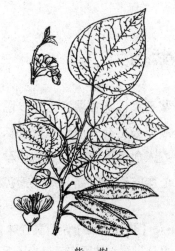

紫荆

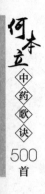

节，炒）三两，生白芷一两，木蜡（炒）一两，共为细末，用葱汤调热敷。血得热则行，葱能散气，疮不甚热者酒调之，痛甚者，筋不伸者，加乳香，大抵痛疽流注，皆气血凝滞所成。遇温则散，遇凉则凝，此方温平，紫荆皮乃木之精，破血消肿；独活乃土之精，止风动血，引拔骨中之毒，去皮中湿气；赤芍药乃火之精，生血止痛。木蜡乃水之精，消肿散血，同独活能破石肿坚硬，白芷乃金之精，去风生职止痛，盖血生则不瘀，血动则流通，肌生则不烂，痛止则不烦，风去则血自散，气破则硬可消，毒自散矣。木蜡，即石菖蒲也。（清·何本立《务中药性·卷九·木部》）

紫梢花

紫梢花性味甘温，益阳秘精能起阴，
真元虚惫阴痿冷，白浊余沥止遗精，
小便不禁囊湿痒，阳事痿弱助阳兴，
女人阴寒频冷带，阴疮煎洗服酒蒸。

【何氏自注】紫梢花，本草所言不一，陈自明云：生湖泽中，乃鱼虾卵于竹木之上，状如糖澈。今时货者，即此物也。有云：是吉吊遗沥于水边，亦或有之。（清·何本立《务中药性·卷十六·鳞介部》）

紫石英

紫石英性味甘温，入手少阴足厥阴，
湿以去枯补肝血，重以去怯故镇心，
妇人血海虚寒冷，子宫绝孕风寒侵，
心腹咳逆邪气结，风热瘕疭镇悸惊。

【何氏自注】紫石英性味甘平而温，故补。重以去怯，湿以去枯，入心、肝血分，故心神不安，肝血不足，孕妇宜之。若女子血海虚寒者不宜。冲为血海，任为胞胎,《经疏》云:女子系胞于肾及心包络,虚则风寒乘之,故不孕。紫石英走二经,散风寒,镇下焦,为暖子宫之要药也。其色淡紫莹澈五棱。火煅,醋淬七次,研末水飞用。二石英俱畏附子,恶黄连,五色石英,各入五脏,理之然也。(清·何本立《务中药性·卷十一·金石部》)

紫苏

紫苏散寒利心肺,气香益脾义开胃,
发汗解肌和血脉,宽中消痰能下气,
祛风定喘疏大肠,止痛安胎开郁闭,
梗性稍缓虚者宜,下气子比叶加倍。

【何氏自注】紫苏味辛入气分,色紫入血分,香温散寒,通心利肺,开胃益脾,发汗解肌,和血下气,宽中消痰,祛风定喘,止痛安胎,利大小肠、解鱼蟹毒,不宜多食,过食泄人真气。时珍曰:同陈皮、砂仁,行气安胎;同藿香、乌药,温中止痛;同香附、麻黄,发汗解肌;同芎藭、当归,和血散血;同桔梗、枳壳,利膈宽肠;同莱菔子、杏仁,消痰定喘;同木瓜、厚朴,散湿解暑,治霍乱、脚气。苏子与叶同功,润心肺,尤能下气定喘,止嗽消痰,利肺宽肠,温中开郁,有苏子降气汤。苏梗下气稍缓,虚者宜之。若发汗散寒则用叶,顺气安胎用梗,降气开郁、消痰定喘用子、表弱气虚者,忌用叶;肠滑气虚者,忌用子。李廷飞曰:不可同鲤鱼食,生毒疮。(清·何本立《务中药性·卷二·草部》)

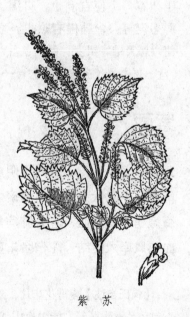

紫 苏

紫菀

紫菀性与冬花同，不寒不热也相从，
润肺下气虚劳热，咳逆上气痰带红，
消痰止渴止喘悸，寒热结气吐血脓，
小儿惊痫由虚热，喉痹恶涎自消融。

【何氏自注】紫菀之性与款冬花相近，故相
从也。李士材曰：辛而不燥，润而不寒，补而不
滞，诚为金玉君子也，专治血痰，为血劳圣药。
《本草汇》云：苦能达下，辛可益金，故吐血保
肺，收为上剂。虽入至高，善于达下，使气化及
于州都，小便自利也。口渴、喘悸、惊痫、喉
痹恶涎等，皆肺虚有热也。之才曰：冬花为之
使，恶天雄、瞿麦、藁本、雷丸、远志，畏茵陈。
（清·何本立《务中药性·卷一·草部》）

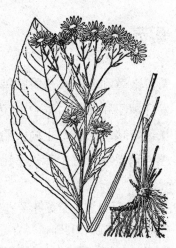

紫 菀

紫葳

紫葳一名凌霄花，寒入厥阴血分家，
能逐血中之伏火，破血散瘀血闭夸，
癥瘕崩中淋沥血，古方肺痈累用他，
血热风痒大便结、陀僧金末敷酒齇。

【何氏自注】凌霄花味甘、微酸，性寒，入手阴
心包、足厥阴肝经。能去血中伏火，破血祛瘀。主
产乳余疾，崩带癥瘕，肠结不大便，血闭淋闭，风
痒血热生风之证。女科多用，孕妇忌之。《本经》云
养胎，《经疏》云破血之药，非所宜也。治肺痈用之
为君者，凌霄花为末，和陀僧唾调敷酒齇，甚验。
（清·何本立《务中药性·卷三·草部》）

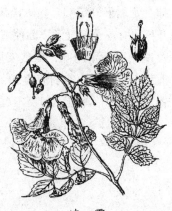

凌 霄

自然铜

自然铜性味辛平，能治折伤死血凝，
协同理气活血药，续筋接骨委实灵，
项下瘿气瘫痪病，产后心悸安神魂，
火缎醋淬过七次，甘草水飞用要陈。

【何氏自注】自然铜性味辛平，主折伤，续筋骨，散瘀止痛。拆伤必有死血瘀滞经络，然须审虚实，佐以养血、补气、温经之药。而铜非煅不可用，新出火者，火毒相煽，挟香药热毒，虽有接骨之功，然多焕散之祸，用者慎之。但接之后，不可常服，即用补气活血之药可耳。以火煅醋淬七次，甘草水飞听用。
（清·何本立《务中药性·卷十一·金石部》）

棕榈炭

棕榈性平味苦涩，烧灰存性黑似墨，
血热妄行如涌泉，功能收脱清血热，
崩带肠风下痢吐，鼻衄止血红见黑，
失血过多者正用，合同发灰侧柏叶。

【何氏自注】棕榈苦能泻热，涩可收脱，烧黑能止血，红见黑则止。不可烧过。棕榈、侧柏、卷柏烧存性，泛丸，止远年下血。亦可煎服，治吐衄、下痢、崩带、肠风失血过多者。若初起不可遵用。年久败棕尤良，与发灰同用更良。
（清·何本立《务中药性·卷九·木部》）

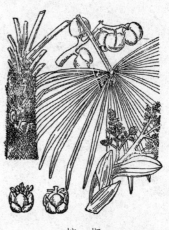

棕　榈